第 2 卷 ≪

现代脊柱内镜手术
腰椎

Contemporary Endoscopic Spine Surgery（Volume 2）

Lumbar Spine

主　编 ◎　[美] 凯-乌韦·莱万德罗夫斯基（Kai-Uwe Lewandrowski）

　　　　　 [哥伦] 豪尔赫·费利佩·拉米雷斯·莱昂（Jorge Felipe Ramírez León）

　　　　　 [美] 杨安东尼（Anthony Yeung）等

主　审 ◎　徐永清

主　译 ◎　崔　轶　朱泽兴　周江军

副主译 ◎　贾惊宇　梁　彦　唐　辉

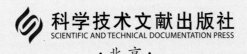

科学技术文献出版社
SCIENTIFIC AND TECHNICAL DOCUMENTATION PRESS
·北京·

图书在版编目（CIP）数据

现代脊柱内镜手术 . 第 2 卷，腰椎 /（美）凯 – 乌韦·莱万德罗夫斯基（Kai-Uwe Lewandrowski）
等主编；崔轶，朱泽兴，周江军主译 .—北京：科学技术文献出版社，2024.1
书名原文：Contemporary Endoscopic Spine Surgery（Volume 2）：Lumbar Spine
ISBN 978–7–5235–1154–1

Ⅰ . ①现… Ⅱ . ①凯… ②崔… ③朱… ④周… Ⅲ . ①内窥镜—应用—腰椎—脊柱病—外
科手术 Ⅳ . ① R681.5

中国国家版本馆 CIP 数据核字（2024）第 018987 号

著作权合同登记号 图字：01-2023-2253
中文简体字版权专有权归科学技术文献出版社所有
Contemporary Endoscopic Spine Surgery (Volume 2): Lumbar Spine
First Published in English under Bentham eBooks imprint© [2022] Bentham Science Publishers Pte. Ltd. Singapore
Email: subscriptions@benthamscience.net.
1000 Copies of Chinese Edition published under license from Bentham Science Publishers by **Scientific and
Technical Documentation Press Co.,Ltd.**

现代脊柱内镜手术（第 2 卷）：腰椎

策划编辑：张 蓉 责任编辑：张 蓉 危文慧 责任校对：张永霞 责任出版：张志平

出 版 者	科学技术文献出版社	
地 址	北京市复兴路15号 邮编 100038	
编 务 部	（010）58882938，58882087（传真）	
发 行 部	（010）58882868，58882870（传真）	
邮 购 部	（010）58882873	
官 方 网 址	www.stdp.com.cn	
发 行 者	科学技术文献出版社发行 全国各地新华书店经销	
印 刷 者	北京地大彩印有限公司	
版 次	2024年1月第1版 2024年1月第1次印刷	
开 本	889×1194 1/16	
字 数	357千	
印 张	15.25	
书 号	ISBN 978–7–5235–1154–1	
定 价	198.00元	

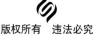

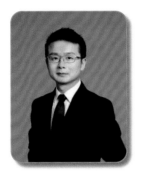

崔 轶

副主任医师，博士，硕士研究生导师，中国人民解放军联勤保障部队第九二〇医院科室副主任，全军青年科技英才获得者，云南省中青年学术和技术带头人后备人才

【社会任职】

中国医师协会骨科医师分会学组委员，中国康复医学会颈椎病专业委员会委员，云南省医学会骨科学分会委员兼脊柱外科学组副组长，云南省医学会创伤学分会副主任委员。

【专业特长】

擅长脊柱、创伤及创面修复的微创治疗，尤其是颈腰椎疾病的微创治疗，其中在颈椎病、腰椎间盘突出、腰椎狭窄、脊柱侧弯及脊柱畸形等疾病领域造诣颇深。年完成手术量600余台，具有丰富的临床治疗经验。

【学术成果】

2019年获云南省科学技术进步奖二等奖1项，2021年获云南省科学技术进步奖三等奖1项，2022年获军队科学技术进步奖二等奖1项，2023年获云南省自然科学奖二等奖1项。

主译简介

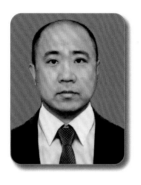

朱泽兴

副主任医师，中国人民解放军火箭军特色医学中心
骨科副主任

【社会任职】

中华医学会显微外科学分会青年委员，中国医师协会骨科医师分会学组委员，全军骨科专业委员会脊柱微创学组委员，中国骨科创新与转化专业委员会青年委员，北京中西医结合协会脊柱微创专业委员会青年委员，《中华显微外科杂志》编委。

【专业特长】

擅长脊柱、创伤及创面的显微、微创修复手术，尤其是脊柱疾病的微创治疗，其中在脊柱内镜下治疗突出、狭窄、感染等疾病领域造诣颇深。

【学术成果】

参编专著12部，发表专业学术论文40余篇；获国家实用新型专利5项，参与军队课题4项；获军队科学技术进步奖三等奖1项。

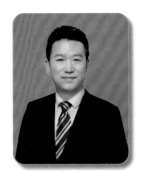

周江军

副主任医师，中国人民解放军联勤保障部队第九〇八医院骨科副主任、脊柱外科主任，全军军事训练伤防控专家，全军青年科技英才获得者，享全军优秀人才津贴（连续5年）

【社会任职】

中国研究型医院学会骨科创新与转化专业委员会委员，中国残疾人康复协会肢体残疾康复专业委员会常务委员，世界中医药学会联合会骨关节疾病专业委员会常务理事，全军骨科专业委员会关节学组委员，江西省医学会骨科学分会委员。

【专业特长】

主要从事军事训练伤的防治工作，特别擅长胸腰椎疾病及髋、膝关节疾病的微创手术和下肢毁损伤的保肢治疗。年完成手术量500余台，具有丰富的临床治疗经验。

【学术成果】

2014年获江西省科学技术进步奖二等奖1项，2015年获全军医疗成果奖三等奖1项，2018年获江西省科学技术进步奖三等奖1项，2022年获军事科学技术进步奖三等奖1项。

译者名单

主 审
徐永清

主 译
崔 轶　朱泽兴　周江军

副主译
贾惊宇　梁 彦　唐 辉

译 者
（按姓氏笔画排序）

王玉垒　中国人民解放军联勤保障部队第九二〇医院骨科
邓见键　南昌大学第二附属医院骨科
邓俊豪　中国人民解放军总医院第一医学中心骨科
冉朝雄　中国人民解放军联勤保障部队第九二〇医院骨科
冯凡哲　中国人民解放军联勤保障部队第九二〇医院骨科
朱泽兴　中国人民解放军火箭军特色医学中心骨科
刘 昆　中国人民解放军火箭军特色医学中心骨科
刘 敏　九江学院附属医院骨科
阮玉山　大理大学第一附属医院骨科
杜 棣　中国人民解放军联勤保障部队第九二〇医院骨科
李 刚　中国人民解放军联勤保障部队第九二〇医院骨科
李 霞　中国人民解放军联勤保障部队第九二〇医院骨科
李绍波　大理大学第一附属医院骨科
杨晓勇　中国人民解放军联勤保障部队第九二〇医院骨科
肖 波　中国人民解放军联勤保障部队第九〇八医院骨科
何 飞　九江学院附属医院骨科
沈俊宏　中国人民解放军联勤保障部队第九二〇医院骨科

宋迪煜　中国人民解放军火箭军特色医学中心骨科

张　楠　中国人民解放军火箭军特色医学中心骨科

陈晶祥　中国人民解放军联勤保障部队第九〇八医院骨科

邵能琪　中国人民解放军联勤保障部队第九二〇医院骨科

周江军　中国人民解放军联勤保障部队第九〇八医院骨科

孟繁琪　北京大学人民医院脊柱外科

郝国兵　中国人民解放军火箭军特色医学中心骨科

袁境宏　南昌大学第二附属医院骨科

贾惊宇　南昌大学第二附属医院骨科

徐　帅　北京大学人民医院脊柱外科

郭　辰　北京大学人民医院脊柱外科

唐　辉　中国人民解放军联勤保障部队第九二〇医院骨科

黄　波　九江学院附属医院骨科

崔　轶　中国人民解放军联勤保障部队第九二〇医院骨科

梁　彦　北京大学人民医院脊柱外科

梁金龙　中国人民解放军联勤保障部队第九二〇医院骨科

韩敦鑫　中国人民解放军联勤保障部队第九七〇医院骨科

黎景源　中国人民解放军联勤保障部队第九二〇医院骨科

魏明杰　中国人民解放军联勤保障部队第九二〇医院骨科

缪新新　南昌大学第二附属医院骨科

原书支持

ISASS

国际脊柱创新发展学会 [（International Society for the Advancement of Spine Surgery，ISASS），前身为脊柱功能重建学会]成立的目的在于将运动保护作为融合治疗的替代方法。自成立之初，ISASS着力于成为以外科医师为中心的全球性科学和教育学会。ISASS旨在提供一个独立的场所来讨论和解决涉及运动保存、稳定、创新技术等基础和临床科学各个方面的问题，以及微创脊柱手术（MIS）程序、生物制品和其他基本主题，用于恢复和改善脊柱的运动和功能。ISASS拥有庞大的国际会员群体，其中包括来自骨科和神经外科领域的脊柱外科医师和科学家。ISASS致力于推动脊柱技术和手术的进化和创新，如脊柱内镜手术。ISASS的会员、作者、审稿人或季刊《国际脊柱外科杂志》（*IJSS*）的编辑都以编者的身份参与了 *Contemporary Endoscopic Spine Surgery* 的编写。在所有编者的共同努力下，本系列丛书已成为内容丰富且新颖的著作，是我们学会对外科医师教育和科学研究的一个典范。我很荣幸代表ISASS推荐这一综合性书籍。

Domagoj Coric

President

International Society for the Advancement of Spine Surgery (ISASS)

Illinois

USA

SBC

巴西脊柱协会（Sociedade Brasileira de Coluna，SBC）成立于1994年10月12日，是一个科学的非营利性组织，旨在通过骨科和神经外科的基础研究和临床研究来推进脊柱外科的发展。SBC积极参与巴西脊柱外科医师的认证和继续教育。它以向其专业成员提供最新的高质量科学证据、新技术和治疗方法进展为荣。SBC通过其季刊 *Coluna/Columna* 和包括内窥镜介绍在内的在线课程来践行这一使命。*Contemporary Endoscopic Spine Surgery* 的编者提供了这一系列全面的参考书，对于SBC教授下一代外科医师脊柱内镜技术的核心课程至关重要。本文提出的内镜下治疗颈椎和腰椎疾病的临床方案经过了其研究者发表的同行评审文章审查和验证。我很荣幸能代表SBC支持 *Contemporary Endoscopic Spine Surgery*。

Cristiano Magalhães Menezes

President of the Brazilian Spine Society (Sociedade Brasileira de Coluna-SBC)

São Paulo

Brazil

MISS of COA

中华医学会骨科分会（Chinese Orthopaedic Association，COA）脊柱微创外科（Minimally Invasive Spine Surgery，MISS）成立于 2003 年，是中华医学会最具特色的附属分会之一，旨在促进和发展中国的微创骨科手术，尤其是在脊柱方面的手术。

MISS 协会组织全球讨论，并鼓励我们的成员参与国际交流与合作，以改善外科医师教育。考虑到这一使命，我很高兴代表 MISS of COA 支持 *Contemporary Endoscopic Spine Surgery*。本系列丛书的许多国际编辑和撰稿人都来自中国，他们为图书出版付出了巨大的努力和贡献。他们与世界各地的读者分享和更新最新的脊柱内镜手术技术。我相信 *Contemporary Endoscopic Spine Surgery* 可以成为脊柱外科医师的教科书，也可以作为医学院继续教育课程的进阶教材。总之，我很高兴也很荣幸代表 MISS of COA 支持它。

Huilin Yang

Chairman of MISS of COA

Professor & Chairman of Orthopedic Department

The First Affiliated Hospital of Soochow University

Suzhou

China

SICCMI

美洲微创脊柱外科学会（Sociedad Interamericana de Cirugia de Columna Minimamente Invasive，SICCMI）成立于 2006 年，其目标与 *Contemporary Endoscopic Spine Surgery* 的编者们追求的目标相一致，即推动和普及微创脊柱手术。SICCMI 的成员致力于在南美洲、加勒比地区、中美洲和北美洲的所有国家推广微创脊柱手术。内镜手术的许多重要观点是由行业内的顶尖专家提出的，他们中的一些人对本系列丛书做出了贡献，其中 4 位是 SICCMI 的领导成员。本系列丛书内容详尽且全面，涵盖了颈椎和腰椎的各方面，并介绍了先进的技术应用。*Contemporary Endoscopic Spine Surgery* 将作为 SICCMI 脊柱内镜手术的核心课程和课程材料。我很荣幸代表 SICCMI 在此发表声明。

President of SICCMI

Manuel Rodriguez

President-Elect of SICCMI, Department of Neurosurgery

ABC Medical Center

Ciudad de México, Mexico

SBMT

作为一个非营利性组织，脑图谱和治疗学会（Society for Brain Mapping and Therapeutics，SBMT）专注于通过将新技术转化为救命的诊断和治疗程序来改善对患者的护理。*Contemporary Endoscopic Spine Surgery* 是在教育和科学发现方面取得卓越成就的一个主要例子。来自世界各地的编者们一起向读者展示了最新的脊柱内镜手术方案及其支持的临床证据。SBMT 拥有一个由富有创新能力的外科医师领导的脊柱部门，其中一些人作为 *Contemporary Endoscopic Spine Surgery* 的编者，在书的编写过程中占据重要地位。编者们在跨越文化和地理障碍的多学科合作中展现出积极的态度。他们的努力践行了 SBMT 的核心原则之一：用技术进步弥合现代患者护理的差距。我很荣幸代表 SBMT 对 *Contemporary Endoscopic Spine Surgery* 系列丛书表示支持。

Babak Kateb
Founding Chairman of the Board of Directors
CEO and Scientific Director of SBMT
Californias
USA

SILACO

SILACO（Sociedad Ibero Latinoamericana de Columna）是 1991 年在阿根廷布宜诺斯艾利斯举办的脊柱侧弯研究学会与首届拉美国家大会上成立的。从成立之初到现在，它已经发展成一个由来自各个脊柱护理专业领域的专业人士组成，促进脊柱疾病治疗和预防研究的组织。我们一年举办两次的伊比利亚拉丁美洲大会科学活动旨在通过美洲、西班牙和葡萄牙的会员之间的国际合作关系，推动外科医师教育达到最高的学术标准。*Contemporary Endoscopic Spine Surgery* 的这种通过世界各地的编者共同编写脊柱内镜技术的合作模式，可把最新的脊柱内镜手术技术最大限度地展现给读者。SILACO 已经将 *Contemporary Endoscopic Spine Surgery* 纳入核心课程，并计划将其作为继续教育课程的材料。我很荣幸代表 SILACO 为其宣传。

Jaime Moyano
President of SILACO
Editor Revista de Sociedad Ecuatoriana de Ortopedia y Traumatología
de la Sociedad Ecuatoriana de Ortopedia y Traumatología
Quito, Ecuador

3

SOMEEC

墨西哥脊柱内镜协会（Sociedad Mexicana de Endoscopia de Columna, SOMEEC）是墨西哥的主要学术组织，目的在于将具有不同培训背景且对脊柱内镜手术有浓厚兴趣的脊柱外科医师聚集在一起。SOMEEC 每年组织会议，协会成员和国际教员在会上相互交流其最新临床研究，以推广脊柱内镜手术技术在脊柱护理中的应用。*Contemporary Endoscopic Spine Surgery* 的两位资深主编一直是 SOMEEC 积极的国际支持者。我很高兴能推荐他们最新的 3 卷参考书，这些书将成为 SOMEEC 继续医学教育计划的重要核心。

Cecilio Quinones
Past President of the Sociedad Mexicana de Endoscopia de Columnas

KOSESS

韩国脊柱内镜手术研究协会（Korean Research Society of the Endoscopic Spine Society, KOSESS）成立于 2017 年，旨在将韩国的内窥镜脊柱手术医师聚集起来，通过高质量的临床研究推动脊柱内镜手术的专科发展。*Contemporary Endoscopic Spine Surgery* 中韩国编者的众多贡献充分展示了这一点。我很荣幸代表 KOSESS 推荐本系列丛书。

Hyeun-Sung Kim (Harrison Kim)
President of the Korean Research Society of the Endoscopic Spine Society (KOSESS)
Seoul
Republic of Korea

KOMISS

自 2002 年成立以来，韩国微创脊柱外科学会（Korean Minimally Invasive Spine Surgery Society，KOMISS）一直在开发新的临床应用技术，以更小的创伤、更有效的治疗效果为目标，在对患者的护理方面发挥着重要作用。韩国脊椎外科微创手术特点在全球高水平学术舞台上的竞争中仍然具有明显的优势。这在 *Contemporary Endoscopic Spine Surgery* 系列丛书中得到了体现，众多的韩国编者通过他们在脊柱内镜手术方面的开创性临床研究为本书的问世做出了贡献。我为他们的成就感到自豪，并祝贺他们作为 KOMISS 大使，通过 *Contemporary Endoscopic Spine Surgery* 向全世界传递韩国在微创脊柱手术方面的卓越之处。我很荣幸代表 KOMISS 为其向全球的同行推荐。

Dae Hyun Kim
President of KOMISS
Seoul
Republic of Korea

哥伦比亚共和国国家医学院

在审阅目录和一些代表性章节后，我很高兴代表哥伦比亚共和国国家医学院董事会给予 *Contemporary Endoscopic Spine Surgery* 系列丛书高度的学术认可。Kai-Uwe Lewandrowski、Jorge Felipe Ramírez 和 Anthony Yeung 创作出了吸引读者且极具科学影响力的著作。

我谨代表哥伦比亚国家医学院，对编者们致力于科学研究、推动这一伟大作品的完成感到衷心钦佩并表示敬意。我们支持最尊敬的成员——Jorge Felipe Ramírez 博士创作的这系列符合我们国家医学院高标准的作品。

Gustavo Landazabal Bernal
General Secretary
National Academy of Medicine of Colombia
Bogota, Colombia

IITS

国际椎间盘治疗协会（International Intradiscal Therapy Society, IITS）成立于 1987 年，最初总部设在威斯康星州 Belgium，由 IITS 首任执行董事 Eugene Nordby 博士领导。其中成员主要是专研脊柱椎间盘治疗的骨科医师、麻醉医师、放射科医师和风湿病学专家，他们致力于经 FDA 批准并经过验证的关于脊柱椎间盘的治疗、教育工作的 I 级研究。

从 2013 年到 2017 年，该协会开始在国际椎间盘和椎间孔治疗协会（International Intradiscal and Transforaminal Therapy Society, IITTSS）下运作，以反映脊柱内镜手术增强椎间盘治疗的进展。该协会希望通过纳入内镜对疼痛部位的椎间盘可视化来推动椎间盘治疗的发展。但随后，该协会恢复了 IITS 的独立运行。

当 IITS 失去最初的制药公司的支持后，它现在与其他国际协会一起联合举办关于椎间盘内治疗的研讨会。IITS 通过发行简报向会员、其他医疗专业人员和普通公众传递信息，介绍最安全和经济有效的治疗椎间盘突出和其他椎间盘脊柱疾病的技术。

IITS 是一家 501C3 非营利组织，专注于内镜辅助的椎间盘内治疗，该治疗技术针对椎间盘源性疼痛，具有侵入小、可视化引导的特点，包括椎间盘外及复杂椎间孔的减压和稳定手术。椎间盘已被证实是常见背痛的主要初始来源。*Contemporary Endoscopic Spine Surgery* 的两位资深主编一直在国际脊柱组织中担任顾问、正教授、副教授及主任等职位。我很高兴支持他们最新的 3 卷参考书，这将成为 IITS 正在进行的课程计划的组成部分。

Anthony Yeung
Executive Director of IITS
Desert Institute for Spine Care
Phoenix, Arizona
USA

SLAOT

拉丁美洲骨科和创伤学会（Sociedad Latinoamericana de Ortopedia y Traumatology, SLAOT）是一个由骨外科医师和骨科护理专业人员组成的非营利独立科学组织。SLAOT 将具有不同科学兴趣的专业人员聚集在一起，旨在促进持续的专业发展和最高水平的教育。SLAOT 对 *Contemporary Endoscopic Spine Surgery* 非常感兴趣，因为本系列丛书详尽地展示了尖端技术的应用，并讨论了经过验证的临床脊柱内镜手术方案。我很高兴代表 SLAOT 支持 *Contemporary Endoscopic Spine Surgery*。

Horacio Caviglia
President of SLAOT FEDERACION
USA

　　由8位国际顶尖脊柱内镜教授主编的 *Contemporary Endoscopic Spine Surgery（Volume 2）：Lumbar Spine* 一书已由国内几位后起之秀组织翻译出版，该书介绍了使用脊柱内镜治疗复杂突出、狭窄甚至肿瘤的各种入路方法和先进技术，尤其对手术细节描述详尽、内容全面，把最新的脊柱内镜手术技术展现给读者，已成为北美洲、亚洲、拉丁美洲等地脊柱内镜协会的核心课程和继续教育课程材料。

　　作为唯一来自中国的主编，很高兴和大家一起分享我在脊柱内镜方面的心得体会，也感谢其他几位教授及译者为本书所付出的巨大努力和贡献，我相信《现代脊柱内镜手术（第2卷）：腰椎》一书会成为一部优秀的脊柱内镜医师进阶教材。

张西峰

北京清华长庚医院骨科

　　腰椎内镜手术已逐步成为脊柱外科手术的主要术式之一。本书由国际顶尖的脊柱内镜专家合力撰写而成，书中分别介绍了腰椎内镜的历史、内镜解剖学、内镜下治疗各类疾病的手术技巧及过程等，通过大量的病例，详实地介绍了内镜下治疗各类疾病的原理、过程及针对各类并发症的处理要点等。本书的内容非常适合初中级及部分高级脊柱外科医师阅读，具有极高的实用价值。正是鉴于这些优点，我联合朱泽兴、周江军、唐辉、贾惊宇及梁彦等专家一起参与翻译本书。我们分头对书本的内容进行翻译，再集中校阅及审核，最终成型。所有的译者都尽力去诠释原文，希望本书能为广大的脊柱外科医师提供帮助。

崔轶

中国人民解放军联勤保障部队第九二〇医院

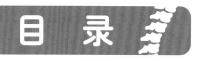

目 录

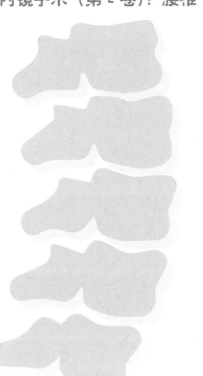

Kai-Uwe Lewandrowski[1-3], Jin-Sung Kim[4], Anthony Yeung[5] 和
Friedrich Tieber[6]

[1]Center for Advanced Spine Care of Southern Arizona and Surgical
Institute of Tucson, Tucson AZ, USA

[2] Associate Professor of Orthopaedic Surgery, Universidad
Colsanitas, Bogota, Colombia, USA

[3]Visiting Professor, Department Orthopaedic Surgery, UNIRIO, Rio
de Janeiro, Brazil

[4]Professor, Spine Center, Department of Neurosurgery, Seoul St.
Mary's Hospital, College of Medicine, The Catholic University of
Korea 222 Banpo Daero, Seocho-gu, Seoul, 137-701, Korea

[5]Clinical Professor, University of New Mexico School of Medicine,
Albuquerque, New Mexico Desert Institute for Spine Care, Phoenix,
AZ, USA

[6] Am Webereck 6 1/2 - 86157 Augsburg, Germany

译者：沈俊宏、黎景源、邵能琪

第1章　腰椎内镜：历史，现在和未来

1

摘要：

　　与脊柱其他部位的内镜手术相比，腰椎内镜手术的应用更为广泛。最初，脊柱内镜手术技术的目标是治疗椎间盘突出。后来，随着技术的进步，脊柱内镜的适应证扩大至椎管狭窄，许多脊柱内镜手术起源于介入性疼痛领域。现在，激光和射频技术已用于可视化脊柱内镜治疗腰椎疾病疼痛手术中。在本章中，编者简要回顾了脊柱内窥镜的历史及该领域的顶尖专家，对这个快速发展的领域中最杰出的先驱者表示赞誉，为读者在这本最新出版物 Contemporary Endoscopic Spine Surgery（Volume 2）：Lumbar Spine 中即将发现的内容做好铺垫。

关键词：

　　腰椎；椎间盘突出；狭窄；压迫；退变；减压；开放；微创；内镜；历史观点；激光；射频。

1. 引言

　　在过去的 10 年中，通过在新的手术中重新运用现有的技术，我们重新审视了许多历史观点，在此期间脊柱内镜手术在脊柱领域得到了广泛的推广。同样，我们也见证了早期脊柱内镜手术技术的复兴。就像时尚行业中，特定的潮流通过融合不同的设计元素或材料以创造新的产品，并通过营销策略，以现代化的形式重新出现一样，脊柱外科医师在克服脊柱常见退行性疾病现有治疗方案的不足之处时，同样容易接纳脊柱内镜的现代发展趋势。工业界通过从其他商业领域（如航空航天或汽车工业）进行技术转移，采用创新机制（包括采纳、微型化、自动化和系统集成）对现有的医疗专业知识进行再利用，并常常对其进行整合。这些创新机制有助于开发性能、可靠性和耐用性更好的先进手术工具和设备。在其他行业广泛采用的创新正在逐渐应用于医疗领域。其中的例子包括高清视频技术与触摸屏显示器、高速高清录像设备、机器人、导航工具、外科医师在手术中佩戴的 3D 抬头显示护目镜（可提高眼手协调能力），以及许多其他工具和设备。内镜具有更大的内部工作通道且足够坚固，可以承受频繁的短时灭菌过程，以应对不断增加的病例量。在快速减压过程中可使用电动刀头、磨钻和大型咬骨钳。以前一套内镜只能用于 200~250 例简单椎间盘切除手术，而现在被用于更复杂、更具挑战性的脊柱内镜手术，例如，在疾病早期阶段使用激光或射频设备的椎间盘内治疗，以及需要进行减压和重建手术来治疗椎管狭窄引起的相关神经根损伤的晚期阶段。内镜下植入脊柱内固定，如椎间融合器和椎弓根钉棒固定系统，是现代脊柱内镜手术的突破性进展。在各种各样的手术背景下，脊柱内镜的质量和耐用性需要不断提高，这拓宽了产业领域竞争，一些人领先推动了临床产品组合、报销和编码议程。传统的德国内镜设备制造商正在被中国、韩国和日本等亚洲国家制造商取代，这些制造商的技术知识已经提高到了具有竞争力的水平，且采购成本更低。在某些情况下，亚洲的脊柱内镜、射频和电动减压设备甚至已经超越了欧洲竞争对手提出的水平，主要是因为脊柱内镜手术适应证逐渐扩大。

　　所有这些创新是否真正具有影响力，并且是真正能改善患者结果的重大突破，而不仅仅是以患者和医疗系统成本增加为代价的趋势，整体上并不总是显而易见的，通常需要在手术室中通过调查性临床研究对其进行验证。所有这些都需要进行临床测试、投入资源，最重要的是需要时间。脊柱外科医师在这方面的时间相对有限，而且基于其本质，他们可能是追求克服现有临床方案不足的创新支持者。

本章的编者试图在脊柱内镜的历史背景下看到这些新趋势，通过回顾一些先驱做出的贡献而试图帮助有抱负的脊柱内镜外科医师在日益复杂的外科手术领域中定位自己。随着脊柱内镜变得越来越主流，许多北美和欧洲的国家及国际脊柱外科医师组织正在努力将其推广并应用。他们目前刚接受脊柱内镜，制定了临床治疗指南并建立了可靠的培训课程。相较而言，如果多年前，脊柱内镜手术培训已经成为主流核心课程，那么非正式的培训课程则会早早被取缔。目前，在世界上许多地方，特别是在北美和欧洲，许多初学脊柱内镜的外科医师不得不依靠其他行业提供的尸体和短期教学课程来进行学习。虽然其中的一些人足够幸运，能够得到有丰富经验的行业专家的指导，但绝大多数人（默认情况下）都是自学成才，他们必须通过脊柱内镜学习来提高自己的技能，然而许多人发现这比其他手术的学习曲线更加陡峭。

2. 转变

脊柱手术的最终目的是神经减压，使不稳定的脊柱运动节段变得稳定。传统上，这需要大量暴露和剥离软组织，这可能会使这些结构失活和退化，而这些被剥离软组织的完整性对保持健康的脊柱运动节段至关重要。像椎板切除术后脊柱不稳定和硬膜外纤维化等问题一直被认为是传统开放性脊柱手术可能引起的一些潜在的并发症[1-3]。其他公认的问题包括椎旁肌的血供中断和去神经支配，从而导致躯干力量下降和慢性疼痛综合征，其部分原因是手术的广泛暴露[4]。据报道，在颈椎和腰椎手术患者中，之前健康的脊柱运动节段与融合相邻的部位发生相邻节段疾病的累积发病率高达25%。这不是一个小数目，对这个问题的认识促使外科医师寻找替代方法来实现每个脊柱手术的两个基本目标：神经减压和不稳定节段的稳定[5-8]。

从患者的角度来看，减少出血和手术时间，快速康复并能尽快返回工作岗位，这些脊柱内镜手术明显的优势目前正在热烈讨论中。随着在线教育的全面普及，患者变得更有知识、更好奇，有时也变得更挑剔，并希望他们的具体问题可以通过微创手术来解决。对许多患者来说，脊柱内镜即为一种比较完美的解决方案。从外科医师的角度来看，这些优势同样至关重要，因为它们减轻了患者的负担，提高了患者的满意度：更低的失血、并发症、感染率，更快地返回工作岗位和重新融入社会。脊柱内镜的临床优势包括减少对麻醉药的依赖和手术时间，这些优势可以轻松地传达给患者、家属，以及医院、医疗保险公司和第三方支付者。然而，这些机构仍经常将脊柱内镜手术视为实验性的手术。自*Contemporary Endoscopic Spine Surgery*第1卷以来，已经有多项高质量的临床研究证实了其效果。大量关于脊柱内镜的文献出现在亚洲，尤其是中国。然而，在北美和欧洲，尽管数量大幅增加的同行评审期刊文章，是关于内镜减压术与其他微创和开放式脊柱手术的安全性、有效性和等效性的研究，但脊柱内镜仍未被纳入治疗方式和报销的范畴。我们发现了对脊柱内镜手术接受程度和利用程度的地区差异，并从先前占主导地位的椎间孔入路转向了现在更受欢迎的椎板间和全内镜入路。外科医师对脊柱内镜手术方法偏好的差异反映了向更复杂的减压和重建手术的转变。脊柱内镜手术最初是为了简单的椎间盘切除术而发展的方法，但现在已成为全球最常用的微创脊柱手术技术，广泛应用于更全面的手术领域。

3. 脊柱内镜手术的历史

　　Mixter和Barr于1934年首次实施了微创椎间盘切除手术，以治疗椎间盘突出引起的神经根性疼痛。他们报告了19例接受椎板切除术的患者[9]。间接减压的概念是由Hult首次提出的，他于1951年通过腹膜外入路进行椎间盘切除术[10]。在20世纪60年代，Lyman和Smith发现经皮注射木瓜凝乳蛋白酶可以水解髓核，这类患者是由于椎间盘突出引起的坐骨神经痛，之后化学溶解的概念就产生了[11]。

　　1973年，Parvis Kambin介绍了一种使用经皮放置Craig套管经椎间孔入路的手术方式，通过这个套管以非可视化、微创的方式切除椎间盘[12]。Hijikata于1975年报道了非可视化后外侧经皮椎间盘切除术[13]。1983年，William Friedman介绍了外侧入路经皮椎间盘切除术，但是肠道损伤率较高[14]。1983年，Forst和Hausman首次报道了将一种特殊改良的关节镜引入椎间盘切除，从而实现了首台可视化的微创椎间盘切除术[15]。具有中心工作通道的同轴内窥镜很快成为传统关节镜系统的替代品，同轴内窥镜通常带有单独的管状工作通道。其之所以被开发出来，是因为它们提供了一种选择，可以通过一系列的外科器械或热疗设备在可视化下清除病灶。1985年，Onik描述了电动铰刀的使用，这使得术语"自动化经皮椎间盘切除术（automated percutaneous nucleotomy）"产生[16]。

　　Kambin在1988年首次发表了他从椎间盘内部获得的"椎间盘镜像"，后来强调了硬膜外可视化的重要性[17]。1年后，Schreiber描述了将靛蓝胭脂红染料注入椎间盘以染色异常的髓核和纤维环裂隙[18]。

　　Kambin还在1990年首次描述了"安全区"或"工作区"，即由出口神经根、下终板和下位椎体的上关节突包围的三角形，内侧由行走神经根作为边界（图1-1）[19]。最终，一个更大直径的工作套管可以容纳更复杂的器械和内窥镜（图1-2）[20]。

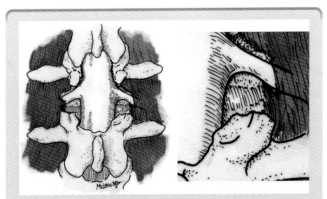

"安全区"外侧缘由出口神经根构成，内侧由行走神经根或硬膜囊边缘构成，下方由终板下缘构成，背面由下椎体上关节突形成。"安全区"位于腋窝出口神经根和穿过神经根之间。

图1-1　"安全区"的手术解剖结构示意
（with permission from R.F. McLain）

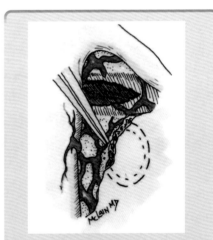

图1-2　切除下位椎体的部分上关节突，实施椎间孔成形术，进入"安全区"
（with permission from R.F. McLain）

　　Schreiber和Leu（Zurich）与Tuttlingen的Karl Storz Endoskopie的合作[18]，以及Hal Matthews与Memphis的Danek公司的合作促进了多通道内镜的发展[21-23]（图1-3）。由于内镜是通过后外侧入路进入椎间孔，因此这种手术技术又被称为"椎间孔镜"。

　　这些研究者认识到，为了到达不同类型椎间盘突出的位置，并涵盖椎间孔的各个区域，则需要将椎间孔镜引导至不同的轨迹（图1-4）。

Citation Medical Corp在Reno NV生产了Danek内镜。1991年，Hal Matthews在旧金山的激光会议上介绍了它[21]。它的0°视角由用于图像传输的玻璃纤维束所决定。这种内镜允许最大直径为3.5 mm的器械通过。由于成本高昂且图像质量差，一次性使用的Danek内镜失败了。此外，它不能进入椎间孔，0°视角对于中央型的可视化治疗是不切实际的。它于1994年退出市场。

Leu椎间孔镜用于经椎间孔对极外侧椎间盘突出的治疗。其由Karl Storz生产，Leu博士在1991年演示了它的临床应用（图1-5）[24]。Storz公司制造的内窥镜采用了带有6°视角的霍普金斯柱状透镜系统。

Karl Storz公司一直提供Hans-Jörg Leu设计的椎间孔镜，直到2012年，经过21年的运营后，被新产品所取代。该产品最受欢迎的设计是145 mm的工作长度和直径为3.0 mm的内部工作通道（图1-4）。其具有许多优点：①图像清晰，并且能容纳内镜下椎间盘切除所需的各种工具；②可灭菌，且能多次使用。此外，由于Leu设计的椎间孔镜与现有的显示设备连接方便，因此不需要购买专有的显示设备。Storz公司还提供了由Vogl公司推广的首套经椎板间内镜下椎间盘切除的设备（图1-6）。

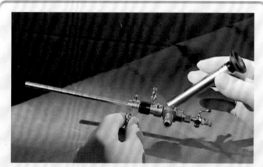

图 1-3　Leu 研制的第一台 Storz™ 工作通道内镜

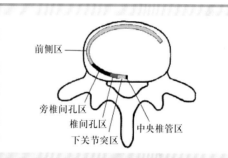

图 1-4　1993 年 Schreiber & Leu 提出用区域分类来描述腰椎间盘突出的位置

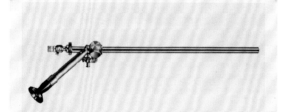

Leu有孔显微镜有一个霍普金斯柱状透镜系统，6°观察角，工作长度为145 mm，内部工作通道能容纳直径高达3 mm的器械。

图 1-5　1991 年德国图特林根的 Karl Storz 公司制造的 Leu 椎间孔镜

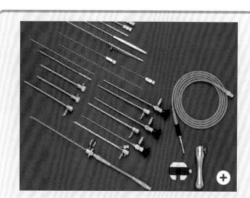

图 1-6　Vogl 公司开发的 Storz™ 椎板间髓核切除术装置

1992年，Thomas Hoogland医师认识到有必要在Danek椎间孔镜所能做的范围之外对脊柱内窥镜手术进行创新。在处理位于椎管内、椎间孔和椎间孔外的游离髓核方面的缺陷是随后创新的基础。1994年，他首次报道了用椎间孔成形术治疗这类突出的应用。他的技术是引入在"Tom Shidi"套管内的导丝上安装铰刀和钻头，这是他由外向内技术的关键要素之一[25]。表1-1显示了1992—1997年期间生产的早期椎间孔镜的规格比较。

表1-1　早期有孔显微镜规格比较1992—1997年

几何数据和规格	Karl Storz 1992（Leu）	Danek Inc. 1992（Hoodland）	Richard Wolf YESS 1997（Yeung）
工作长度	145 mm	210 mm	207 mm
外直径	6.0 mm	6.3 mm	椭圆形
工作通道直径	3.5 mm 的直径可用 3.1 mm 直径器械	3.6 mm 的直径可用 5.5 mm 直径器械	2.7 mm 的直径可用 2.5 mm 直径器械
光学	柱状透镜系统	光缆	柱状透镜系统
两个灌洗通道	是	是	是
摄像机连接器	是	是	是

1993年，Schreiber开始使用具有大通道的内窥镜，可以直接观察到纤维环裂隙[18]。Kambin和Zhou演示使用30°内镜时，侧隐窝狭窄会影响手术的进行。1996年，他们通过内镜去除突出的小关节、骨赘，并使用咬骨钳和环锯进行环切术，即椎间孔成形术[20, 26]。Foley、Mathews和Ditsworth在1998年和1999年发表了他们的经椎间孔系列论文[27-29]。1998年，Yeung推出了杨氏脊柱内镜系统（Yeung Endoscopic Spine System，YESS），该系统使用了多通道、广角的柱状透镜和由Richard Wolf公司生产的集成吸灌通道[30]。这个椭圆形的装置有207 mm长，直径为2.7 mm的工作通道，适用于直径为2.5 mm的手术器械。杨氏脊柱内镜系统旨在采用由内向外的技术，使用环锯、激光和射频进行椎间孔成形术（图1-7）。

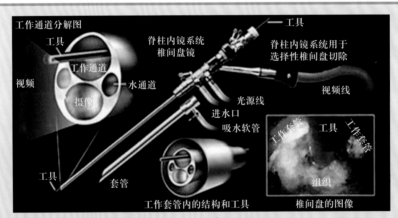

杨氏脊柱内镜系统包括一个椭圆形的多通道、广角内窥镜，具有207 mm长、直径为2.7 mm的工作通道，适用于直径为2.5 mm的外科器械，还配备了一个冲洗通道和柱状透镜系统。它专为椎间盘突出症的椎间盘内减压、椎间孔和椎间孔外的突出及椎间孔成形术（使用激光和射频）而设计。

图 1-7　由 Richard Wolf 生产的杨氏脊柱内镜系统

1998年，Hoogland博士首创了一种长度为180 mm、直径为1.9 mm的多通道柱状内窥镜，其能够容纳直径为3.5 mm的器械。该系统具有良好的图像质量和灌溉通道，并基于玻璃纤维照明系统，配备了0°和30°的光学元件（图1-8）。到目前为止，该OEM原始设备制造商仍提供最全的同轴内窥镜系列，其配有许多不同长度、入口直径和外径的工作通道。

2001年，Knight等发表了关于采用侧向发射掺钬钇铝石榴石（Ho：YAG）激光来进行椎间孔成形的论文[31]。2002年[32]，Tsou和Yeung认为激光的出现也促进了电热纤维环成形术用于治疗下腰痛。此后不久，本章的资深编者（Anthony Yeung）在1998—2002年推出了更先进的系统，即新的杨氏脊柱内镜系统，随后还改进了减压器械和套管，其均是围绕经椎间孔内镜手术和硬膜外内镜手术的操作方式而设计的[33]。Yeung等描述了激发性的术中椎间盘造影、热溶解术和纤维环成形术，以及用于创建环形窗口以便使用内镜Kerrison、磨钻、电钻和激光来进行椎间孔成形术的环形切除术。Tsou和Yeung引进了双极电频探针，他们对慢性椎间盘源性腰痛进行了电热纤维环成形术。这项技术是在可视化下针对髓核和纤维环裂隙进行的[34]。本章的资深编者

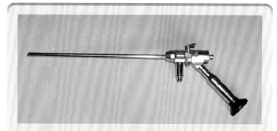

其规格如下：长180 mm，工作通道直径为3.6 mm，可用于直径3.5 mm以下的仪器，冲洗通道，0°和30°光纤玻璃照明系统，外部直径6.3 mm，以及1.9 mm的柱状透镜系统，具有良好的图像质量。

图 1-8　1998 年德国 OEM 制造商 Hoogland 生产的多通道内镜

（Anthony Yeung）已经描述了多种椎间盘病变的情况，包括椎间盘组织结构分层和开裂，以及髓核卡入纤维环的裂隙中，他采用由内向外的技术来诊断和治疗这些椎间盘疾病。

Ruetten等实现了另一个飞跃，其通过推广单孔镜经直接外侧入路解决了硬膜外腔可视化不良的问题[35]。Ruetten和他的团队还验证了椎板间和全内镜技术的适应证[36-46]。2005年，Hoogland和Schubert描述了通过经椎间孔入路使用扩张器来进行椎间孔成形术的方法[47]。这项技术可以更容易地靠近远离椎间隙的椎间盘碎片。Lee在2006年进一步分析了这个问题，他发现患有严重椎管和侧隐窝狭窄的患者的临床预后不理想，因为残留的椎间盘碎片引起临床症状持续存在的风险更高[48]。

Lee等还率先定义和应用了椎间盘突出位置分类系统，将其分为近迁移（第2区和第3区）、向上（第1区）或向下（第4区）的较远移位的椎间盘碎片[49]。主编根据自己的临床经验强调了使用放射学分类系统对椎间盘突出和椎管狭窄进行评估的重要性。本文的另一章展示了对椎间孔和侧隐窝狭窄进行放射学分类的实用性。将椎间孔分为入口区、中间区和出口区，这有助于对患者进行分类及为其选择合适的手术方案[50]。

4. Nitze-Leiter 内镜博物馆

国际Nitze-Leiter内镜研究学会收藏了许多历史仪器、著作和图纸。其中最引人注目的是1806年，来自法兰克福的Philipp Bozzini发明的原始光导器，它被业界公认为第一台内镜，其所拥有特性至今仍是现代内镜的基础。这些收藏品包括了从20世纪发展至今内镜领域的重大成就。整个内镜博物馆收藏了从第一个内镜辅助工具到计算机时代的现代内镜产品。3000多件展品向观众展示了两个多世纪以来脊柱内镜领域里程碑式的发展（图1-9，图1-10）。每一件展品都代表着一段历史，展示了医师们改进医疗设备以改善患者治疗效果的意愿。

特别强调的是泌尿科的尿道镜、膀胱镜、盲镜和光学碎石机、不同发展阶段的切除镜，以及消化内科的食管镜、胃镜、结直肠镜和各个发展阶段的腹腔镜。

Nitze-Leiter国际内镜研究学会的捐赠包括来自机构、医院部门、国际仪器制造商的仪器、设备、目录、图像和视频材料，以及大量的遗赠，这些构成了Nitze-Leiter内镜博物馆的藏品。这些藏品还包括眼科、妇科和耳鼻喉科的历史珍品。来自国际制造商的仪器提供了有关照明、光学和机械方面各个发展步骤的信息，并展示了治疗应用方面的进展。随着藏品的不断涌入，近代内窥镜历史的方方面面也得到了展示。

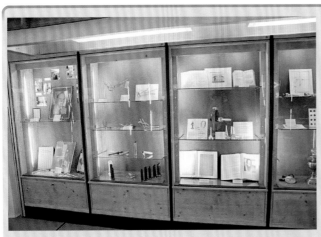

图中的展览柜自1848年以来就一直存在。博物馆于1996年开放。

图1-9　维也纳大学医学史研究所 Nitze-Leiter 内镜博物馆的展览

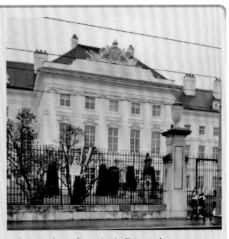

自1920年以来，内镜博物馆在Josefinum已经有很长一段时间了。1785年，该建筑由约瑟夫二世在奥地利维也纳市中心附近修建。

图1-10　内镜博物馆

5. 激光在脊柱内镜领域中的发展

激光在微创手术中一直受到外科医师的青睐。Peter Ascher通过将掺钕钇铝石榴石（Nd：YAG）激光引入经过荧光透视引导的18号针，展示了这一点[51]。他的技术可通过短时间内的脉冲激光消融来蒸发椎间盘内的组织，而不会对邻近组织造成热损伤。这个过程非常适合门诊设置，因为患者在针头被拔出后就可以出院，穿刺伤口则被小小的创可贴覆盖起来。

1991年，Quigley等在临床试验中将Ho：YAG激光与Nd：YAG激光进行了比较[52]。他指出，使用Ho：YAG激光是当时兼顾吸收效率和光纤传输便利性的最佳选择。据报道，1990年，Davis等报告称，在使用磷酸三乙酯钾（KTP 532-nm）激光进行椎间盘切除术的40名患者中，85%的患者取得了成功[53]，40例患者中只有6例因手术失败需要进行开放性椎间盘切除术。1995年，Casper等描述了使用侧面发射的Ho：YAG激光器来进行椎间盘切除[54]，Yeung等后来也使用了该激光器[55]。在1年的随访中，Casper等报告了84%的成功率[55]。Siebert等发表了对100例患者使用Nd：YAG激光治疗，平均随访时间为17个月，其中有78%的患者都获得了成功[56]。

Mayer等首先提出了通过内窥镜导入光纤联合使用内窥镜和激光消融的方法，随后他们进行了广泛的临床试验，并且非常支持在临床上使用激光切除突出的椎间盘[57]。Hellinger在1999年报告了他在Ascher技术的帮助下治疗的2500多例患者，13年来成功率达80%[58]。Yeung等表示他们用KTP激光治疗的500多例患者中成功率为84%[59]。

在最近的一篇文章中，Ahn等总结了当前最先进的技术[60]，包括开放式显微激光手术、经皮内镜激光手术和用于脊柱疼痛的激光组织调节是目前激光应用介入和微创脊柱手术中的3种应用方式。Ahn等鼓励对选定的临床适应证进行进一步研究，以证实缺乏随机临床试验的证据。Ahn等鼓励对选定的临床适应证进行进一步研究，以证明随机临床试验缺乏证据的有效性[60]。Brouwer等的一项多中心随机前瞻性试验表明，57例行传统微创椎间盘切除术的患者与另外55例行经皮激光椎间盘减压术的患者的临床结果基本无差异[61-62]。基于针头（18G）的经皮激光手术将600 μm的玻璃纤维置于椎间盘中心，采用二极管激光器（Biolitec，980 nm，7 W，0.6秒脉冲，间隔1秒），总能量为1500 J。然而，激光组的再手术率（52%）还是高于微创椎间盘切除术组（21%）[63-64]。对于简单的椎间盘突出，激光优于标准微创椎间盘切除术的成本效益已得到证实。然而，当激光与内镜结合并应用于更复杂的临床场景时（如椎间孔和侧隐窝狭窄），其效益仍有待观察[65]。至少，在脊柱手术中应用激光对神经根损伤的担忧仍然存在[66-67]。

6. 射频消融

高频射频消融已广泛应用于神经外科、脊柱内镜、骨科和疼痛治疗等领域。具有低温的高射频已被用于组织分离（单极）和凝固模式（单极和双极）。5年前，当 *Contemporary Endoscopic Spine Surgery* 第1卷出版时，当时只有一种射频产品在市场上占据主导地位。如今，几乎所有销售脊柱内镜的供应商都有自己生产或由第三方生产的射频探头。通常，射频探头与脊柱内镜的工作通道兼容，其用于对软组织进行止血、收缩或消融，以便处理突出的椎间盘。

组织的射频消融技术在整形外科、口腔颌面外科和牙科手术等其他领域同样被广泛应用。这些设备已经应用于脊柱手术中，用于对椎间盘组织的热消融。随着进一步的设备小型化和购置成本降低，如今，它们是极具吸引力的激光替代品。虽然现在激光器的购置成本可能与购买完整射频系统费用相当，但大多数手术室都可以找到射频设备。在周转较快的手术室中，大多数人认为带有一次性探头的射频更实用且方便。此外，激光可能会给患者、外科医师和技术人员带来额外的安全问题，而这些问题在射频的应用中就不存在。

至少在一项研究中报道了高射频（radio frequency，RF）低温组织消融的实用性。Tsou等回顾了113例术后至少随访两年的患者。患者接受治疗的原因是椎间盘源性腰痛[34]。临床分析显示：15%的患者临床疗效为优，28.3%的患者临床疗效为良好，30.1%的患者临床疗效为良，26.5%的患者临床疗效为差。研究者得出结论，该治疗方式中断了所谓的纤维环缺损引起疼痛敏感的过程[34]。

2016年，Pan等在63例持续椎间盘源性腰痛的患者中证明了使用射频治疗炎性肉芽肿引起的纤维环撕裂和硬脊膜粘连的益处[68]。研究者声称，可以通过用双极射频探头刺激撕裂的纤维环或后纵韧带和硬膜囊之间的炎性肉芽组织来触发这一疼痛。其总结说，用射频探头清除肉芽对于获得良好的临床结果至关重要。其他人也证实了这些结论。2013年，Wang经椎间孔镜用射频消融缓解了患者的脊柱难治性疼痛[69]，而Sairyo将其用于治疗职业运动员的腰痛[70]。2016 年，Pereira和Bellini等展示了类似的射频应用，他们都报告了用硬膜外镜而非可视化内镜来治疗术后硬膜外纤维化取得了良好的临床效果[71-72]。目前，在脊柱内镜中，高频低温组织消融术在控制出血和收缩组织以促进可视化方面非常有用。内镜下脊柱减压和重建手术的发展可能会产生对现代化射频应用的需求。

7. 具有里程碑意义的最新临床研究进展

最近，尚无比较传统开放式和内镜下腰椎椎间盘切除术的随机前瞻性试验。然而，早期的研究表明，手术可以取得良好的临床效果。在2006年和2007年，据报道，Choi等采用椎间孔外游离髓核切除术的成功率为92%[73-74]。在其2007年的研究中，他对41名椎间孔型椎间盘突出的患者进行了治疗，采用了更向内侧的切入角度[74]。同年，Lee等对向下移位的椎间盘碎片（91.8%）、向上移位的椎间盘碎片（88.9%）和近距离移位的椎间盘碎片（97%）的清理显示出较高的临床成功率。而对远端移位的椎间盘碎片（78.9%）的临床结果稍差，研究者表明这种类型的移位最难触及，操作者需要熟练的手术技巧。2009年，Ruetten等推广采用椎板间入路行内镜下侧隐窝狭窄减压术，并将其与传统的微创外科技术进行了比较[43]。这项针对161例患者的前瞻性随机对照试验表明，全内镜减压与现有技术的临床疗效一致，复发率相似，为6.2%。另一项对78例患者的研究证实了这些发现，在两年的随访中报告了82%的患者腿部疼痛完全缓解[44]。Ruetten的研究证实，在两年的随访中，患者的视觉模拟评分法（visual analog score，VAS）和Oswestry功能障碍指数（Oswestry disability index，ODI）评分满意度相同[41-44]。

2013年，Birkenmeier等发表了一篇关于内镜和微创外科标准手术的临床对照试验的荟萃分析[39]。基于4项随机对照试验和1项对照研究，他得出结论：内镜技术在手术时间、失血量、并发症、翻修率、手术疼痛、术后康复、住院时间和重返工作岗位方面都更为有利。无论使用内镜手术还是微创手术，这5项研究都显示出了相似的临床效果。2018年，Kong等对腰椎间盘突出和侧隐窝狭窄的患者进行前瞻性随机分组，采用经皮内镜下腰椎间盘切除术（percutaneous endoscopic lumbar discectomy，PELD）或微创手术椎板切开术[75]。位于中国广州的中山大学附属第三医院的戎利民团队进行了一项开放的随机单中心研究，比较经皮椎间孔内镜下椎间盘切除术（percutaneous transforaminal endoscopic discectomy，PTSD）与经中线显微内镜下椎间盘切除术（mid-line microendoscopic discectomy，MED）[76-77]。153例患者中有89.5%获得了1年的随访数据。研究者发现在临床效果和围手术期指标（手术和住院时间、动员时间、手术费用和总住院费用、并发症和再手术率）上无任何统计学上的显著差异。然而，研究者报道了对位于中央的椎间盘突出而言，其1年后的临床疗效较差（$P=0.028$）。用经中线显微内镜下椎间盘切除术治疗的远侧椎间盘突出症在术后3个月（$P=0.008$）、6个月（$P=0.028$）和1年（$P=0.028$）的ODI评分更低。并发症发生率相似，经皮椎间孔内镜下椎间盘切除术组为13.75%，经中线显微内镜下椎间盘切除术组为16.44%（$P=0.642$）[78]。

8. 亚洲的引领者

在过去的5年里，脊柱内镜手术在亚洲国家得到了普及。亚洲脊柱内镜手术的发展主要集中在东亚和印度。通过对已知的出版材料进行回顾，亚洲5个国家及地区的研究者每年在脊柱内镜手术方面发表的文章数量最多。亚洲国家有许多学术活动，其中包括在大会、国内外会议和研讨会期间均提供正规的培训计划。表1-2是亚洲排名前5位的国家及地区（中国、中国台湾、韩国、印度、日本）实施现代内镜和微创技术的时间表。目前，他们是脊柱内镜手术领域无可争议的领导者。

表1-2　在亚洲排名前5位的国家及地区首次进行微创和内镜手术时间表

	MED	FESS 或 PELD	内镜下椎板切开治疗椎管狭窄
中国	1998年	2005年	2012年
中国台湾	2001年	1997年	2010年
印度	21世纪	2000年	2017年
日本	1998年	2003年	2009年
韩国	20世纪90年代	1992年	2014年

注：MED，经中线显微内镜下椎间盘切除术；FESS，全内镜下脊柱手术；PELD，经皮内镜下腰椎间盘切除术。

毫无疑问，这5个亚洲国家及地区的管理信息系统协会和社团的大力支持起到了重要作用。2002年，CK Park比大多数西方国家更早成立了韩国微创协会，以促进和发展微创领域。它被命名为KOMISS——韩国微创脊柱外科协会（Korean Minimally Invasive Spine Surgery Society）。2003年，COA-CMISS和CSSA-CMISS在中国成立。随后，日本微创脊柱外科学会（Japanese Society of Minimally Invasive Spine Surgery，JASMISS）、中国台湾微创脊柱外科学会（Chinese Taiwan Society of Minimally Invasive Spine Surgery，TSMISS），印度微创脊柱外科医师（Minimally：Invasive Spine Surgeons of India，MISSION）也相继成立。这些协会为亚洲国家脊柱内镜手术的发展做出了重要贡献。在亚洲主要国家中，韩国Wooridul脊柱医院外科医师的作用最为突出。这些外科医师通过积极鼓励亚洲其他地区的外科医师进行脊柱内镜手术，持续提高脊柱微创的专业知识和手术技术，从而在同行中建立了具有较高接受度的临床新标准[48, 76-80]。如今，脊柱内镜手术在亚洲已成为治疗椎间盘突出和椎管狭窄的主流。现在，韩国和中国的制造商能够生产出质量好、耐用的脊柱内镜系统，足以在亚洲市场站稳脚跟。由于生产成本低、对产品进入市场所涉及的监管程序熟悉，在某些情况下还能享受优惠待遇，因此他们更容易在这些市场上立足。亚洲制造商熟悉当地市场，能够与外科医师密切互动，这进一步拓宽了内窥镜脊柱手术的范围，目前甚至包括内镜辅助腰椎椎间融合手术[81-84]。韩国的行业专家们还率先取得了其他进展，包括单侧双通道内镜技术（unilateral bi-portal endoscopic，UBE），该技术在韩国脊柱外科医师中获得了一定的认可。这种方法并不是完全内窥镜脊柱手术，而是一种辅助内窥镜手术的方法，旨在为经验有限的脊柱外科医师打下一个稳步提升的基础。Daniel Julio De Antoni博士在20世纪80年代报道了来自阿根廷的单侧双通道内镜技术的原始概念，他在1981年发表在 *Revista Argentina de Artroscopia*第1卷，第1期81—85页，随后在1996年再次发表[85]。在这种情况下，我们不应忘记Destandeau脊柱内镜系统[86]。Storz公司在早期的单侧双通道内镜技术系统出现问题后开发了它。Destandeau系统采用带固定光学系统和神经钩的椎板间单侧双通道内镜技术（图1-11）。

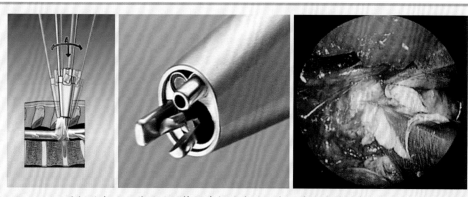

1992年，Destandau医师开发了一种用于腰椎间盘切除术的三角形背侧内镜设备，通过一个20 mm的切口展开。它配备有内镜、抽吸套管、将硬脑膜推离的一体化隔板和一个8 mm的工作通道。

图 1-11 三角形背侧内镜设备

因此，现代的单侧双通道内镜技术通过将一种常见的小切口和牵引器与内镜相结合，可帮助观察无法直接进入或视野较差的区域[87-89]。无论是因为文化差异、亚洲患者和外科医师对现代技术的高度接受，还是为了超越原始设计限制而完善手术技术，从本章编者的观点来看，这都是学术性的问题。事实上，亚洲脊柱外科医师不仅接受了微创和内窥镜脊柱手术，而且还通过将手术技术的巧妙战术改进与先进器械和其他辅助技术相结合，在这方面取得了卓越成就。现如今，人们对脊柱外科手术的期望很高，显而易见的是，利用以前难以想象的内窥镜平台，现代微创技术可以进行更大规模的脊柱手术。

9. 结论

这篇关于内窥镜脊柱手术的历史回顾表明，许多治疗概念已经存在并多次循环使用。

经过时间验证的解决方案已经被重新利用和改造，以扩大脊柱内窥镜的适应证。在编者看来，回顾历史背景不仅是为了赞扬过去和现在的行业专家对其的贡献，而且也是为了适当地定位当前临床实践中提出的程序创新。编者希望 *Contemporary Endoscopic Spine Surgery*（*Volume 2*）: *Lumbar Spine* 的读者对进一步研究现代脊柱内窥镜手术背后的诊断和治疗概念产生兴趣，了解其发展和演变的来源。

发表声明

不适用。

利益声明

编者声明无任何利益、资金及其他方面的冲突。

致谢

无。

——————— ● 参考文献 ● ———————

[1] Papagelopoulos PJ, Peterson HA, Ebersold MJ, Emmanuel PR, Choudhury SN, Quast LM. Spinal column deformity and instability after lumbar or thoracolumbar laminectomy for intraspinal tumors in children and young adults. Spine 1997; 22(4): 442-51.
[http://dx.doi.org/10.1097/00007632-199702150-00019] [PMID: 9055374]

[2] Mullin BB, Rea GL, Irsik R, Catton M, Miner ME. The effect of postlaminectomy spinal instability on the outcome of lumbar spinal stenosis patients. J Spinal Disord 1996; 9(2): 107-16.
[http://dx.doi.org/10.1097/00002517-199604000-00004] [PMID: 8793776]

[3] Alkalay RN, Kim DH, Urry DW, Xu J, Parker TM, Glazer PA. Prevention of postlaminectomy epidural fibrosis using bioelastic materials. Spine 2003; 28(15): 1659-65.
[http://dx.doi.org/10.1097/01.BRS.0000083161.67605.40] [PMID: 12897488]

[4] Keller A, Brox JI, Reikerås O. Predictors of change in trunk muscle strength for patients with chronic low back pain randomized to lumbar fusion or cognitive intervention and exercises. Pain Med 2008; 9(6): 680-7.
[http://dx.doi.org/10.1111/j.1526-4637.2007.00333.x] [PMID: 18828199]

[5] Harrop JS, Youssef JA, Maltenfort M, *et al.* Lumbar adjacent segment degeneration and disease after arthrodesis and total disc arthroplasty. Spine 2008; 33(15): 1701-7.
[http://dx.doi.org/10.1097/BRS.0b013e31817bb956] [PMID: 18594464]

[6] Hilibrand AS, Carlson GD, Palumbo MA, Jones PK, Bohlman HH. Radiculopathy and myelopathy at segments adjacent to the site of a previous anterior cervical arthrodesis. J Bone Joint Surg Am 1999; 81(4): 519-28.
[http://dx.doi.org/10.2106/00004623-199904000-00009] [PMID: 10225797]

[7] Rihn JA, Lawrence J, Gates C, Harris E, Hilibrand AS. Adjacent segment disease after cervical spine fusion. Instr Course Lect 2009; 58: 747-56.
[PMID: 19385583]

[8] Kepler CK, Hilibrand AS. Management of adjacent segment disease after cervical spinal fusion. Orthop Clin North Am 2012; 43(1): 53-62.
[http://dx.doi.org/10.1016/j.ocl.2011.08.003]

[9] Mixter WJ, Barr J. Rupture of the intervertebral disc with involvement of the spinal canal. N Engl J Med 1934; 211(5): 210-5.
[http://dx.doi.org/10.1056/NEJM193408022110506]

[10] Hult L. Retroperitoneal disc fenestration in low-back pain and sciatica; a preliminary report. Acta Orthop Scand 1951; 20(4): 342-8.
[http://dx.doi.org/10.3109/17453675108991181] [PMID: 14894204]

[11] Smith L. Enzyme dissolution of the nucleus pulposus in humans. JAMA 1964; 187(2): 137-40.
[http://dx.doi.org/10.1001/jama.1964.03060150061016] [PMID: 14066733]

[12] Kambin P, Ed. Arthroscopic Microdiscectomy: Minimal Intervention Spinal Surgery. Baltimore, MD: Urban & Schwarenburg 1990.

[13] Hijikata S, Yamagishi M, Nakayma T. Percutaneous discectomy. J Todenhosp 1975; 5: 5-13.

[14]　Friedman WA. Percutaneous discectomy: an alternative to chemonucleolysis? Neurosurgery 1983; 13(5): 542-7.
[http://dx.doi.org/10.1227/00006123-198311000-00010] [PMID: 6227832]

[15]　Hausmann B. Nucleoscopy- a new examination technique. Arch Orthop Trauma Surg 1983; 13: 542-7.

[16]　Onik G, Helms CA, Ginsberg L, Hoaglund FT, Morris J. Percutaneous lumbar diskectomy using a new aspiration probe: porcine and cadaver model. Radiology 1985; 155(1): 251-2.
[http://dx.doi.org/10.1148/radiology.155.1.3975407] [PMID: 3975407]

[17]　Kambin P, Nixon JE, Chait A, Schaffer JL. Annular protrusion: pathophysiology and roentgenographic appearance. Spine 1988; 13(6): 671-5.
[http://dx.doi.org/10.1097/00007632-198813060-00013] [PMID: 2972071]

[18]　Schreiber A, Suezawa Y, Leu H. Does percutaneous nucleotomy with discoscopy replace conventional discectomy? Eight years of experience and results in treatment of herniated lumbar disc. Clin Orthop Relat Res 1989; 238: 35-42.
[http://dx.doi.org/10.1097/00003086-198901000-00005] [PMID: 2910617]

[19]　Kambin P, Zhou L. History and current status of percutaneous arthroscopic disc surgery. Spine 1996; 21(24) (Suppl.): 57S-61S.
[http://dx.doi.org/10.1097/00007632-199612151-00006] [PMID: 9112325]

[20]　Kambin P, Schaffer JL. Percutaneous lumbar discectomy. Review of 100 patients and current practice. Clin Orthop Relat Res 1989; 238: 24-34.
[http://dx.doi.org/10.1097/00003086-198901000-00004] [PMID: 2910608]

[21]　Mathews HH. First International Symposium on Laser in Orthopaedics. San Francisco. 1991.

[22]　Mathews HH, Kyles MK, Lang BH, Fiore SM, Gordon CL. Spinal endoscopy: Indications, approaches and applications. Orthop Trans 1995; 19: 219.

[23]　Mathews HH. Transforaminal endoscopic microdiscectomy. Neurosurg Clin N Am 1996; 7(1): 59-63.
[http://dx.doi.org/10.1016/S1042-3680(18)30405-4] [PMID: 8835146]

[24]　Leu Hj, Hauser R. Die perkutan posterolaterale Foraminoskopie: Prinzip, Technik und Erfahrungen seit 1991. Arthroskopie 1996; 9: 26-31.

[25]　Hoogland T. Transforaminal endoscopic discectomy with foraminoplasty for lumbar disc herniation Surgical Techniques in Orthopaedics and Traumatology 2003. 55-120-C-40, p6

[26]　Kambin P, O'Brien E, Zhou L, Schaffer JL. Arthroscopic microdiscectomy and selective fragmentectomy. Clin Orthop Relat Res 1998; (347): 150-67.
[PMID: 9520885]

[27]　Foley KT, Smith MM, Rampersaud YR. Microendoscopic approach to far-lateral lumbar disc herniation. Neurosurg Focus 1999; 7(5): e5.
[http://dx.doi.org/10.3171/foc.1999.7.5.8] [PMID: 16918212]

[28]　Mathews HH. Transforaminal endoscopic microdiscectomy. Neurosurg Clin N Am 1996; 7(1): 59-63.
[http://dx.doi.org/10.1016/S1042-3680(18)30405-4] [PMID: 8835146]

[29]　Ditsworth DA. Endoscopic transforaminal lumbar discectomy and reconfiguration: a postero-lateral approach into the spinal canal. Surg Neurol 1998; 49(6): 588-97.
[http://dx.doi.org/10.1016/S0090-3019(98)00004-4] [PMID: 9637618]

[30]　Yeung AT. Minimally Invasive Disc Surgery with the Yeung Endoscopic Spine System (YESS). Surg Technol Int 1999; 8: 267-77.
[PMID: 12451541]

[31]　Knight MT, Ellison DR, Goswami A, Hillier VF. Review of safety in endoscopic laser foraminoplasty for the management of back pain. J Clin Laser Med Surg 2001; 19(3): 147-57.
[http://dx.doi.org/10.1089/10445470152927982] [PMID: 11469307]

[32]　Yeung AT, Tsou PM. Posterolateral endoscopic excision for lumbar disc herniation: Surgical technique, outcome, and complications in 307 consecutive cases. Spine 2002; 27(7): 722-31.
[http://dx.doi.org/10.1097/00007632-200204010-00009] [PMID: 11923665]

[33]　Yeung AT, Yeung CA. Advances in endoscopic disc and spine surgery: foraminal approach. Surg Technol Int 2003; 11: 255-63. [Review].
[PMID: 12931309]

[34]　Tsou PM, Alan Yeung C, Yeung AT. Posterolateral transforaminal selective endoscopic discectomy and thermal annuloplasty for chronic lumbar discogenic pain: a minimal access visualized intradiscal surgical procedure. Spine J 2004; 4(5): 564-73.
[http://dx.doi.org/10.1016/j.spinee.2004.01.014] [PMID: 15363430]

[35]　Ruetten S, Komp M, Godolias G. An extreme lateral access for the surgery of lumbar disc herniations inside the spinal canal using the full-endoscopic uniportal transforaminal approach-technique and prospective results of 463 patients. Spine 2005; 30(22): 2570-8.
[http://dx.doi.org/10.1097/01.brs.0000186327.21435.cc] [PMID: 16284597]

[36] Ruetten S, Hahn P, Oezdemir S, *et al.* Full-endoscopic uniportal decompression in disc herniations and stenosis of the thoracic spine using the interlaminar, extraforaminal, or transthoracic retropleural approach. J Neurosurg Spine 2018; 29(2): 157-68.
[http://dx.doi.org/10.3171/2017.12.SPINE171096] [PMID: 29856303]

[37] Ruetten S, Hahn P, Oezdemir S, Baraliakos X, Godolias G, Komp M. Operation of Soft or Calcified Thoracic Disc Herniations in the Full-Endoscopic Uniportal Extraforaminal Technique. Pain Physician 2018; 21(4): E331-40.
[http://dx.doi.org/10.36076/ppj.2018.4.E331] [PMID: 30045599]

[38] Komp M, Hahn P, Oezdemir S, *et al.* Bilateral spinal decompression of lumbar central stenosis with the full-endoscopic interlaminar *versus* microsurgical laminotomy technique: a prospective, randomized, controlled study. Pain Physician 2015; 18(1): 61-70.
[http://dx.doi.org/10.36076/ppj/2015.18.61] [PMID: 25675060]

[39] Birkenmaier C, Komp M, Leu HF, Wegener B, Ruetten S. The current state of endoscopic disc surgery: review of controlled studies comparing full-endoscopic procedures for disc herniations to standard procedures. Pain Physician 2013; 16(4): 335-44.
[http://dx.doi.org/10.36076/ppj.2013/16/335] [PMID: 23877449]

[40] Ruetten S, Komp M, Hahn P, Oezdemir S. [Decompression of lumbar lateral spinal stenosis: full-endoscopic, interlaminar technique]. Oper Orthop Traumatol 2013; 25(1): 31-46.
[http://dx.doi.org/10.1007/s00064-012-0195-2] [PMID: 23371002]

[41] Ruetten S. Full-endoscopic Operations of the Spine in Disk Herniations and Spinal Stenosis. Surg Technol Int 2011; 21: 284-98.
[PMID: 22505003]

[42] Komp M, Hahn P, Merk H, Godolias G, Ruetten S. Bilateral operation of lumbar degenerative central spinal stenosis in full-endoscopic interlaminar technique with unilateral approach: prospective 2-year results of 74 patients. J Spinal Disord Tech 2011; 24(5): 281-7.
[http://dx.doi.org/10.1097/BSD.0b013e3181f9f55e] [PMID: 20975592]

[43] Ruetten S, Komp M, Merk H, Godolias G. Surgical treatment for lumbar lateral recess stenosis with the full-endoscopic interlaminar approach *versus* conventional microsurgical technique: a prospective, randomized, controlled study. J Neurosurg Spine 2009; 10(5): 476-85.
[http://dx.doi.org/10.3171/2008.7.17634] [PMID: 19442011]

[44] Ruetten S, Komp M, Merk H, Godolias G. Full-endoscopic interlaminar and transforaminal lumbar discectomy *versus* conventional microsurgical technique: a prospective, randomized, controlled study. Spine 2008; 33(9): 931-9.
[http://dx.doi.org/10.1097/BRS.0b013e31816c8af7] [PMID: 18427312]

[45] Ruetten S, Komp M, Merk H, Godolias G. Use of newly developed instruments and endoscopes: full-endoscopic resection of lumbar disc herniations *via* the interlaminar and lateral transforaminal approach. J Neurosurg Spine 2007; 6(6): 521-30.
[http://dx.doi.org/10.3171/spi.2007.6.6.2] [PMID: 17561740]

[46] Ruetten S, Komp M, Godolias G. A New full-endoscopic technique for the interlaminar operation of lumbar disc herniations using 6-mm endoscopes: prospective 2-year results of 331 patients. Minim Invasive Neurosurg 2006; 49(2): 80-7.
[http://dx.doi.org/10.1055/s-2006-932172] [PMID: 16708336]

[47] Schubert M, Hoogland T. Endoscopic transforaminal nucleotomy with foraminoplasty for lumbar disk herniation. Oper Orthop Traumatol 2005; 17(6): 641-61.
[http://dx.doi.org/10.1007/s00064-005-1156-9] [PMID: 16369758]

[48] Lee SH, Kang BU, Ahn Y, *et al.* Operative failure of percutaneous endoscopic lumbar discectomy: a radiologic analysis of 55 cases. Spine 2006; 31(10): E285-90.
[http://dx.doi.org/10.1097/01. brs.0000216446.13205.7a] [PMID: 16648734]

[49] Lee S, Kim SK, Lee SH, *et al.* Percutaneous endoscopic lumbar discectomy for migrated disc herniation: classification of disc migration and surgical approaches. Eur Spine J 2007; 16(3): 431-7.
[http://dx.doi.org/10.1007/s00586-006-0219-4] [PMID: 16972067]

[50] Lewandrowski KU. "Outside-in" technique, clinical results, and indications with transforaminal lumbar endoscopic surgery: a retrospective study on 220 patients on applied radiographic classification of foraminal spinal stenosis. Int J Spine Surg 2014; 8: 8.
[http://dx.doi.org/10.14444/1026] [PMID: 25694915]

[51] Ascher PW. Status quo and new horizons of laser therapy in neurosurgery. Lasers Surg Med 1985; 5(5): 499-506.
[http://dx.doi.org/10.1002/lsm.1900050509] [PMID: 4068883]

[52] Quigley MR, Maroon JC, Shih T, Elrifai A, Lesiecki ML. Laser discectomy. Comparison of systems. Spine 1994; 19(3): 319-22.
[http://dx.doi.org/10.1097/00007632-199402000-00011] [PMID: 8171364]

[53]   Davis JK. Percutaneous discectomy improved with KTP laser. Clin Laser Mon 1990; 8(7): 105-6.
[PMID: 10149820]

[54]   Casper GD, Hartman VL, Mullins LL. Percutaneous laser disc decompression with the holmium: YAG laser. J Clin Laser Med Surg 1995; 13(3): 195-203.
[http://dx.doi.org/10.1089/clm.1995.13.195] [PMID: 10150646]

[55]   Yeung AT. The evolution of percutaneous spinal endoscopy and discectomy: state of the art. Mt Sinai J Med 2000; 67(4): 327-32.
[PMID: 11021785]

[56]   Siebert WE. Percutaneous laser discectomy, state of the art reviews. Spine 1993; 7: 129-30.

[57]   Mayer HM, Brock M, Berlien HP, Weber B. Percutaneous endoscopic laser discectomy (PELD). A new surgical technique for non-sequestrated lumbar discs. Acta Neurochir Suppl (Wien) 1992; 54: 53-8.
[http://dx.doi.org/10.1007/978-3-7091-6687-1_7] [PMID: 1595409]

[58]   Hellinger J. Technical aspects of the percutaneous cervical and lumbar laser-disc-decompression and -nucleotomy. Neurol Res 1999; 21(1): 99-102.
[http://dx.doi.org/10.1080/01616412.1999.11740902] [PMID: 10048065]

[59]   Yeung AT. The Evolution and Advancement of Endoscopic Foraminal Surgery: One Surgeon's Experience Incorporating Adjunctive Techologies. SAS J 2007; 1(3): 108-17.
[http://dx.doi.org/10.1016/S1935-9810(07)70055-5] [PMID: 25802587]

[60]   Ahn Y, Lee U. Expert Rev Med Devices. Use of lasers in minimally invasive spine surgery 2018; 15(6): 423-33.

[61]   Brouwer PA, Peul WC, Brand R, *et al.* Effectiveness of percutaneous laser disc decompression *versus* conventional open discectomy in the treatment of lumbar disc herniation; design of a prospective randomized controlled trial. BMC Musculoskelet Disord 2009; 10(1): 49.
[http://dx.doi.org/10.1186/1471-2474-10-49] [PMID: 19439098]

[62]   Brouwer PA, Brand R, van den Akker-van Marle ME, *et al.* Percutaneous laser disc decompression *versus* conventional microdiscectomy in sciatica: a randomized controlled trial. Spine J 2015; 15(5): 857-65.
[http://dx.doi.org/10.1016/j.spinee.2015.01.020] [PMID: 25614151]

[63]   Brouwer PA, Brand R, van den Akker-van Marle ME, *et al.* Percutaneous laser disc decompression *versus* conventional microdiscectomy for patients with sciatica: Two-year results of a randomised controlled trial. Interv Neuroradiol 2017; 23(3): 313-24.
[http://dx.doi.org/10.1177/1591019917699981] [PMID: 28454511]

[64]   Cselik Z, Aradi M, von Jako RA, *et al.* Impact of infrared laser light-induced ablation at different wavelengths on bovine intervertebral disc ex vivo: evaluation with magnetic resonance imaging and histology. Lasers Surg Med 2012; 44(5): 406-12.
[http://dx.doi.org/10.1002/lsm.22034] [PMID: 22532099]

[65]   van den Akker-van Marle ME, Brouwer PA, Brand R, *et al.* Percutaneous laser disc decompression *versus* microdiscectomy for sciatica: Cost utility analysis alongside a randomized controlled trial. Interv Neuroradiol 2017; 23(5): 538-45.
[http://dx.doi.org/10.1177/1591019917710297] [PMID: 28679342]

[66]   Chang MC. Sacral root injury during trans-sacral epiduroscopic laser decompression: A case report. Medicine (Baltimore) 2017; 96(42): e8326.
[http://dx.doi.org/10.1097/MD.0000000000008326] [PMID: 29049245]

[67]   Kobayashi S, Uchida K, Takeno K, *et al.* A case of nerve root heat injury induced by percutaneous laser disc decompression performed at an outside institution: technical case report. Neurosurgery 2007; 60(2 Suppl 1): ONSE171-2.
[http://dx.doi.org/10.1227/01.NEU.0000249228.82365.D2]

[68]   Pan F, Shen B, Chy SK, *et al.* Transforaminal endoscopic system technique for discogenic low back pain: A prospective Cohort study. Int J Surg 2016; 35: 134-8.
[http://dx.doi.org/10.1016/j.ijsu.2016.09.091] [PMID: 27693825]

[69]   Wang D, Nie Y, Jiang DG. [Reliving refractory pain of spinal metastasis patients with radiofrequency ablation through transforaminal endoscopy]. Zhonghua Yi Xue Za Zhi 2013; 93(29): 2321-3. [Reliving refractory pain of spinal metastasis patients with radiofrequency ablation through transforaminal endoscopy].
[PMID: 24300156]

[70]   Sairyo K, Kitagawa Y, Dezawa A. Percutaneous endoscopic discectomy and thermal annuloplasty for professional athletes. Asian J Endosc Surg 2013; 6(4): 292-7.
[http://dx.doi.org/10.1111/ases.12055] [PMID: 23968546]

[71] Pereira P, Severo M, Monteiro P, *et al.* Results of Lumbar Endoscopic Adhesiolysis Using a Radiofrequency Catheter in Patients with Postoperative Fibrosis and Persistent or Recurrent Symptoms After Discectomy. Pain Pract 2016; 16(1): 67-79.
[http://dx.doi.org/10.1111/papr.12266] [PMID: 25470113]

[72] Bellini M, Barbieri M. A comparison of non-endoscopic and endoscopic adhesiolysis of epidural fibrosis. Anaesthesiol Intensive Ther 2016; 48(4): 266-71.
[http://dx.doi.org/10.5603/AIT.a2016.0035] [PMID: 27595746]

[73] Choi G, Lee SH, Raiturker PP, Lee S, Chae YS. Percutaneous endoscopic interlaminar discectomy for intracanalicular disc herniations at L5-S1 using a rigid working channel endoscope. Neurosurgery 2006; 58(1) (Suppl.): ONS59-68.
[http://dx.doi.org/10.1227/01.NEU.0000362000.35742.3D] [PMID: 16479630]

[74] Choi G, Lee SH, Bhanot A, Raiturker PP, Chae YS. Percutaneous endoscopic discectomy for extraforaminal lumbar disc herniations: extraforaminal targeted fragmentectomy technique using working channel endoscope. Spine 2007; 32(2): E93-9.
[http://dx.doi.org/10.1097/01.brs.0000252093.31632.54] [PMID: 17224806]

[75] Kong L, Shang XF, Zhang WZ, *et al.* Percutaneous endoscopic lumbar discectomy and microsurgical laminotomy: A prospective, randomized controlled trial of patients with lumbar disc herniation and lateral recess stenosis. Orthopade 2018; •••
[http://dx.doi.org/10.1007/s00132-018-3610-z] [PMID: 30076437]

[76] Chen Z, Zhang L, Dong J, *et al.* Percutaneous transforaminal endoscopic discectomy compared with microendoscopic discectomy for lumbar disc herniation: 1-year results of an ongoing randomized controlled trial. J Neurosurg Spine 2018; 28(3): 300-10.
[http://dx.doi.org/10.3171/2017.7.SPINE161434] [PMID: 29303469]

[77] Choi KC, Lee JH, Kim JS, *et al.* Unsuccessful percutaneous endoscopic lumbar discectomy: a single-center experience of 10,228 cases. Neurosurgery 2015; 76(4): 372-80. discussion 380-1; quiz 381

[78] Choi KC, Kim JS, Kang BU, Lee CD, Lee SH. Changes in back pain after percutaneous endoscopic lumbar discectomy and annuloplasty for lumbar disc herniation: a prospective study. Pain Med 2011; 12(11): 1615-21.
[http://dx.doi.org/10.1111/j.1526-4637.2011.01250.x] [PMID: 21992543]

[79] Ahn Y, Lee SH, Park WM, Lee HY, Shin SW, Kang HY. Percutaneous endoscopic lumbar discectomy for recurrent disc herniation: surgical technique, outcome, and prognostic factors of 43 consecutive cases. Spine 2004; 29(16): E326-32.
[http://dx.doi.org/10.1097/01.BRS.0000134591.32462.98] [PMID: 15303041]

[80] Ahn Y, Lee SH, Lee SC, Shin SW, Chung SE. Factors predicting excellent outcome of percutaneous cervical discectomy: analysis of 111 consecutive cases. Neuroradiology 2004; 46(5): 378-84.
[http://dx.doi.org/10.1007/s00234-004-1197-z] [PMID: 15103434]

[81] Heo DH, Son SK, Eum JH, Park CK. Fully endoscopic lumbar interbody fusion using a percutaneous unilateral biportal endoscopic technique: technical note and preliminary clinical results. Neurosurg Focus 2017; 43(2): E8.
[http://dx.doi.org/10.3171/2017.5.FOCUS17146] [PMID: 28760038]

[82] Heo DH, Kim JS. Clinical and radiological outcomes of spinal endoscopic discectomy-assisted oblique lumbar interbody fusion: preliminary results. Neurosurg Focus 2017; 43(2): E13.
[http://dx.doi.org/10.3171/2017.5.FOCUS17196] [PMID: 28760027]

[83] Kim JS, Seong JH. Endoscope-assisted oblique lumbar interbody fusion for the treatment of cauda equina syndrome: a technical note. Eur Spine J 2017; 26(2): 397-403.
[http://dx.doi.org/10.1007/s00586-016-4902-9] [PMID: 27924416]

[84] Heo DH, Choi WS, Park CK, Kim JS. Minimally Invasive Oblique Lumbar Interbody Fusion with Spinal Endoscope Assistance: Technical Note. World Neurosurg 2016; 96: 530-6.
[http://dx.doi.org/10.1016/j.wneu.2016.09.033] [PMID: 27641264]

[85] De Antoni DJ, Claro ML, Poehling GG, Hughes SS. Translaminar lumbar epidural endoscopy: anatomy, technique, and indications. Arthroscopy 1996; 12(3): 330-4.
[http://dx.doi.org/10.1016/S0749-8063(96)90069-9] [PMID: 8783828]

[86] Destandau J. [Technical features of endoscopic surgery for lumbar disc herniation: 191 patients]. Neurochirurgie 2004; 50(1): 6-10.
[http://dx.doi.org/10.1016/S0028-3770(04)98300-2] [PMID: 15097915]

[87] Akbary K, Kim JS, Park CW, Jun SG, Hwang JH. Biportal Endoscopic Decompression of Exiting and Traversing Nerve Roots Through a Single Interlaminar Window Using a Contralateral Approach: Technical Feasibilities and Morphometric Changes of the Lumbar Canal and Foramen. World Neurosurg 2018; 117: 153-61.
[http://dx.doi.org/10.1016/j.wneu.2018.05.111] [PMID: 29857220]

[88]　Choi KC, Shim HK, Hwang JS, *et al.* Comparison of Surgical Invasiveness Between Microdiscectomy and 3 Different Endoscopic Discectomy Techniques for Lumbar Disc Herniation. World Neurosurg 2018; 116: e750-8.
[http://dx.doi.org/10.1016/j.wneu.2018.05.085] [PMID: 29787880]

[89]　Hwa Eum J, Hwa Heo D, Son SK, Park CK. Percutaneous biportal endoscopic decompression for lumbar spinal stenosis: a technical note and preliminary clinical results. J Neurosurg Spine 2016; 24(4): 602-7.
[http://dx.doi.org/10.3171/2015.7.SPINE15304] [PMID: 26722954]

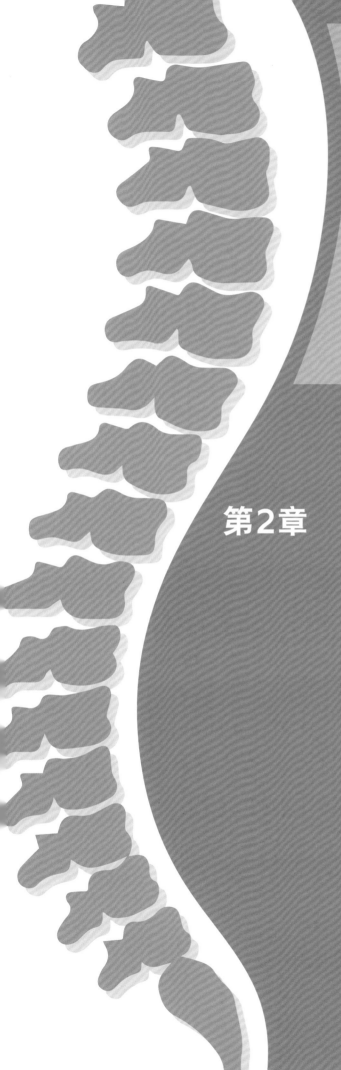

Ji-Yeon Kim[1], Hyeun sung Kim[2], Kai-Uwe Lewandrowski[2-4] 和 Tae Jang[1]
[1]Department of Neurosurgery, Nanoori Hospital, Seoul City, South Korea
[2]Center for Advanced Spine Care of Southern Arizona and Surgical Institute of Tucson, Tucson AZ, USA
[3]Associate Professor of Orthopaedic Surgery, Universidad Colsanitas, Bogota, Colombia, USA
[4]Visiting Professor, Department Orthopaedic Surgery, UNIRIO, Rio de Janeiro, Brazil

译者：李刚，阮玉山

第2章　内镜下腰椎间盘切除术——解剖、适应证及手术技巧

2

摘要：

腰椎椎间融合术中通过脊柱内镜手术摘除突出椎间盘的技术得到了普及。由内向外和由外向内的经椎间孔入路已被广泛应用，其临床适应证随着视频成像技术、内镜光学和外科器械的发展而扩大。在本章中，编者回顾了脊柱内镜外科医师在安排患者接受脊柱内镜手术时应考虑的一些相关解剖学要点。编者还介绍了他们最新的技术进展和新的内镜手术技术，为读者提供由内到外、由外到内的经椎间孔入路的建立和椎板间入路的处理方法及当前研究进展。本章为本书的许多章节奠定了解剖学基础。

关键词：

内镜入路与技术；椎间孔解剖。

1. 引言

近期以来，显微镜下腰椎间盘切除术一直是腰椎间盘切除术的标准手术。最近，PELD有了显著的发展[1-5]。PELD根据入路途径可分为经椎间孔PELD[1, 6-15]和经椎板间PELD[1, 16-21]。每种方法各有其优缺点。在本章中，讨论了各种临床常见的PELD适应证和解剖学要点。

2. 解剖学要点

考虑到经椎间孔入路PELD的解剖学方面，椎间盘疾病可分为椎管内和椎管外两类[22-25]。在许多手术入路中，外科医师应避开神经根或穿过神经根之间对神经进行减压。首选入路取决于椎间盘突出的位置和类型。例如，经椎间孔入路更适合治疗椎间孔外椎间盘突出、椎间孔椎间盘突出和上移型椎间盘突出。经椎间孔入路减压存在较高的术后皮肤感觉区麻木发生率，并且其他神经系统并发症出现的可能性明显增高，以上这些都与穿过神经根间减压相关[26]。使用硬质的经皮内镜切除移位的椎间盘可能具有挑战性。基于以上和其他相关的因素考虑，脊柱内镜外科医师应该充分地、准确地了解手术区域的解剖结构。

经皮内镜入路的解剖学分类如下（图2-1）[27]。

（1）椎间孔外入路[2, 9, 28-29]。

　　极外侧椎间盘突出。

（2）经椎间孔入路[6-15, 30-31]

　　a.椎间孔型椎间盘突出。

　　b.上移型椎间盘突出。

　　c.下移型椎间盘突出。

　　d.旁中央型椎间盘突出。

　　e.中央型椎间盘突出。

（3）椎板间入路[16-21]

　1）经皮内镜入路的神经学分型

　①　神经根出口入路如下。

　　a.极外侧椎间盘突出。

　　b.椎间孔型椎间盘突出。

　　c.上移型椎间盘突出。

② 穿神经根入路如下。

    a.旁中央型椎间盘突出。

    b.中央型椎间盘突出。

    c.下移型椎间盘突出。

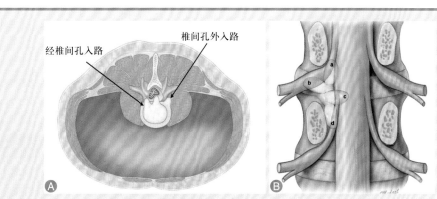

A.解剖学；B.神经学：a为上移型椎间盘突出，b为椎间孔至极外侧突出，c为旁中央至中央突出，d为下移型椎间盘突出[32]。

图2-1 PELD的分类

2）经皮内镜入路的手术相关分型（图2-2）

① 移位型：移位性腰椎间盘突出症定义为突出部位移位，移位于上终板上方或下终板下方。

    a.高度上移型：远离下位椎体的向上迁移，上椎弓根上缘至上椎弓根下缘下方3 mm。

    b.低度上移型：上椎弓根下缘下方3 mm至上位椎体下缘。

    c.低度下移型：从临近下椎体上缘到下椎弓根中心。

    d.高度下移型：从下椎弓根中心到其下缘以远。

② 椎管内压迫：突出超过横截面积50%的椎管。

    a.轻度。

    b.重度。

③ 髂嵴型：上位椎体下部。

    a.低位。

    b.高位。

④ 椎间孔狭窄：侧位X线片上位于椎体后缘至下位椎上关节突腹侧缘之间。

    a.轻度。

    b.重度。

    ◇PELD设备的重要性：内镜设备包括内镜、工作通道、吸引-灌洗系统、射频消融器、视频内镜塔、探针、导针、扩孔器、咬骨钳、髓核钳、钻孔器、探头、钻头、磨钻[1, 13-15, 34-38]。

    ◇工作通道：经皮内镜腰椎间盘切除系统工作通道类型如下（图2-3）。

    ·圆型工作通道

      优点：保护了神经免受损伤（退出/穿过）；保护了结构性组织免受侵犯（神经/血管/脂肪/肌肉）。

缺点：工作通道操作困难。

适应证：神经根出口入路（极外侧型突出、椎间孔型突出、上移型突出）。

· 斜角型工作通道

优点：达到学习曲线后，可轻松操作工作通道。

缺点：椎间孔工作/工作通道操作学习曲线较长；可能会损伤手术领域中的神经/结构。

适应证：穿神经根入路、椎板间入路。

· 组合型工作通道

对于初学者较为简单：该通道综合了圆型和斜角型工作通道的优点。

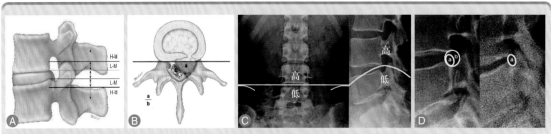

A.移行（H-M为高度移行，L-M为低度移行）；B.椎管受损：a为突出椎间盘的大小，b为椎管的大小；C.髂嵴型；D.椎孔狭窄：a为严重，b为轻度。

图2-2 经皮腰椎间盘切除术的手术相关分型[27-33]

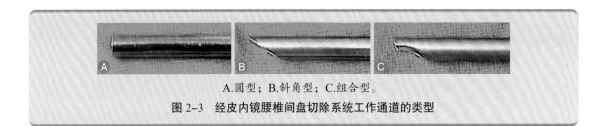

A.圆型；B.斜角型；C.组合型。

图2-3 经皮内镜腰椎间盘切除系统工作通道的类型

在极外侧、椎间孔和上移位的情况下，采用圆型工作通道对出口的神经根进行减压，有助于保护出口的神经根及容易暴露破裂的椎间盘物质。而另一种减压穿过神经的入路，尤其是对于高位移位或高位折返型的患者，斜角型工作通道因其工作通道操作简便而优于圆型工作通道。

3. 诊断

要想PELD取得成功，必须要掌握关于病变椎间盘的详细信息。使用椎间盘图像结合三维重建的CT可以获得更精确和详细的病变椎间盘的相关信息[30-31]。这有助于在手术中和术后立即检查放射学图像，以确保手术成功地取出产生症状的椎间盘（图2-4～图2-8）。

4. 准备工作

4.1 配置

在手术室的标准配置中，我们应该检查外科医师、护士和器械台的相对位置，检查X线机和视频图像处理设备的位置（图2-9）。

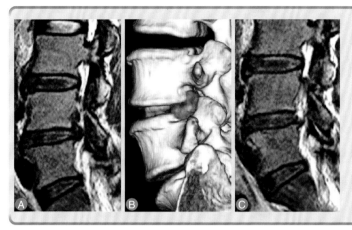

在神经根出口，极外侧、椎间孔和上移位方向通常伴有多发椎间盘碎裂。
A.术前MRI；B.腰椎间盘CT三维重建图像；C.术后MRI。

图 2-4　L$_{4 \sim 5}$ 椎间孔突出型椎间盘

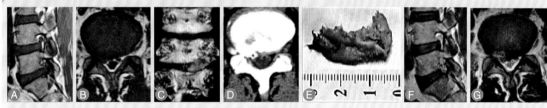

在某些情况下，突出的椎间盘在影像学上比实际切除的要小，故需考虑患者临床症状的严重程度。A、B.术前MRI；C、D.三维重建CT图像显示椎间盘破裂区体积较大；E～G.术后有大量椎间盘破裂组织、术后MRI。

图 2-5　L$_5$ ～ S$_1$ 椎间盘突出

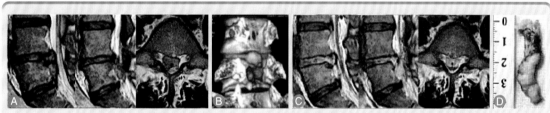

A.术前MRI；B.三维重建CT图像，椎间盘图像显示广泛的未完全碎裂的破裂组织与椎间隙中的椎间盘相连；C、D.术后MRI、巨大破裂组织。

图 2-6　L$_{4 \sim 5}$ 下移型椎间盘

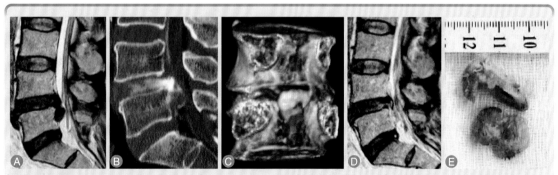

对于下移型椎间盘，如果移位的椎间盘组织似乎与椎间隙相连，则应更加谨慎地检查移位的间盘组织。
A.术前MRI：下移的椎间盘组织似乎与椎间隙有关；B、C.三维重建CT图像显示下移的椎间盘组织似乎没有连接到椎间盘间隙；D.术后MRI；E.术后取出的椎间盘组织显示完全分离。如果取完手术后带血的、巨大的椎间盘组织，残存的巨大移位的椎间盘组织会诱发残留症状。

图 2-7　L$_{4 \sim 5}$ 巨大下移型椎间盘

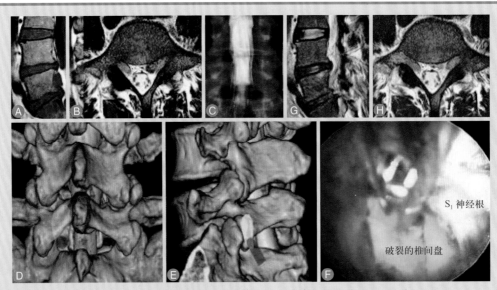

A、B.术前MRI；C～E.脊髓造影三维重建CT；F.术中视频图像；G、H.术后MRI。

图2-8 L₅～S₁上移型椎间盘

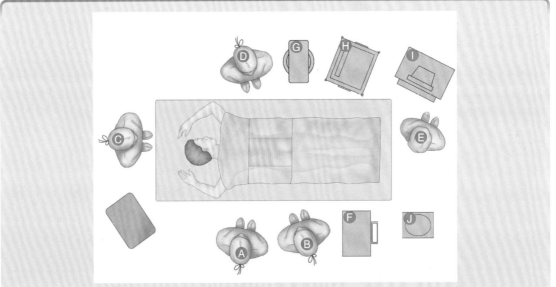

A：外科医师；B：护士；C：麻醉师；D：放射技师；E：技术员；F：器械台；G.：C形臂X线机；H：视频设备；I：图像处理设备；J：吸引器。

图2-9 手术室标准设置

4.2 体位

PELD的手术体位为俯卧位和斜卧位。

5.麻醉

（1）经皮内镜下腰椎间盘切除术的麻醉方法

1）局部麻醉

2）经椎板间硬膜外麻醉

① 麻醉剂：（左旋）布比卡因与利多卡因混合。

② 出血控制：肾上腺素。

3）经椎间孔硬膜外麻醉（常用方法）

（2）经椎间孔硬膜外强化麻醉法

1）第一阶段注射

① 间孔区域。

② 醉剂：利多卡因。

③ 疼痛控制。

2）追加注射

① 一阶段注射3～5分钟后

② 醉剂：肾上腺素混合利多卡因

③ 加疼痛控制，出血控制

全身麻醉：关于全身麻醉应用方案的内容在Bentham出版的*Contemporary Endoscopic Spine Surgery* 3卷系列丛书的其他章节进行了回顾（表5-1）。

表5-1 经皮内镜下腰椎间盘切除术的麻醉方法

一	局部	硬膜外		综合
		经椎板间	经椎间孔	
疼痛控制	弱	中等	中等	强
神经监测	良好	中等	中等	弱

6. 讨论

当考虑使用内镜对椎间盘突出进行减压治疗时，了解患者的解剖结构对于合理配置现代脊柱内镜手术技术及其相关设备至关重要。在本章中，编者总结了脊柱内镜外科医师在选择手术患者时应考虑外科应用解剖的基础知识。虽然在这个系列丛书中有许多其他章节强调了技术进步促使脊柱内镜手术的适应证增加，毋庸置疑的是内镜技术成功治疗患者椎间盘疾病和临床决策一直没有改变。临床医师在治疗椎间盘突出和中央或侧方椎管狭窄患者时所面临的问题与应用开放式或其他形式的经椎板间入路的微创脊柱手术基本相同。脊柱内镜关注的重点是减少传统脊柱手术的并发症，如组织破坏、失血、术后疼痛、麻醉恢复时间过长、术后瘢痕和脊柱运动节段不稳定等。导致开放性腰椎手术长期临床疗效不佳的其他因素可能与蛛网膜炎和通过硬膜外纤维化的神经根栓系有关。从本质上讲，脊柱内镜主旨是在实现神经结构减压，并使疾病对患者的短期和长期影响最小化。虽然这一切都是显而易见的，但问题在于细节，全面了解可能影响临床结果的解剖因素，并对其进行适当治疗至关重要。本书的其他章节阐述了这一问题，相关章节秉承了解剖、适应证和技术考虑，进一步讨论了经椎间孔和椎板间脊柱内镜入路的具体细节。

7. 结论

最常用的腰椎内镜手术技术是由内向外（in-out）的YESS技术和由外向内（out-in）的THESSYS技术。采用由内向外技术，首要步骤是将工作套管置入椎间盘内。从椎间盘内逐渐移动到椎间盘外硬膜下空间完成进一步的减压。环形窗口和部分环形切除术是实现这一目标的实用工具。由外向内技术首先将工作套管置入椎间孔，从而在硬膜囊外侧。为了安全进行手术，需要对内镜的应用解剖有更可靠的了解。内镜脊柱外科医师需要了解视频内镜下的神经根外观，并将其与椎间孔韧带区分开来。椎间盘突出、纤维环撕裂、小关节骨赘病引起的骨性狭窄或环状隆起的内镜视图与手术显微镜下的显微手术视图明显不同。这需要一些时间来适应，特别是对于在人体其他部位的内镜检查方面没有很多经验的外科初学者来说。

发表声明

不适用。

利益声明

编者声明无任何利益、资金及其他方面的冲突。

致谢

无。

● 参考文献 ●

[1] Kim DH, Choi G, Lee SH. Endoscopic Spine Procedures. Thieme Medical Publishers 2011; p. 11.

[2] Abdullah AF, Wolber PG, Warfield JR, Gunadi IK. Surgical management of extreme lateral lumbar disc herniations: review of 138 cases. Neurosurgery 1988; 22(4): 648-53.
[http://dx.doi.org/10.1227/00006123-198804000-00005] [PMID: 3374776]

[3] Ahn Y, Lee SH, Park WM, Lee HY, Shin SW, Kang HY. Percutaneous endoscopic lumbar discectomy for recurrent disc herniation: surgical technique, outcome, and prognostic factors of 43 consecutive cases. Spine 2004; 29(16): E326-32.
[http://dx.doi.org/10.1097/01.BRS.0000134591.32462.98] [PMID: 15303041]

[4] McCulloch JA. Principles of Microsurgery for Lumbar Disc Diseases. New York: Raven Press 1989.

[5] Mekhail N, Kapural L. Intradiscal thermal annuloplasty for discogenic pain: an outcome study. Pain Pract 2004; 4(2): 84-90.
[http://dx.doi.org/10.1111/j.1533-2500.2004.04203.x] [PMID: 17166191]

[6] Ditsworth DA. Endoscopic transforaminal lumbar discectomy and reconfiguration: a postero-lateral approach into the spinal canal. Surg Neurol 1998; 49(6): 588-97.
[http://dx.doi.org/10.1016/S0090-3019(98)00004-4] [PMID: 9637618]

[7] Tsou PM, Yeung AT. Transforaminal endoscopic decompression for radiculopathy secondary to intracanal noncontained lumbar disc herniations: outcome and technique. Spine J 2002; 2(1): 41-8.
[http://dx.doi.org/10.1016/S1529-9430(01)00153-X] [PMID: 14588287]

[8] Tsou PM, Alan Yeung C, Yeung AT. Posterolateral transforaminal selective endoscopic discectomy and thermal annuloplasty for chronic lumbar discogenic pain: a minimal access visualized intradiscal surgical procedure. Spine J 2004; 4(5): 564-73.
[http://dx.doi.org/10.1016/j.spinee.2004.01.014] [PMID: 15363430]

[9] Ruetten S, Komp M, Godolias G. An extreme lateral access for the surgery of lumbar disc herniations inside the spinal canal using the full-endoscopic uniportal transforaminal approach-technique and prospective results of 463 patients. Spine 2005; 30(22): 2570-8.
[http://dx.doi.org/10.1097/01.brs.0000186327.21435.cc] [PMID: 16284597]

[10] Jasper GP, Francisco GM, Telfeian AE. Endoscopic transforaminal discectomy for an extruded lumbar disc herniation. Pain Physician 2013; 16(1): E31-5.
[PMID: 23340542]

[11] Eustacchio S, Flaschka G, Trummer M, Fuchs I, Unger F. Endoscopic percutaneous transforaminal treatment for herniated lumbar discs. Acta Neurochir (Wien) 2002; 144(10): 997-1004.
[http://dx.doi.org/10.1007/s00701-002-1003-9] [PMID: 12382128]

[12] Gibson JN, Cowie JG, Iprenburg M. Transforaminal endoscopic spinal surgery: the future 'gold standard' for discectomy? - A review. Surgeon 2012; 10(5): 290-6.
[http://dx.doi.org/10.1016/j.surge.2012.05.001] [PMID: 22705355]

[13] Yeung AT, Tsou PM. Posterolateral endoscopic excision for lumbar disc herniation: Surgical technique, outcome, and complications in 307 consecutive cases. Spine 2002; 27(7): 722-31.
[http://dx.doi.org/10.1097/00007632-200204010-00009] [PMID: 11923665]

[14] Yeung AT, Yeung CA. Advances in endoscopic disc and spine surgery: foraminal approach. Surg Technol Int 2003; 11: 255-63.
[PMID: 12931309]

[15] Yeung AT. The evolution of percutaneous spinal endoscopy and discectomy: state of the art. Mt Sinai J Med 2000; 67(4): 327-32.
[PMID: 11021785]

[16] Maroon JC. Current concepts in minimally invasive discectomy. Neurosurgery 2002; 51(5) (Suppl.): S137-45.
[PMID: 12234441]

[17] Kim HS, Park JY. Comparative assessment of different percutaneous endoscopic interlaminar lumbar discectomy (PEID) techniques. Pain Physician 2013; 16(4): 359-67.
[PMID: 23877452]

[18] Choi G, Lee SH, Raiturker PP, Lee S, Chae YS. Percutaneous endoscopic interlaminar discectomy for intracanalicular disc herniations at L5-S1 using a rigid working channel endoscope. Neurosurgery 2006; 58(1) (Suppl.): ONS59-68.
[http://dx.doi.org/10.1227/01.NEU.0000362000.35742.3D] [PMID: 16479630]

[19] Ruetten S, Komp M, Godolias G. A New full-endoscopic technique for the interlaminar operation of lumbar disc herniations using 6-mm endoscopes: prospective 2-year results of 331 patients. Minim Invasive Neurosurg 2006; 49(2): 80-7.
[http://dx.doi.org/10.1055/s-2006-932172] [PMID: 16708336]

[20] Ruetten S, Komp M, Merk H, Godolias G. Use of newly developed instruments and endoscopes: full-endoscopic resection of lumbar disc herniations *via* the interlaminar and lateral transforaminal approach. J Neurosurg Spine 2007; 6(6): 521-30.
[http://dx.doi.org/10.3171/spi.2007.6.6.2] [PMID: 17561740]

[21] Ruetten S, Komp M, Merk H, Godolias G. Full-endoscopic interlaminar and transforaminal lumbar discectomy *versus* conventional microsurgical technique: a prospective, randomized, controlled study. Spine 2008; 33(9): 931-9.
[http://dx.doi.org/10.1097/BRS.0b013e31816c8af7] [PMID: 18427312]

[22] Soldner F, Hoelper BM, Wallenfang T, Behr R. The translaminar approach to canalicular and cranio-dorsolateral lumbar disc herniations. Acta Neurochir (Wien) 2002; 144(4): 315-20.
[http://dx.doi.org/10.1007/s007010200043] [PMID: 12021876]

[23] Birbilis T, Koulalis D, Matis G, Theodoropoulou E, Papaparaskeva K. Microsurgical muscle-splitting approach for extracanalicular lumbar disc herniation: an analysis of 28 consecutive cases. Acta Orthop Belg 2009; 75(1): 70-4.
[PMID: 19358402]

[24] Huber P, Reulen HJ. CT-observations of the intra- and extracanalicular disc herniation. Acta Neurochir (Wien) 1989; 100(1-2): 3-11.
[http://dx.doi.org/10.1007/BF01405267] [PMID: 2816531]

[25] Reulen HJ, Pfaundler S, Ebeling U. The lateral microsurgical approach to the "extracanalicular" lumbar disc herniation. I: A technical note. Acta Neurochir (Wien) 1987; 84(1-2): 64-7.
[http://dx.doi.org/10.1007/BF01456353] [PMID: 3825610]

[26] Min JH, Kang SH, Lee JB, Cho TH, Suh JK, Rhyu IJ. Morphometric analysis of the working zone for endoscopic lumbar discectomy. J Spinal Disord Tech 2005; 18(2): 132-5.
[http://dx.doi.org/10.1097/01.bsd.0000159034.97246.4f] [PMID: 15800429]

[27] Choi G, Lee SH, Lokhande P, *et al.* Percutaneous endoscopic approach for highly migrated intracanal disc herniations by foraminoplastic technique using rigid working channel endoscope. Spine 2008; 33(15): E508-15.
[http://dx.doi.org/10.1097/BRS.0b013e31817bfa1a] [PMID: 18594449]

[28] Choi G, Lee SH, Bhanot A, Raiturker PP, Chae YS. Percutaneous endoscopic discectomy for extraforaminal lumbar disc herniations: extraforaminal targeted fragmentectomy technique using working channel endoscope. Spine 2007; 32(2): E93-9.
[http://dx.doi.org/10.1097/01.brs.0000252093.31632.54] [PMID: 17224806]

[29] Epimenio RO, Giancarlo D, Giuseppe T, Raffaelino R, Luigi F. Extraforaminal lumbar herniation: "far lateral" microinvasive approach retrospective study. J Spinal Disord Tech 2003; 16(6): 534-8.
[http://dx.doi.org/10.1097/00024720-200312000-00009] [PMID: 14657751]

[30] Kim HS, Ju CI, Kim SW, Kim JG. Endoscopic transforaminal suprapedicular approach in high grade inferior migrated lumbar disc herniation. J Korean Neurosurg Soc 2009; 45(2): 67-73.
[http://dx.doi.org/10.3340/jkns.2009.45.2.67] [PMID: 19274114]

[31] Chae KH, Ju CI, Lee SM, Kim BW, Kim SY, Kim HS. Strategies for Noncontained Lumbar Disc Herniation by an Endoscopic Approach : Transforaminal Suprapedicular Approach, Semi-Rigid Flexible Curved Probe, and 3-Dimensional Reconstruction CT with Discogram. J Korean Neurosurg Soc 2009; 46(4): 312-6.
[http://dx.doi.org/10.3340/jkns.2009.46.4.312] [PMID: 19893718]

[32]   Ahn Y. Transforaminal percutaneous endoscopic lumbar discectomy: technical tips to prevent complications. Expert Rev Med Devices 2012; 9(4): 361-6.
[http://dx.doi.org/10.1586/erd.12.23] [PMID: 22905840]

[33]   Lee S, Kim SK, Lee SH, *et al.* Percutaneous endoscopic lumbar discectomy for migrated disc herniation: classification of disc migration and surgical approaches. Eur Spine J 2007; 16(3): 431-7.
[http://dx.doi.org/10.1007/s00586-006-0219-4] [PMID: 16972067]

[34]   Kambin P, Vaccaro A. Arthroscopic microdiscectomy. Spine J 2003; 3(3) (Suppl.): 60S-4S.
[http://dx.doi.org/10.1016/S1529-9430(02)00558-2] [PMID: 14589219]

[35]   Kambin P, Savitz MH. Arthroscopic microdiscectomy: an alternative to open disc surgery. Mt Sinai J Med 2000; 67(4): 283-7.
[PMID: 11021778]

[36]   Kambin P, O'Brien E, Zhou L, Schaffer JL. Arthroscopic microdiscectomy and selective fragmentectomy. Clin Orthop Relat Res 1998; (347): 150-67.
[PMID: 9520885]

[37]   Kambin P, Zhou L. Arthroscopic discectomy of the lumbar spine. Clin Orthop Relat Res 1997; 337: 49-57.
[http://dx.doi.org/10.1097/00003086-199704000-00007] [PMID: 9137176]

[38]   Kambin P, Zhou L. History and current status of percutaneous arthroscopic disc surgery. Spine 1996; 21(24) (Suppl.): 57S-61S.
[http://dx.doi.org/10.1097/00007632-199612151-00006] [PMID: 9112325]

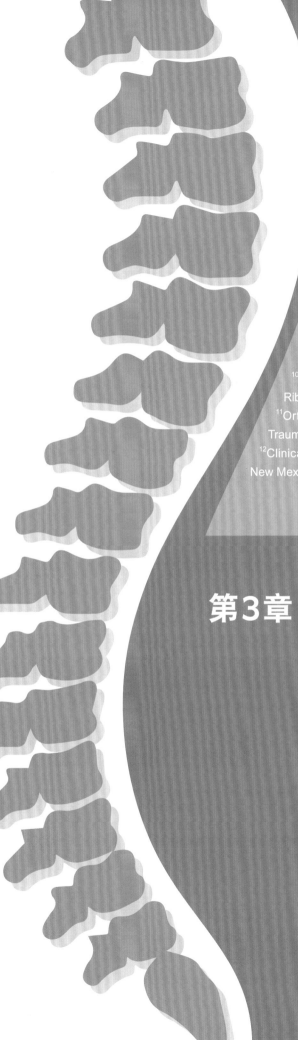

Kai-Uwe Lewandrowski[1-3], **Álvaro Dowling**[4-5], **Said G Osman**[6], **Jin-Sung Kim**[7], **Stefan Hellinger**[8], **Nimar Salari**[9], **Rômulo Pedroza Pinheiro**[10], **Ramon Torres**[11], **Anthony Yeung**[12]

[1]Center for Advanced Spine Care of Southern Arizona and Surgical Institute of Tucson, Tucson AZ, USA

[2]Associate Professor of Orthopaedic Surgery, Universidad Colsanitas, Bogota, Colombia, USA

[3]Visiting Professor, Department Neurosurgery, UNIRIO, Rio de Janeiro, Brazil

[4]Endoscopic Spine Clinic, Santiago, Chile

[5]Department of Orthopaedic Surgery, USP, Ribeirão Preto, Brazil

[6]Sky Spine Endoscopy Institute 1003 W 7th St, Frederick, MD 21701, USA

[7]Professor, Spine Center, Department of Neurosurgery, Seoul St.Mary's Hospital, College of Medicine, The Catholic University of Korea 222 Banpo Daero, Seocho-gu, Seoul, 137-701, Korea

[8]Department of Orthopedic Surgery, Isar Hospital, Munich, Germany

[9]Desert Institute for Spine Care, Phoenix, AZ, USA

[10]Orthopeadic Spine Surgery Department of Orthopedics and Anestesiology, Ribeirão Preto Medical School, University of São Paulo. Ribeirão Preto - SP, Brazil

[11]Orthopedic Surgeon/Spine Surgery Fellowship, Universidad de Chile, Instituto Traumatologico, Santiago, Chile

[12]Clinical Professor, University of New Mexico School of Medicine, Albuquerque, New Mexico Desert Institute for Spine Care, Phoenix, AZ, USA

译者：梁金龙、冯凡哲、王玉垒

第3章 脊柱内镜手术临床结果研究、命名与分类

1. 引言
2. 广泛使用的临床结果研究工具
3. 最小临床重要差异评分
4. 狭窄的内镜下分类
5. 命名的复杂性
6. 内镜下脊柱手术的腰椎疾病分类
7. 讨论
8. 结论

3

摘要：

对于试图系统研究脊柱外科新兴技术应用的临床结果的人来说，统一使用命名和分类系统是合乎逻辑的。在将脊柱内镜检查引入常规临床实践时，如今的主要行业专家引入了有助于描述他们当时创新的命名法。随着脊柱内镜在临床中变得更为普及，一些研究者推动了临床结果研究的分类系统。其他人引入了术语，希望它们被用于进一步的研究和医疗保健政策议程。这些命名法和分类系统在常规临床实践中的实用性可能有待商榷，并可能被一些人认为是一种学术实践。然而，需要使用共同语言和分类学来对疼痛病理学、混杂因素及其治疗进行描述已被大多数人所接受认同。本章总结了与脊柱内镜临床结果研究相关的命名法、术语和分类系统的文献。目的是希望将其临床结果研究系统化，使其与传统的经椎板脊柱手术技术保持一致，并最终将其纳入脊柱协会和支付方制定的临床治疗指南中。

关键词：

分类；临床结果研究；命名法；脊柱内镜检查；术语。

1. 引言

20世纪80年代末和90年代初，脊柱内镜手术技术的先驱们开始报告其临床结果。当时，人们对该手术没有太大兴趣，而传统开放性脊椎手术技术在当时是相对较新的，少数人与传统开放性脊柱手术技术的支持者进行了艰苦的斗争。20世纪90年代初，椎弓根螺钉刚刚被引入，而它们的广泛应用在一场集体诉讼中受到了挑战。最终，当时北美脊柱协会主席、开拓性医师之一的Hansen Yuan博士认识到了这项技术对患者的巨大好处，并率先进行辩护。他精心制定了临床治疗指南，最终形成了现代脊柱手术的基础，即通过手术释放受压的神经来减轻疼痛，并固定不稳和改善畸形。媒体关注引人注目，公众对现代脊柱手术的适应证与临床转归产生了争论，而脊柱内镜手术似乎是这场争论的次级产物。这一争论在21世纪初愈演愈烈，强调需要进行更正式的结果研究，以提供证据证明选择性内镜治疗对于缓解疼痛有效，而不是依据针对狭窄、不稳定和畸形的基于影像学的治疗指南。本章的资深编者经历了这些动荡的时代，并在当地社区及国家和国际层面的许多辩论中为脊柱内镜检查的案例辩护。其在2003年发表了关于选择性内镜腰椎间盘切除术被引用最广泛的文章。大约20年后的今天，许多脊柱内镜支持者从这些早期的论点中受益。然而，关于内镜技术是否适合取代传统的开放、经椎板和其他形式的微创脊柱手术的争论仍在继续。

2. 广泛使用的临床结果研究工具

在脊柱预后研究中常用的患者报告结局测量（patient-reported outcome measures，PROM）包括VAS评分[1-12]和ODI[13-18]。了解这些PROM评分检测干预措施对患者健康状况改善的能力，对支持一种治疗优于另一种治疗的结论至关重要。VAS评分的结果是一个从0（没有疼痛）到10（可以想象到的最严重的疼痛）的整数。ODI是一种10项复合指数，它评估疼痛强度、个人生活自理能力、步行、举重、个人护理（译者注：性生活）、坐、站立、睡眠、社会活动和旅行的情况[19-22]，每个ODI项目的评分从0（无损伤）到5（最严重损伤），然后将得分相加，乘以2，得到从0到100的ODI。Macnab标准常用于脊柱内镜检查结果研究[23-24]。简单地说，当患者几乎没有疼痛，并且能够在几乎没有限制的情况下进行所需的活动时，随访结果被归类为Macnab结果优秀；Macnab结果良好是指患者抱怨偶尔疼痛或感觉异常，但可以进行日常活动，有轻微的限制，不需要止痛药；当疼痛水平有所改善，但仍需要止痛药物时，可以定为Macnab结果一般；Macnab结果差是指患者功能较差或需要额外的手术来解决症状。临床研究中最佳分层临床改进的另一种方法是基于锚定的方法，通过修改Macnab标准计算患者满意度指数（patient satisfaction index，PSI）[23-25]。在每次随访和最终随访中，可能会要求患者确定：①内镜手术是否符合他们的期望，几乎没有疼痛，并且能够在几乎没有限制的情况下进行所需的活动（优秀）；②内镜手术是否符合其期望，偶尔有疼痛或感觉问题，但可以在有轻微限制的情况下进行日常活动，并且不服用止痛药（良好）；③内镜手术满足了他们的期望，疼痛有所改善，但仍需要止痛药（一般）；④他们的期望没有通过内镜手术得到满足，情况更糟或需要额外的手术（差）。患者满意度指数可以被一分为二，认为结果优秀、良好和一般的患者为"改善"，而结果差的患者为"失败"。二分法结果可用于受试者操作特征（receiver operating characteristic，ROC）分析中的锚定方法，曲线下面积（area under the curve，AUC）用于评估ODI和VAS PROM的质量，以衡量患者对经内镜减压手术的满意度。

毫无疑问，这些PROM有助于提高患者对健康问题管理的参与度。对这种改善或缺乏改善的判断可能会受到患者的人口统计、地理和文化因素的影响。其他偏见可能来自疾病基线严重程度的差异，以及干预前患者病情内在性质的回忆偏差。与术后和术前功能状态进行比较不同的是，经常会遇到一个不断变化的动态评估，因为患者经常通过与其当前的期望进行比较来报告他们的改善情况[26]，或者与"正常"同龄人比较功能状态[27]，并且，由于无法真实地记住其固有脊柱残疾的先前程度，可能会出现回忆偏差[28]。因此，回顾性VAS评分和ODI比较本质上是不精确的，事实上，结果的统计显著差异可能没有临床意义或相关性。为了解决这些问题，Jaeschke于1989年开发了最小临床重要差异（minimal clinical important difference，MCID）评分[29]。如下所述，MCID被确定为脊柱外科医师及其患者认为具有临床意义的脊柱护理结果工具的阈值。

3. 最小临床重要差异评分

腰椎退行性脊柱疾病的分期内镜治疗[30-31]的概念已被众多研究者采用，并发表在各种临床研究中[32-35]。这些研究表明，与非手术和疼痛管理消融方案相比，症状缓解的持续时间更长，从本质上讲，非手术和疼痛管理消融方案旨在暂时缓解症状，作为考虑手术前的中间步骤[36]。这些管理概念与许多受过传统训练的脊柱外科医师采用的基于图像的阈值标准明显不同，他们利用这些标准来定义矫正椎管狭窄、畸形和不稳定症状的手术指征。根据这些标准，许多患者在退行性脊柱疾病达到终末期时接受手术治疗，此时通常会进行积极的内固定融合。需要对结果进行无偏评估，以证明早期和分期脊柱内镜诊疗计划的临床优势。因此，该研究团队研究了经椎间孔脊柱内镜手术患者伴有VAS评分和ODI的MCIDs，以验证这些常用的PROMs，并提高临床医师识别这些常见腰椎疼痛状况的内镜治疗的能力，与传统的开放性经椎间孔手术相比，这些治疗具有更好的临床结果。

MCID是由Jaeschke定义的"……在没有令人头痛的副作用和高昂代价的情况下，只要是对患者有益的，任何细微的评数改变，都要对患者的管理方式进行相应改变"[29]。MCID可以通过多种方式计算。临床医师报告、疾病状态、临床参数、效应大小、基线和患者干预后数据的变化可能取决于外部标准，如编者采用的患者满意度指数（表3-1）。或者，结果测量也可以取决于另一个工具的内部值（分布方法）。MCID不是静态数字，并且在很大程度上受到大量患者人口统计因素、疾病的个体基线严重程度、其初始条件内在性质回忆偏差等因素的动态影响，这些预期同公众对其的认知程度有着很大影响。基线症状的严重程度或范围[36]，以及研究人群的年龄、教育或社会经济地位的差异也可能影响MCID[37-39]。这些变化的影响可能会在期望驱动的患者反应测量中继续并发挥作用，因此为其他脊柱手术提供不同的MCID值和范围[36]。然而，最相关的日常问题之一是患者无法理解改善的背景[40]。这个更复杂或更冗长的结果调查工具是由多个问题和多个多项选择答案组成的。例如，ODI是一个10项工具，而VAS评分是一个从0到10的单整数工具。更复杂的ODI可能比简单的VAS评分产生更多的回忆偏差。使用更长的工具（如SF-36）可能会更加影响患者对适当改善环境的理解。

编者对406例腰椎内镜下脊柱手术患者的MCID数据分析研究时利用二分法关联了患者满意度指数，其中92.9%接受了经椎间孔内镜减压手术的患者术后情况有所改善（表3-1）。来自术后内镜减压患者的术后通气数据根据外部Macnab标准确定，该标准定义为患者满意度指数（表3-1）。患者Macnab结果为改善（优秀，良好，一般）和失败（差）。

表3-1　结果采用改良的Macnab标准和二分法患者满意度指数（n=406）

Macnab 结果	数量（例）	百分比（%）	有效百分比（%）	累积百分比（%）
优秀	224	55.2	55.2	55.2
良好	112	27.6	27.6	92.9
一般	41	10.1	10.1	65.3
差	29	7.1	7.1	100.0
合计	406	100.0	100.0	-
二分法 PSI	数量（例）	百分比（%）	有效百分比（%）	累积百分比（%）
改善	377	92.9	92.9	92.9
失败	29	7.1	7.1	100.0
合计	406	100.0	100.0	—

注：PSI，患者满意度指数。

PROMs还显示，术前平均VAS评分为8.0813，术后平均VAS评分为2.2463，具有统计学差异（P<0.0001）。ODI从术前平均47.46降至术后平均13.98，具有统计学差异（P<0.0001）（表3-2）。

表3-2　VAS评分和ODI配对样本统计数据（n=406）

一	平均	n	标准差	标准差均值
术前 VAS 评分	8.0813	406	1.46255	0.07259
术后 VAS 评分	2.2463	406	1.55823	0.07733
术前 ODI 评分	47.46	406	8.624	0.428
术后 ODI 评分	13.98	406	6.197	0.308

成对差异评分			差异的95%置信区间				
平均值	标准差	标准差均值	下限	上限	t值	自由度	Sig值（双边检验）
5.83498	2.09287	0.10387	5.63079	6.03916	56.177	405	<0.0001
33.478	10.659	0.529	32.438	34.518	63.287	405	<0.0001

　　VAS评分和ODI PROM的受试者操作特征曲线图证实了这一问题（图3-1和图3-2）。曲线下面积与随机绘制的配对百分比成比例，这些配对被正确地识别为具有确定的结果或没有确定的结果。采用先前公布的标准[41]，本研究中两个PROM的曲线下面积分析显示，与ODI相比，单整数VAS评分具有出色的准确度（区域0.926），而ODI在经椎间孔内镜减压术评估MCID时仅产生相当的准确度（区域0.751）。

　　所寻求的特异度和敏感度决定了MCID的计算。因此，报告严格的MCID没有意义[40]。结果评估工具的敏感度和特异度应为1，即假阳性率（1-特异度）为0[40]。受试者操作特征曲线的左上角通常最接近这种情况（图3-1和图3-2）。当敏感度和特异度在诊断上同样重要时，可以计算约登指数。最佳截止值或MCID阈值是约登指数最接近受试者操作特征曲线中表示1的位置。VAS评分降低的有意义的MCID确定在2.5到3.5之间，ODI评分降低在14到17之间。这些VAS和ODI MCID数值被认为是经椎间孔内镜手术的环境特异性[28]。

　　最近一项关于采用椎间入路全内镜减压治疗腰椎中央和外侧隐窝狭窄的荟萃分析分析了环境特异性VAS和ODI MCIDs[42]。这项荟萃分析可能高估了VAS和ODI的降低（ODI评分41.71，95%置信区间为39.80～43.62；VAS评分5.95，95%置信区间为5.70～6.21；VAS评分4.22，95%置信区间为3.88～4.56），因为它们在统计学上显著高于其特定研究报告的MCIDs。最初的研究采用其他类型的腰椎减压术治疗坐骨神经痛型腰痛和腿痛，报告了与我们类似的PROM降低和MCID。MCID的讨论强调，在对患者进行经椎间孔内镜减压手术时，需要对手术适应证和适当的脊柱外科治疗时机进行背景驱动分析，这些患者将从其有偏见的角度报告他们的改善情况，并改变期望。因此，MCID与常用的PROMs与脊柱内镜护理的讨论是及时的，比以往任何时候都更有意义。

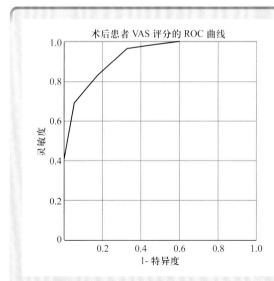

曲线下面积为0.926，渐近95%置信区间下限为0.882，上限为0.97。

图 3-1　门诊接受经椎间孔内镜减压手术患者术后 VAS 评分的受试者操作特征曲线

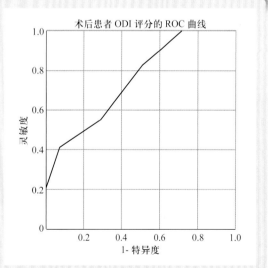

曲线下面积为0.751，渐近95%置信区间下限为0.663，上限为0.840。

图 3-2　门诊接受经椎间孔内镜减压手术患者术后 ODI 评分的受试者操作特征曲线

4. 狭窄的内镜下分类

　　腰椎内镜检查最常见的指征是腰椎椎间孔和侧隐窝的狭窄。根据疼痛的压迫病理位置，多数患者主诉穿过或离开神经根的皮区分布有坐骨神经痛。横贯性神经根疼痛综合征通常比退行性神经根疼痛综合征更常见，因为后者主要由椎间孔极外侧突出或小关节囊肿引起，可能导致背根神经节的慢性炎症。在这种情况下，症状可能与相应的晚期影像学研究中的病理性压迫程度不成比例。正如本文其他部分所讨论的，神经元的机械压迫是导致患者出现坐骨神经痛的众多原因之一，还存在其他可能无法通过常规MRI扫描检测到的疼痛原因，故在评估此类患者的干预措施时，应在对坐骨神经痛型腰痛和腿痛的鉴别诊断中考虑这些因素。MRI经常会忽略不太直观的疼痛，包括椎间盘重度环状撕裂，小关节囊肿，椎间盘内裂隙、空洞，以及伴有椎间盘真空征和脊柱垂直不稳定的终末期退变。椎间孔粘连或由椎间孔韧带收缩引起的神经根栓系或较早的烧灼性炎症过程是其他例子，表明需要根据疼痛病理解剖的性质对患者进行分级。试图降低对患者进行医学干预和必要手术的判定标准，仅仅对神经元件进行机械压迫，将使许多符合治疗条件的患者治疗失败，但是如果治疗得当，他们将会有很好的改善机会。

对于脊柱内镜外科医师来说，将手术中直接在内镜视频可视化过程中所看到的内容与MRI图像相关联是合乎逻辑的。在MRI检查没有明显表现的患者中证明进行内镜下腰椎手术的必要性成了争论的主要话题。经验丰富的脊柱内镜外科医师一般比较了解内镜诊断与常规MRI的差距，后者目前的检测结果尚不够敏感，还不足以检测出大量对内镜治疗有反应的疼痛发生机制。尽管如此，从本质上讲，MRI对椎管狭窄的描述是证实内镜治疗腰椎疼痛的唯一方法，因为与内镜视图相比，大多数外科医师都很了解MRI图像。因此，许多脊柱内镜手术领域的关键意见领袖都发表了手术病理学的MRI描述。Lee基于椎间孔高度对椎间孔狭窄进行了分类。为了采用最直接的内镜入路技术对患者进行分类，Lee等将椎间孔高度从内侧到外侧分为入口区（硬脑膜到椎弓根；1区）、中间（椎弓根内侧壁到椎弓根中心；2区）和出口区（椎弓根中心到小关节外侧缘；3区）[43]。外科医师根据主要的致病病理学进一步将椎间孔和侧隐窝狭窄分为椎间盘脱出或椎间盘膨出，伴有或不伴有骨赘或韧带增生引起的相关狭窄。北美脊柱协会发布了他们评估狭窄的指南，其中很好地描述了椎间盘突出的分类[44]。对于脊柱内镜外科医师来说，椎间盘突出的大小和方向通常比任何其他因素都更重要，因为这两种描述可能会影响到外科医师使用内镜干预这种病理性疼痛的操作。考虑到这些因素，Lee和Kim等采用四区分类法将椎间盘突出分为向上、向下、游离型或以该椎间盘为中心型，并研究了相关结果。研究者用他们创造的"对半"技术将游离的椎间盘突出归类为靠近椎间盘区域的椎间盘突出症，该技术涉及将倾斜的工作套管穿过椎间盘到硬膜外间隙进行定位。此外，游离椎间盘优先采用"硬膜外镜"技术进行治疗。后一种技术涉及将内镜完全引入硬膜外腔。采用这两种内镜技术，研究者在其116例腰椎间盘突出症患者中取得了一致的临床改善。除了迁移的椎间盘突出的位置，Hasegawa还分析了尸体解剖中的椎间孔和椎间盘的高度，并将这些数字与腰椎成像研究的观察结果和先前患者的临床记录联系起来[45-46]。椎间孔高度小于15 mm和椎间盘后缘高度小于3 mm被认为是椎管狭窄的证据。Hasegawa所做的病例回顾证实，仅仅存在椎管狭窄并不总是与坐骨神经痛或跛行症状相关。然而，上述关于减少椎间孔狭窄或椎间盘后缘高度的临界参数与大约80%的受检患者的症状性椎管狭窄有关。Pfirrmann等发表的MRI分类系统常规用于描述椎间盘退变的MRI表现[47]。然而，由于脊柱内镜外科医师专注于疼痛病理的内镜治疗而不是MRI扫描，因此它在脊柱外科医师中几乎没有用处。据编者所知，尚未发表关于内镜可视化椎间盘内病理学与各种Pfirrmann等级的MRI外观的相关分析，并且在对内镜手术患者进行分级时，Pfirrmann分级似乎不太可能在脊柱内镜外科医师中获得更多关注。然而，Lee等发表的另一种MRI分类可能更有相关性，因为它是基于神经周围脂肪的MRI表现来评估神经根出口压迫。在这个分类中，0级是指正常的神经孔。当在两个相反方向观察到神经周围脂肪闭塞时，1级构成轻度椎间孔狭窄，2级是指在4个方向显示神经周围脂肪闭塞的中度椎间孔狭窄，而3级是指神经根本身的形态学变化显示的严重椎间孔狭窄。

几乎每一个脊柱内镜外科医师都必须在某一点处理小关节复合体。腰椎运动节段的退行性衰老过程也发生在小关节复合体上，小关节复合体通常是肥大的，并与椎间盘突出或黄韧带肥大一样导致神经根撞击。患有关节炎的小关节可能会疼痛，并可能产生囊肿，囊肿会产生激烈的炎症反应和异常疼痛。小关节上关节突肥大可引起神经根在椎间孔出口区的撞击[43]。关节峡部下的骨赘被认为是中间区的问题。相比之下，下关节突半脱位往往会导致入口区的狭窄[17, 35, 48-49]。通过对基于放射学分类系统的全面回顾，可以清楚地看到，外科手术基于术前影像检测的医疗必要性标准与内镜下可视化的腰椎病理学之间存在差距。协作研究工作应该被用来填补这一空白。

5. 命名的复杂性

AO Spine最近发表了一篇关于工作通道内镜下脊柱手术命名的共识论文，旨在为各种内镜技术的临床研究提供改进的共识定义[50]。由27位研究者使用"脊柱""全内镜""工作通道内镜""脊柱内镜""经皮"等查询词搜索了PubMed数据库，并确定了使用全内镜可视化技术的研究。研究者提出了一种系统的命名方法，整合了以前使用的外科入路通道命名法、可视化模式、脊柱节段和手术类型[50]。将脊柱内镜手术大致分为全内镜减压手术和内镜辅助手术。后者包括经中线显微内镜下椎间盘切除术[51-53]、显微内镜下椎板切除术[54]、单侧双通道内镜[55]、Destandeau推广的管状牵开器系统[56-58]，以及这些手术的内镜辅助融合术式，包括经椎间孔内镜下腰椎椎体间融合术[59-62]、单侧双通道内镜融合术[63-68]和内镜下斜外侧椎间融合术[69-72]。虽然在AO Spine发表文章的研究者们基于对背景文献的全面分析，包括对手术目的的回顾和提议命名的基本原理，对目前所有脊柱领域使用的术语进行了分类，但提议的腰椎命名对大多数内镜下脊柱外科医师来说尤其重要，因为绝大多数内镜下脊柱减压术都是在腰椎进行的。基于之前发表的文献，研究者推荐了以下全内镜下腰椎间盘切除术的命名：经椎间孔内镜下腰椎间盘切除术（TELD）[73-76]、椎板间内镜下腰椎间盘切除术（IELD）[73-74, 77]、椎间孔外内镜下腰椎间盘切除术（EELD）[78-79]。腰椎内镜下腰椎间孔切开术分为经椎间孔内镜下腰椎间孔切开术[80-83]、对侧椎板间内镜下腰椎间孔切开术[84-87]。全内镜下腰椎侧隐窝减压术分为经椎间孔镜下侧隐窝减压术[80, 88-92]和椎板间内镜下侧隐窝减压术[93-96]。最后，提出了用于双侧减压的全内镜下单侧椎板切开术的专业术语，包括用于双侧减压的全内镜下椎板切开术[97-104]。

AO（Arbeitsgemeinschaft für Osteosynthesefragen）命名的目的是规范在脊柱内镜手术中对临床结果研究进行调查和交流的表述，这有其道理，并且在AO以传统教育背景而闻名的情况下可彰显其用处，但这个专业术语在实际的临床研究中是否有用还有待观察。在撰写本章时，本章的编者还没有发现任何出版物证实AO术语的有用性。未来的研究必须证明这种命名方法是否会受到脊柱内镜外科医师的青睐，或者是否会被推动治疗狭窄或不稳定所致神经损害的新的临床方案和先进技术所超越。表3-3总结了AO Spine对腰椎内镜的命名。

表3-3　AO Spine对腰椎脊柱内镜外科的命名建议

全内镜下椎间盘切除术	经椎间孔内镜下腰椎间盘切除术
—	椎板间内镜下腰椎间盘切除术
—	椎间孔外内镜下腰椎间盘切除术
腰椎内镜下椎间孔切开术	经椎间孔内镜下腰椎间孔切开术
—	对侧椎板间内镜下腰椎间孔切开术
全内镜腰椎侧隐窝减压术	经椎间孔镜下侧隐窝减压术
—	椎板间内镜下侧隐窝减压术
全内镜下椎板切开术双侧减压	全内镜下单侧椎板切开术

6. 内镜下脊柱手术的腰椎疾病分类

William Kirkaldy Willis首先描述了腰椎运动节段的退行性级联反应，因为它影响由椎间盘和小关节组成的三关节复合体[105-107]。Spengler认为椎间盘脱出可分为突出型、脱垂型和游离型[108]。考虑到椎间盘在椎管内突出的位置，可以进一步分为中央型、旁中央型、椎间孔内型和椎间孔外型。Pathria描述了腰椎小关节退行性变的4个阶段[109]，Fujiwara等[110]和Weishaupt等[111]在小关节退行性变的MRI和CT研究中采用了这一方法。这些研究表明，CT评估小关节病变更准确，MRI评估椎间盘突出更准确[110-111]。Thalgott等将退行性椎间盘疾病的MRI分析与X线片和诱发性椎间盘造影分析相结合，分析了脊柱前柱的椎间盘退变过程和脊柱后柱小关节的退变[112]。当时的临床背景是椎间盘置换术，因为了解小关节疾病的病变程度对椎间盘置换术的成功至关重要。Rauschning对新鲜冷冻的尸体进行高质量的冷冻切片，使其矢状位、冠状位、斜切位和轴位CT图像与相应的病理解剖相关联[113]。Yeung发表了将先进的CT、MRI图像和椎间盘造影结果与直接视频内镜可视化病理学相关联的文章[114-116]。Osman等认识到，需要基于术前MRI和CT，通过内镜对责任椎体节段进行减压和疼痛病理解剖来总结有利临床结果的预测因素。通过对每个部分进行分级，提出对脊柱运动节段退行性疾病严重程度的详细CT和MRI分类。Osman分类中确定的结构元素是椎间盘、椎间小关节和脊柱排列。疾病的严重程度按0～4分级。因此，D0、D1、D2、D3和D4描述了椎间盘退变，其中D0是正常的，D4显示椎间盘塌陷并伴有后部骨赘；椎间小关节的等级为F0、F1、F2、F3和F4；黄韧带分为L0、L1、L2、L3、L4；脊柱排列分为A0、A1、A2、A3和A4。5个等级的详细情况见表3-4，并在图3-3中加以说明。

表3-4　通过脊柱序列、椎间盘疾病、小关节退变和黄韧带的MRI/CT表现对腰椎运动节段疾病严重程度的分级

A = 脊柱排列	D = 椎间盘	F = 小关节	L = 黄韧带
A0 = 正常	D0 = 正常椎间盘	F0 = 正常关节面	L0 = 黄韧带正常
A1 = 后滑脱	D1 = 全部突出	F1 = IAP 肥大	L1 = 黄韧带轻度肥大
A2 = Ⅰ度前滑脱	D2 = 包容性突出	F2 = SAP 肥厚	L2 = 黄韧带中度肥大
A3 = Ⅱ度前滑脱	D3 = 游离脱出	F3 = IAP 和 SAP 肥大	L3 = 黄韧带重度肥厚
A4 = Ⅲ～Ⅳ度前滑脱	D4 = 椎间盘骨赘（椎管内）	F4 = IAP、SAP 肥厚及滑膜囊肿	L4 = 黄韧带钙化 / 僵化

注：IAP，下关节突；SAP，上关节突。

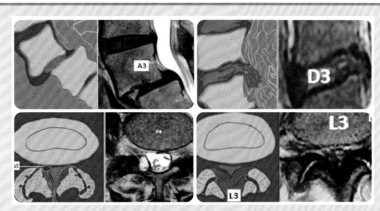

图 3-3　Osman 分类摘录显示退行性疾病严重程度分级为 A3D3L3F4 的患者示例

这4个类别的交叉列表允许494种理论组合。研究者在他们2013年的文章中发表了一些常见组合的图形描述，其中一些在这里展示用于解释说明。研究者采用对腰椎MRI进行回顾性研究，包括54例患者的220个腰椎运动节段，确定了椎间盘退行性疾病阶段、小关节、黄韧带增厚和脊柱排列之间最普遍的组合（表3-5）。这些患者的年龄范围为16～87岁（平均年龄47.3岁）。其中男性30例，女性24例。

表3-5　在对腰椎MRI脊柱运动节段病变严重程度分级的Osman回顾性研究中观察到的10种最常见的分级组合

病理组合	百分比（%）	病理过程
D0A0L0F0	33.3	正常椎间盘，椎体排列正常，正常黄韧带，正常小关节
D1A0L0F0	8.8	退行性整体椎间盘突出，椎体排列正常，正常黄韧带和小关节
D2A0L0F2	6.9	纤维环内椎间盘突出，椎体排列正常，黄韧带正常，上关节突肥大
D1A0L1F3	6.4	椎间盘整体膨出，椎体排列正常，黄韧带轻度肥大，上、下关节突肥大
D1A0L1F0	3.9	椎间盘整体突出，椎体排列正常，黄韧带轻度肥大，椎间小关节正常
D1A1L1F1	3	椎间盘整体膨出，椎体后滑脱，黄韧带过度肥厚，上、下关节突肥大
D1A2L1F3	3	椎间盘整体膨出，椎体 I 级后滑脱，黄韧带轻度肥大，上、下关节突肥大
D2A0L1F0	2.5	椎间盘关节内突出，椎体排列正常，黄韧带轻度肥大
D3A0L0F0	2.5	椎间盘环外突出，椎体排列正常，黄韧带正常，正常小关节
D1A0L0F3	2	椎间盘整体突出，椎体排列正常，黄韧带正常，上、下关节突正常

Osman等将从MRI和CT中提取的信息组织得比通常的MRI报告更详细，这一点值得称赞[117-121]。他们的目的是确定病理解剖异常的常见组合，以研究它们在高级的MRI和CT成像研究中存在的临床后果。然而，在常规临床应用中，其详细程度可能是巨大的，坦率地说是不切实际的。研究者自己没有发表其他临床研究来验证他们的分类系统，超出了他们对54例患者、220个级别的初步可行性研究的范围。尽管如此，他们确实确定了14种常见模式，表3-5列出了其中的10种。在理想情况下，将对简化版Osman分类系统进行额外的临床研究，以更有利于常规临床实践。例如，各种D-A-L-F亚型可以减少为3～4个亚型，这取决于脊柱内镜手术治疗的临床结果，这些治疗针对手术层面上每个分级结构和潜在病理因素：椎间盘、脊柱

排列、椎间不稳定、小关节和黄韧带。这种简化的系统可能会在脊柱外科医师中被更好地接受，因为Osman分类没有考虑其他广为接受的基于图像的手术必要性标准，包括脊柱全长冠状和矢状序列、脊柱平衡、多节段不稳定性和脊柱的畸形模式。通过分级管理策略，将脊柱内镜护理减少到有效控制疼痛发生[30]是大多数脊柱内镜外科医师的首选临床实践，以此来简化脊柱护理[114, 120, 122-124]。对于大多数受过传统训练的脊柱外科医师来说，这些概念仍然是相对较新的，因此，需要一个简单易懂的分类。

7. 讨论

在脊柱内镜手术的临床研究中，使用敏感的PROMs和可靠且易于使用的命名和分类类别，与所有有意义的临床结果研究相关，这些研究旨在证明脊柱内镜手术与它试图取代的传统开放脊柱手术方案相比具有等效性或优越性。在本章中，编者重点阐述了目前关于提名的命名、分类和PROMs的最新进展，这些进展已被众多权威学者所认可[17, 31, 43, 45, 116, 125-127]，还包括积极的临床研究小组和AO Spine 研究小组[50]。虽然明显需要用统一的专业术语和分类方法来进行临床观察结果的交流，并使用具有可靠统计性能特征的标准化PROMs进行临床研究[126]，但许多分类和命名系统在临床应用中几乎没有意义，这主要是因为技术的快速进步使得对它们的需求变得不那么相关。因为该领域不断进步，促进分类发展的程序已被其他程序替代。Osman的方法采用了解剖分类的概念，由于潜在的疾病病理过程变化不大，因此生存率似乎更高[125]。技术或方法驱动的分类（如AO Spine）可以及时地做出简要说明，但随着技术的进步，它们是否仍然具有相关性呢？举证责任在于研究者提供充分的临床证据，以证明它被世界范围内的脊柱内镜外科医师广泛接受。

对于常见的临床问题，如椎间盘突出和椎管狭窄，内镜下脊柱外科手术能够获得良好的临床预后和更好的前瞻性预测效果，目前主要依赖于影像学的先进成像研究。本章简要回顾了基于MRI和CT的椎间盘突出和椎管狭窄的影像分类。这些分类中有许多涉及责任病椎的节段和病变程度[17, 35, 48-49]。一些学者[117, 128]已经认识到MRI报告和直接内镜视频显示之间的诊断差距，他们提出了诊断性注射的附加方案，以更准确地预测内镜下脊柱手术的结果[129]。判断一种手术方式在临床是否有所改进并且是否优于另一种手术方式的关键在于采用具有可靠统计性能的工具，将偏差的空间缩小[130]。后偏见是困扰许多临床结果研究的一个常见问题，这些研究使用复杂的多级问卷，患者在评估任何脊柱干预治疗的进展时，不是通过回忆术前的功能状态，而是通过他们的术后功能与同龄人、亲属和朋友的功能状态相比较，驱动的新的期望来实现的[131]。更简单的数值结果工具，如VAS评分系统，已被证明对这些回忆偏差不太敏感[126]。

8. 结论

在某些情况下，证明脊柱内镜手术与传统开放式脊柱手术和其他形式的微创脊柱手术的等效性和优越性是任何临床结果研究的主要动机。这一目标只能通过采用脊柱内镜外科手术取代传统脊柱外科手术来实现。本章的编者通过许多临床结果研究为这一争论做出了贡献，以准确地证明这一观点。目前最先进的内镜命名和分类、说明，以及有效的患者自我检测方式的正确使用，将读者引领到了争论的最前沿，随着内镜手术的进展，这种争论可能会继续下去。

发表声明

不适用。

利益声明

编者声明无任何利益、资金及其他方面的冲突。

致谢

无。

● 参考文献 ●

[1]　Lewandrowski KU. Readmissions After Outpatient Transforaminal Decompression for Lumbar Foraminal and Lateral Recess Stenosis. Int J Spine Surg 2018; 12(3): 342-51.
[http://dx.doi.org/10.14444/5040] [PMID: 30276091]

[2]　Lewandrowski KU. Incidence, Management, and Cost of Complications After Transforaminal Endoscopic Decompression Surgery for Lumbar Foraminal and Lateral Recess Stenosis: A Value Proposition for Outpatient Ambulatory Surgery. Int J Spine Surg 2019; 13(1): 53-67.
[http://dx.doi.org/10.14444/6008] [PMID: 30805287]

[3]　Lewandrowski KU, Gresser JD, Wise DL, White RL, Trantolo DJ. Osteoconductivity of an injectable and bioresorbable poly(propylene glycol-co-fumaric acid) bone cement. Biomaterials 2000; 21(3): 293-8.
[http://dx.doi.org/10.1016/S0142-9612(99)00180-5] [PMID: 10646946]

[4]　Markovic M, Zivkovic N, Spaic M, et al. Full-endoscopic interlaminar operations in lumbar compressive lesions surgery: prospective study of 350 patients. "Endos" study. J Neurosurg Sci 2016; •••: 2016.
[PMID: 27362665]

[5]　Ruetten S, Hahn P, Oezdemir S, et al. The full-endoscopic uniportal technique for decompression of the anterior craniocervical junction using the retropharyngeal approach: an anatomical feasibility study in human cadavers and review of the literature. J Neurosurg Spine 2018; 29(6): 615-21.
[http://dx.doi.org/10.3171/2018.4.SPINE171156] [PMID: 30192216]

[6]　Ruetten S, Komp M, Merk H, Godolias G. Use of newly developed instruments and endoscopes: full-endoscopic resection of lumbar disc herniations *via* the interlaminar and lateral transforaminal approach. J Neurosurg Spine 2007; 6(6): 521-30.
[http://dx.doi.org/10.3171/spi.2007.6.6.2] [PMID: 17561740]

[7]　Shahidi B, Hubbard JC, Gibbons MC, et al. Lumbar multifidus muscle degenerates in individuals with chronic degenerative lumbar spine pathology. J Orthop Res 2017; 35(12): 2700-6.
[http://dx.doi.org/10.1002/jor.23597] [PMID: 28480978]

[8]　Tabaraee E, Ahn J, Bohl DD, et al. Quantification of Multifidus Atrophy and Fatty Infiltration Following a Minimally Invasive Microdiscectomy. Int J Spine Surg 2015; 9: 25.
[http://dx.doi.org/10.14444/2025]

[9]　Tsou PM, Yeung AT. Transforaminal endoscopic decompression for radiculopathy secondary to intracanal noncontained lumbar disc herniations: outcome and technique. Spine J 2002; 2(1): 41-8.
[http://dx.doi.org/10.1016/S1529-9430(01)00153-X] [PMID: 14588287]

[10]　Yeung A, Kotheeranurak V. Transforaminal Endoscopic Decompression of the Lumbar Spine for Stable Isthmic Spondylolisthesis as the Least Invasive Surgical Treatment Using the YESS Surgery Technique. Int J Spine Surg 2018; 12(3): 408-14.
[http://dx.doi.org/10.14444/5048] [PMID: 30276099]

[11]　Yeung AT, Yeung CA. Minimally invasive techniques for the management of lumbar disc herniation. Orthop Clin North Am 2007; 38(3): 363-72.
[http://dx.doi.org/10.1016/j.ocl.2007.04.005] [PMID: 17629984]

[12]　Reed CC, Wolf WA, Cotton CC, Dellon ES. A visual analogue scale and a Likert scale are simple and responsive tools for assessing dysphagia in eosinophilic oesophagitis. Aliment Pharmacol Ther 2017; 45(11): 1443-8.
[http://dx.doi.org/10.1111/apt.14061] [PMID: 28370355]

[13]　Choi G, Prada N, Modi HN, Vasavada NB, Kim JS, Lee SH. Percutaneous endoscopic lumbar herniectomy for high-grade down-migrated L4-L5 disc through an L5-S1 interlaminar approach: a technical note. Minim Invasive Neurosurg 2010; 53(3): 147-52.
[http://dx.doi.org/10.1055/s-0030-1254145] [PMID: 20809458]

[14] Erçalık T, Gencer Atalay K, Şanal Toprak C, Gündüz OH. Outcome measurement in patients with low back pain undergoing epidural steroid injection. Turk J Phys Med Rehabil 2019; 65(2): 154-9.
[http://dx.doi.org/10.5606/tftrd.2019.2350] [PMID: 31453556]

[15] Hermansen E, Myklebust TA, Austevoll IM, *et al.* Clinical outcome after surgery for lumbar spinal stenosis in patients with insignificant lower extremity pain. A prospective cohort study from the Norwegian registry for spine surgery. BMC Musculoskelet Disord 2019; 20-36.
[http://dx.doi.org/10.1186/s12891-019-2407-5]

[16] Hong X, Shi R, Wang YT, Liu L, Bao JP, Wu XT. Lumbar disc herniation treated by microendoscopic discectomy : Prognostic predictors of long-term postoperative outcome. Orthopade 2018; 47(12): 993-1002.
[http://dx.doi.org/10.1007/s00132-018-3624-6] [PMID: 30171289]

[17] Lewandrowski KU. "Outside-in" technique, clinical results, and indications with transforaminal lumbar endoscopic surgery: a retrospective study on 220 patients on applied radiographic classification of foraminal spinal stenosis. Int J Spine Surg 2014; 8
[http://dx.doi.org/10.14444/1026]

[18] Lewandrowski KU. Endoscopic Transforaminal and Lateral Recess Decompression After Previous Spinal Surgery. Int J Spine Surg 2018; 12(2): 98-111.
[http://dx.doi.org/10.14444/5016] [PMID: 30276068]

[19] Fairbank J. Use of Oswestry Disability Index (ODI). Spine 1995; 20(13): 1535-7.
[http://dx.doi.org/10.1097/00007632-199507000-00020] [PMID: 8623078]

[20] Fairbank JC, Pynsent PB. The Oswestry Disability Index. Spine 2000; 25(22): 2940-52.
[http://dx.doi.org/10.1097/00007632-200011150-00017] [PMID: 11074683]

[21] van Hooff ML, Spruit M, Fairbank JC, van Limbeek J, Jacobs WC. The Oswestry Disability Index (version 2.1a): validation of a Dutch language version. Spine 2015; 40(2): E83-90.
[http://dx.doi.org/10.1097/BRS.0000000000000683] [PMID: 25575092]

[22] van Hooff ML, Mannion AF, Staub LP, Ostelo RW, Fairbank JC. Determination of the Oswestry Disability Index score equivalent to a "satisfactory symptom state" in patients undergoing surgery for degenerative disorders of the lumbar spine-a Spine Tango registry-based study. Spine J 2016; 16(10): 1221-30.
[http://dx.doi.org/10.1016/j.spinee.2016.06.010] [PMID: 27343730]

[23] Macnab I. The surgery of lumbar disc degeneration. Surg Annu 1976; 8(8): 447-80.
[PMID: 936011]

[24] Macnab I. Negative disc exploration. An analysis of the causes of nerve-root involvement in sixty-eight patients. J Bone Joint Surg Am 1971; 53(5): 891-903.
[http://dx.doi.org/10.2106/00004623-197153050-00004] [PMID: 4326746]

[25] Macnab I, St Louis EL, Grabias SL, Jacob R. Selective ascending lumbosacral venography in the assessment of lumbar-disc herniation. An anatomical study and clinical experience. J Bone Joint Surg Am 1976; 58(8): 1093-8.
[http://dx.doi.org/10.2106/00004623-197658080-00009] [PMID: 794071]

[26] Mancuso CA, Salvati EA, Johanson NA, Peterson MG, Charlson ME. Patients' expectations and satisfaction with total hip arthroplasty. J Arthroplasty 1997; 12(4): 387-96.
[http://dx.doi.org/10.1016/S0883-5403(97)90194-7] [PMID: 9195314]

[27] Hajiro T, Nishimura K. Minimal clinically significant difference in health status: the thorny path of health status measures? Eur Respir J 2002; 19(3): 390-1.
[http://dx.doi.org/10.1183/09031936.02.00283402] [PMID: 11936512]

[28] Beaton DE, Boers M, Wells GA. Many faces of the minimal clinically important difference (MCID): a literature review and directions for future research. Curr Opin Rheumatol 2002; 14(2): 109-14.
[http://dx.doi.org/10.1097/00002281-200203000-00006] [PMID: 11845014]

[29] Jaeschke R, Singer J, Guyatt GH. Measurement of health status. Ascertaining the minimal clinically important difference. Control Clin Trials 1989; 10(4): 407-15.
[http://dx.doi.org/10.1016/0197-2456(89)90005-6] [PMID: 2691207]

[30] Yeung A, Lewandrowski KU. Early and staged endoscopic management of common pain generators in the spine. J Spine Surg 2020; 6(6) (Suppl. 1): S1-5.
[http://dx.doi.org/10.21037/jss.2019.09.03] [PMID: 32195407]

[31] Lewandrowski K-U, Yeung A. Meaningful outcome research to validate endoscopic treatment of common lumbar pain generators with durability analysis. J Spine Surg 2020; 6(S1) (Suppl. 1): S6-S13.
[http://dx.doi.org/10.21037/jss.2019.09.07] [PMID: 32195408]

[32]   Lewandrowski KU, Ransom NA. Five-year clinical outcomes with endoscopic transforaminal outside-in foraminoplasty techniques for symptomatic degenerative conditions of the lumbar spine. J Spine Surg 2020; 6(6) (Suppl. 1): S54-65.
[http://dx.doi.org/10.21037/jss.2019.07.03] [PMID: 32195416]

[33]   Lewandrowski KU, Ransom NA, Yeung A. Return to work and recovery time analysis after outpatient endoscopic lumbar transforaminal decompression surgery. J Spine Surg 2020; 6(6) (Suppl. 1): S100-15.
[http://dx.doi.org/10.21037/jss.2019.10.01] [PMID: 32195419]

[34]   Lewandrowski KU, Yeung A. Lumbar Endoscopic Bony and Soft Tissue Decompression With the Hybridized Inside-Out Approach: A Review And Technical Note. Neurospine 2020; 17(17) (Suppl. 1): S34-43.
[http://dx.doi.org/10.14245/ns.2040160.080] [PMID: 32746516]

[35]   Yeung A, Lewandrowski KU. Five-year clinical outcomes with endoscopic transforaminal foraminoplasty for symptomatic degenerative conditions of the lumbar spine: a comparative study of *inside-out* versus *outside-in* techniques. J Spine Surg 2020; 6(6) (Suppl. 1): S66-83.
[http://dx.doi.org/10.21037/jss.2019.06.08] [PMID: 32195417]

[36]   Lauridsen HH, Hartvigsen J, Manniche C, *et al.* Responsiveness and minimal clinically important difference for pain and disability instruments in low back pain patients. BMC Musculoskelet Disord 2006; 7
[http://dx.doi.org/10.1186/1471-2474-7-82]

[37]   Chung AS, Copay AG, Olmscheid N, Campbell D, Walker JB, Chutkan N. Minimum Clinically Important Difference: Current Trends in the Spine Literature. Spine 2017; 42(14): 1096-105.
[http://dx.doi.org/10.1097/BRS.0000000000001990] [PMID: 27870805]

[38]   Copay AG, Chung AS, Eyberg B, *et al.* Minimum Clinically Important Difference: Current Trends in the Orthopaedic Literature, Part I: Upper Extremity: A Systematic Review. JBJS Rev 2018; 6: e1.
[http://dx.doi.org/10.2106/JBJS.RVW.17.00159]

[39]   Copay AG, Eyberg B, Chung AS, *et al.* Minimum Clinically Important Difference: Current Trends in the Orthopaedic Literature, Part II: Lower Extremity: A Systematic Review. JBJS Rev 2018; 6: e2.
[http://dx.doi.org/10.2106/JBJS.RVW.17.00160]

[40]   Cook CE. Clinimetrics Corner: The Minimal Clinically Important Change Score (MCID): A Necessary Pretense. J Manual Manip Ther 2008; 16(4): E82-3.
[http://dx.doi.org/10.1179/jmt.2008.16.4.82E] [PMID: 19771185]

[41]   Metz CE. Basic principles of ROC analysis. Semin Nucl Med 1978; 8(4): 283-98.
[http://dx.doi.org/10.1016/S0001-2998(78)80014-2] [PMID: 112681]

[42]   Lee CH, Choi M, Ryu DS, *et al.* Efficacy and Safety of Full-endoscopic Decompression *via* Interlaminar Approach for Central or Lateral Recess Spinal Stenosis of the Lumbar Spine: A Meta-analysis. Spine 2018; 43(24): 1756-64.
[http://dx.doi.org/10.1097/BRS.0000000000002708] [PMID: 29794584]

[43]   Lee CK, Rauschning W, Glenn W. Lateral lumbar spinal canal stenosis: classification, pathologic anatomy and surgical decompression. Spine 1988; 13(3): 313-20.
[http://dx.doi.org/10.1097/00007632-198803000-00015] [PMID: 3388117]

[44]   Haig AJ. Diagnostic tests the NASS stenosis guidelines. Spine J 2014; 14(1): 200-1.
[http://dx.doi.org/10.1016/j.spinee.2013.08.008] [PMID: 24332322]

[45]   Lee S, Kim SK, Lee SH, *et al.* Percutaneous endoscopic lumbar discectomy for migrated disc herniation: classification of disc migration and surgical approaches. Eur Spine J 2007; 16(3): 431-7.
[http://dx.doi.org/10.1007/s00586-006-0219-4] [PMID: 16972067]

[46]   Hasegawa T, An HS, Haughton VM, Nowicki BH. Lumbar foraminal stenosis: critical heights of the intervertebral discs and foramina. A cryomicrotome study in cadavera. J Bone Joint Surg Am 1995; 77(1): 32-8.
[http://dx.doi.org/10.2106/00004623-199501000-00005] [PMID: 7822353]

[47]   Pfirrmann CW, Metzdorf A, Zanetti M, Hodler J, Boos N. Magnetic resonance classification of lumbar intervertebral disc degeneration. Spine 2001; 26(17): 1873-8.
[http://dx.doi.org/10.1097/00007632-200109010-00011] [PMID: 11568697]

[48]   Kim HS, Adsul N, Kapoor A, *et al.* A Mobile Outside-in Technique of Transforaminal Lumbar Endoscopy for Lumbar Disc Herniations. J Vis Exp 2018; 2018(138)
[http://dx.doi.org/10.3791/57999] [PMID: 30148483]

[49]   Liu KC, Yang SK, Ou BR, *et al.* Using Percutaneous Endoscopic Outside-In Technique to Treat Selected Patients with Refractory Discogenic Low Back Pain. Pain Physician 2019; 22(2): 187-98.
[PMID: 30921984]

[50]   Hofstetter CP, Ahn Y, Choi G, *et al.* AOSpine Consensus Paper on Nomenclature for Working-Channel Endoscopic Spinal Procedures. Global Spine J 2020; 10(2) (Suppl.): 111S-21S.
[http://dx.doi.org/10.1177/2192568219887364] [PMID: 32528794]

[51]   Liu X, Yuan S, Tian Y, *et al.* Comparison of percutaneous endoscopic transforaminal discectomy, microendoscopic discectomy, and microdiscectomy for symptomatic lumbar disc herniation: minimum 2-year follow-up results. J Neurosurg Spine 2018; 28(3): 317-25.
[http://dx.doi.org/10.3171/2017.6.SPINE172] [PMID: 29303471]

[52]   Marappan K, Jothi R, Paul Raj S. Microendoscopic discectomy (MED) for lumbar disc herniation: comparison of learning curve of the surgery and outcome with other established case studies. J Spine Surg 2018; 4(3): 630-7.
[http://dx.doi.org/10.21037/jss.2018.06.14] [PMID: 30547129]

[53]   Ahn Y. Devices for minimally-invasive microdiscectomy: current status and future prospects. Expert Rev Med Devices 2020; 17(2): 131-8.
[http://dx.doi.org/10.1080/17434440.2020.1708189] [PMID: 31865755]

[54]   Iwai H, Inanami H, Koga H. Comparative study between full-endoscopic laminectomy and microendoscopic laminectomy for the treatment of lumbar spinal canal stenosis. J Spine Surg 2020; 6(2): E3-E11.
[http://dx.doi.org/10.21037/jss-20-620] [PMID: 32656392]

[55]   Ito Z, Shibayama M, Nakamura S, *et al.* Clinical Comparison of Unilateral Biportal Endoscopic Laminectomy *versus* Microendoscopic Laminectomy for Single-Level Laminectomy: A Single-Center, Retrospective Analysis. World Neurosurg 2021; 148: e581-8.
[http://dx.doi.org/10.1016/j.wneu.2021.01.031] [PMID: 33476779]

[56]   Destandau J. A special device for endoscopic surgery of lumbar disc herniation. Neurol Res 1999; 21(1): 39-42.
[http://dx.doi.org/10.1080/01616412.1999.11740889] [PMID: 10048052]

[57]   Destandau J. [Technical features of endoscopic surgery for lumbar disc herniation: 191 patients]. Neurochirurgie 2004; 50(1): 6-10.
[http://dx.doi.org/10.1016/S0028-3770(04)98300-2] [PMID: 15097915]

[58]   Xu B, Xu H, Destandau J, *et al.* Anatomic investigation of lumbar transforaminal fenestration approach and its clinical application in far lateral disc herniation. Medicine (Baltimore) 2017; 96: e7542.
[http://dx.doi.org/10.1097/MD.0000000000007542]

[59]   Kim JE, Choi DJ. Biportal Endoscopic Transforaminal Lumbar Interbody Fusion with Arthroscopy. Clin Orthop Surg 2018; 10(2): 248-52.
[http://dx.doi.org/10.4055/cios.2018.10.2.248] [PMID: 29854350]

[60]   Ahn Y, Youn MS, Heo DH. Endoscopic transforaminal lumbar interbody fusion: a comprehensive review. Expert Rev Med Devices 2019; 16(5): 373-80.
[http://dx.doi.org/10.1080/17434440.2019.1610388] [PMID: 31044627]

[61]   Heo DH, Park CK. Clinical results of percutaneous biportal endoscopic lumbar interbody fusion with application of enhanced recovery after surgery. Neurosurg Focus 2019; 46: E18.
[http://dx.doi.org/10.3171/2019.1.FOCUS18695]

[62]   Kolcun JPG, Brusko GD, Wang MY. Endoscopic transforaminal lumbar interbody fusion without general anesthesia: technical innovations and outcomes. Ann Transl Med 2019; 7: S167.
[http://dx.doi.org/10.21037/atm.2019.07.92]

[63]   Park MK, Park SA, Son SK, *et al.* Correction to: Clinical and radiological outcomes of unilateral biportal endoscopic lumbar interbody fusion (ULIF) compared with conventional posterior lumbar interbody fusion (PLIF): 1-year follow-up. Neurosurg Rev 2019; 42: 763.
[http://dx.doi.org/10.1007/s10143-019-01131-2]

[64]   Park MK, Park SA, Son SK, Park WW, Choi SH. Clinical and radiological outcomes of unilateral biportal endoscopic lumbar interbody fusion (ULIF) compared with conventional posterior lumbar interbody fusion (PLIF): 1-year follow-up. Neurosurg Rev 2019; 42(3): 753-61.
[http://dx.doi.org/10.1007/s10143-019-01114-3] [PMID: 31144195]

[65]   Kim KR, Park JY. The Technical Feasibility of Unilateral Biportal Endoscopic Decompression for The Unpredicted Complication Following Minimally Invasive Transforaminal Lumbar Interbody Fusion: Case Report. Neurospine 2020; 17(17) (Suppl. 1): S154-9.
[http://dx.doi.org/10.14245/ns.2040174.087] [PMID: 32746529]

[66]　Quillo-Olvera J, Quillo-Reséndiz J, Quillo-Olvera D, Barrera-Arreola M, Kim JS. Ten-Step Biportal Endoscopic Transforaminal Lumbar Interbody Fusion Under Computed Tomography-Based Intraoperative Navigation: Technical Report and Preliminary Outcomes in Mexico. Oper Neurosurg (Hagerstown) 2020; 19(5): 608-18.
　　　[http://dx.doi.org/10.1093/ons/opaa226] [PMID: 32726423]

[67]　Heo DH, Eum JH, Jo JY, Chung H. Modified far lateral endoscopic transforaminal lumbar interbody fusion using a biportal endoscopic approach: technical report and preliminary results. Acta Neurochir (Wien) 2021; 163(4): 1205-9.
　　　[http://dx.doi.org/10.1007/s00701-021-04758-7] [PMID: 33606101]

[68]　Kang MS, Chung HJ, Jung HJ, Park HJ. How I do it? Extraforaminal lumbar interbody fusion assisted with biportal endoscopic technique. Acta Neurochir (Wien) 2021; 163(1): 295-9.
　　　[http://dx.doi.org/10.1007/s00701-020-04435-1] [PMID: 32514621]

[69]　Katzell J. Endoscopic foraminal decompression preceding oblique lateral lumbar interbody fusion to decrease the incidence of post operative dysaesthesia. Int J Spine Surg 2014; 8
　　　[http://dx.doi.org/10.14444/1019]

[70]　Heo DH, Kim JS. Clinical and radiological outcomes of spinal endoscopic discectomy-assisted oblique lumbar interbody fusion: preliminary results. Neurosurg Focus 2017; 43: E13.
　　　[http://dx.doi.org/10.3171/2017.5.FOCUS17196]

[71]　Ling Q, He E, Zhang H, Lin H, Huang W. A novel narrow surface cage for full endoscopic oblique lateral lumbar interbody fusion: A finite element study. J Orthop Sci 2019; 24(6): 991-8.
　　　[http://dx.doi.org/10.1016/j.jos.2019.08.013] [PMID: 31519402]

[72]　Yang Z, Chang J, Sun L, *et al.* Comparing Oblique Lumbar Interbody Fusion with Lateral Screw Fixation and Transforaminal Full-Endoscopic Lumbar Discectomy (OLIF-TELD) and Posterior Lumbar Interbody Fusion (PLIF) for the Treatment of Adjacent Segment Disease. Biomed Res Int 2020.
　　　[http://dx.doi.org/10.1155/2020/4610128]

[73]　Wu C, Lee CY, Chen SC, *et al.* Functional outcomes of full-endoscopic spine surgery for high-grade migrated lumbar disc herniation: a prospective registry-based cohort study with more than 5 years of follow-up. BMC Musculoskelet Disord 2021; 22: 58.
　　　[http://dx.doi.org/10.1186/s12891-020-03891-1]

[74]　Huang K, Chen G, Lu S, *et al.* Early Clinical Outcomes of Percutaneous Endoscopic Lumbar Discectomy for L4-5 Highly Down-Migrated Disc Herniation: Interlaminar Approach *Versus* Transforaminal Approach. World Neurosurg 2021; 146(146): e413-8.
　　　[http://dx.doi.org/10.1016/j.wneu.2020.10.105] [PMID: 33353758]

[75]　Krzok G. Transforaminal Endoscopic Surgery: Outside-In Technique. Neurospine 2020; 17(17) (Suppl. 1): S44-57.
　　　[http://dx.doi.org/10.14245/ns.2040128.064] [PMID: 32746517]

[76]　Chen KT, Wei ST, Tseng C, Ou SW, Sun LW, Chen CM. Transforaminal Endoscopic Lumbar Discectomy for L5-S1 Disc Herniation With High Iliac Crest: Technical Note and Preliminary Series. Neurospine 2020; 17(17) (Suppl. 1): S81-7.
　　　[http://dx.doi.org/10.14245/ns.2040166.060] [PMID: 32746521]

[77]　Shim HK, Choi KC, Cha KH, Lee DC, Park CK. Interlaminar Endoscopic Lumbar Discectomy Using a New 8.4-mm Endoscope and Nerve Root Retractor. Clin Spine Surg 2020; 33(7): 265-70.
　　　[http://dx.doi.org/10.1097/BSD.0000000000000878] [PMID: 31490243]

[78]　Yoshikane K, Kikuchi K, Okazaki K. Posterolateral Transforaminal Full-Endoscopic Lumbar Discectomy for Foraminal or Extraforaminal Lumbar Disc Herniations. World Neurosurg 2021; 146(146): e1278-86.
　　　[http://dx.doi.org/10.1016/j.wneu.2020.11.141] [PMID: 33276171]

[79]　Aydın AL, Sasani M, Sasani H, *et al.* Comparison of Two Minimally Invasive Techniques with Endoscopy and Microscopy for Extraforaminal Disc Herniations. World Neurosurg 2020; 144(144): e612-21.
　　　[http://dx.doi.org/10.1016/j.wneu.2020.09.022] [PMID: 32916351]

[80]　Zou HJ, Hu Y, Liu JB, Wu J. Percutaneous Endoscopic Transforaminal Lumbar Discectomy *via* Eccentric Trepan foraminoplasty Technology for Unilateral Stenosed Serve Root Canals. Orthop Surg 2020; 12(4): 1205-11.
　　　[http://dx.doi.org/10.1111/os.12739] [PMID: 32857925]

[81]   Sakti YM, Mafaza A, Lanodiyu ZA, Sakadewa GP, Magetsari R. Management of distal adjacent segment disease due to central subsidence of PLIF using local anesthetic transforaminal foraminotomy and lumbar discectomy. Int J Surg Case Rep 2020; 77(77): 269-75.
[http://dx.doi.org/10.1016/j.ijscr.2020.10.089] [PMID: 33189009]

[82]   Hussain I, Rapoport BI, Krause K, Kinney G, Hofstetter CP, Elowitz E. Transforaminal Endoscopic Lumbar Discectomy and Foraminotomy with Modified Radiofrequency Nerve Stimulator and Continuous Electromyography Under General Anesthesia. World Neurosurg 2020; 137(137): 102-10.
[http://dx.doi.org/10.1016/j.wneu.2020.01.186] [PMID: 32036064]

[83]   Ahn Y, Keum HJ, Son S. Percutaneous Endoscopic Lumbar Foraminotomy for Foraminal Stenosis with Postlaminectomy Syndrome in Geriatric Patients. World Neurosurg 2019; 130(130): e1070-6.
[http://dx.doi.org/10.1016/j.wneu.2019.07.087] [PMID: 31323406]

[84]   Kim HS, Kim JY, Wu PH, Jang IT. Effect of Dorsal Root Ganglion Retraction in Endoscopic Lumbar Decompressive Surgery for Foraminal Pathology: A Retrospective Cohort Study of Interlaminar Contralateral Endoscopic Lumbar Foraminotomy and Discectomy *versus* Transforaminal Endoscopic Lumbar Foraminotomy and Discectomy. World Neurosurg 2021; 148: e101-14.
[http://dx.doi.org/10.1016/j.wneu.2020.12.176] [PMID: 33444831]

[85]   Kashlan ON, Kim HS, Khalsa SSS, *et al.* Percutaneous Endoscopic Contralateral Lumbar Foraminal Decompression *via* an Interlaminar Approach: 2-Dimensional Operative Video. Oper Neurosurg (Hagerstown) 2020; 18(4): E118-9.
[http://dx.doi.org/10.1093/ons/opz162] [PMID: 31232437]

[86]   Chen KT, Song MS, Kim JS. How I do it? Interlaminar contralateral endoscopic lumbar foraminotomy assisted with the O-arm navigation. Acta Neurochir (Wien) 2020; 162(1): 121-5.
[http://dx.doi.org/10.1007/s00701-019-04104-y] [PMID: 31811466]

[87]   Kim HS, Singh R, Adsul NM, Oh SW, Noh JH, Jang IT. Management of Root-Level Double Crush: Case Report with Technical Notes on Contralateral Interlaminar Foraminotomy with Full Endoscopic Uniportal Approach. World Neurosurg 2019; 122(122): 505-7.
[http://dx.doi.org/10.1016/j.wneu.2018.11.110] [PMID: 30476660]

[88]   Xie P, Feng F, Chen Z, *et al.* Percutaneous transforaminal full endoscopic decompression for the treatment of lumbar spinal stenosis. BMC Musculoskelet Disord 2020; 21: 546.
[http://dx.doi.org/10.1186/s12891-020-03566-x]

[89]   Wu B, Xiong C, Huang B, *et al.* Clinical outcomes of transforaminal endoscopic lateral recess decompression by using the visualized drilled foraminoplasty and visualized reamed foraminoplasty: a comparison study. BMC Musculoskelet Disord 2020; 21: 829.
[http://dx.doi.org/10.1186/s12891-020-03849-3]

[90]   Sugiura K, Yamashita K, Manabe H, *et al.* Prompt Return to Work after Bilateral Transforaminal Full-endoscopic Lateral Recess Decompression under Local Anesthesia: A Case Report. J Neurol Surg A Cent Eur Neurosurg 2020; 2020
[http://dx.doi.org/10.1055/s-0040-1712463] [PMID: 33352609]

[91]   Li X, Liu T, Fan J, *et al.* Outcome of lumbar lateral recess stenosis with percutaneous endoscopic transforaminal decompression in patients 65 years of age or older and in younger patients. Medicine (Baltimore) 2020; 99: e21049.
[http://dx.doi.org/10.1097/MD.0000000000021049]

[92]   Dowling Á, Bárcenas JGH, Lewandrowski KU. Transforaminal endoscopic decompression and uninstrumented allograft lumbar interbody fusion: A feasibility study in patients with end-stage vacuum degenerative disc disease. Clin Neurol Neurosurg 2020; 196: 106002.
[http://dx.doi.org/10.1016/j.clineuro.2020.106002]

[93]   Wagner R, Haefner M. Indications and Contraindications of Full-Endoscopic Interlaminar Lumbar Decompression. World Neurosurg 2021; 145(145): 657-62.
[http://dx.doi.org/10.1016/j.wneu.2020.08.042] [PMID: 32810629]

[94]   Chen KT, Choi KC, Song MS, Jabri H, Lokanath YK, Kim JS. Hybrid Interlaminar Endoscopic Lumbar Decompression in Disc Herniation Combined With Spinal Stenosis. Oper Neurosurg (Hagerstown) 2021; 20(3): E168-74.
[http://dx.doi.org/10.1093/ons/opaa360] [PMID: 33294926]

[95]   Xin Z, Huang P, Zheng G, Liao W, Zhang X, Wang Y. Using a percutaneous spinal endoscopy unilateral posterior interlaminar approach to perform bilateral decompression for patients with lumbar lateral recess stenosis. Asian J Surg 2020; 43(5): 593-602.
[http://dx.doi.org/10.1016/j.asjsur.2019.08.010] [PMID: 31594687]

[96]　Dowling Á, Lewandrowski KU, da Silva FHP, Parra JAA, Portillo DM, Giménez YCP. Patient selection protocols for endoscopic transforaminal, interlaminar, and translaminar decompression of lumbar spinal stenosis. J Spine Surg 2020; 6(6) (Suppl. 1): S120-32.
[http://dx.doi.org/10.21037/jss.2019.11.07] [PMID: 32195421]

[97]　Zhao XB, Ma HJ, Geng B, Zhou HG, Xia YY. Percutaneous Endoscopic Unilateral Laminotomy and Bilateral Decompression for Lumbar Spinal Stenosis. Orthop Surg 2021; 13(2): 641-50.
[http://dx.doi.org/10.1111/os.12925] [PMID: 33565271]

[98]　Wu MH, Wu PC, Lee CY, *et al.* Outcome analysis of lumbar endoscopic unilateral laminotomy for bilateral decompression in patients with degenerative lumbar central canal stenosis. Spine J 2021; 21(1): 122-33.
[http://dx.doi.org/10.1016/j.spinee.2020.08.010] [PMID: 32871276]

[99]　Lim KT, Meceda EJA, Park CK. Inside-Out Approach of Lumbar Endoscopic Unilateral Laminotomy for Bilateral Decompression: A Detailed Technical Description, Rationale and Outcomes. Neurospine 2020; 17(17) (Suppl. 1): S88-98.
[http://dx.doi.org/10.14245/ns.2040196.098] [PMID: 32746522]

[100]　Kim HS, Wu PH, Jang IT. Lumbar Endoscopic Unilateral Laminotomy for Bilateral Decompression Outside-In Approach: A Proctorship Guideline With 12 Steps of Effectiveness and Safety. Neurospine 2020; 17(17) (Suppl. 1): S99-S109.
[http://dx.doi.org/10.14245/ns.2040078.039] [PMID: 32746523]

[101]　Kim HS, Choi SH, Shim DM, Lee IS, Oh YK, Woo YH. Advantages of New Endoscopic Unilateral Laminectomy for Bilateral Decompression (ULBD) over Conventional Microscopic ULBD. Clin Orthop Surg 2020; 12(3): 330-6.
[http://dx.doi.org/10.4055/cios19136] [PMID: 32904063]

[102]　Hua W, Wang B, Ke W, *et al.* Comparison of lumbar endoscopic unilateral laminotomy bilateral decompression and minimally invasive surgery transforaminal lumbar interbody fusion for one-level lumbar spinal stenosis. BMC Musculoskelet Disord 2020; 21: 785.
[http://dx.doi.org/10.1186/s12891-020-03820-2]

[103]　Ho TY, Lin CW, Chang CC, *et al.* Percutaneous endoscopic unilateral laminotomy and bilateral decompression under 3D real-time image-guided navigation for spinal stenosis in degenerative lumbar kyphoscoliosis patients: an innovative preliminary study. BMC Musculoskelet Disord 2020; 21: 734.
[http://dx.doi.org/10.1186/s12891-020-03745-w]

[104]　Carr DA, Abecassis IJ, Hofstetter CP. Full endoscopic unilateral laminotomy for bilateral decompression of the cervical spine: surgical technique and early experience. J Spine Surg 2020; 6(2): 447-56.
[http://dx.doi.org/10.21037/jss.2020.01.03] [PMID: 32656382]

[105]　Kirkaldy-Willis WH, Wedge JH, Yong-Hing K, Tchang S, de Korompay V, Shannon R. Lumbar spinal nerve lateral entrapment. Clin Orthop Relat Res 1982; (169): 171-8.
[PMID: 7105575]

[106]　Kirkaldy-Willis WH, Farfan HF. Instability of the lumbar spine. Clin Orthop Relat Res 1982; (165): 110-23.
[PMID: 6210480]

[107]　Keim HA, Kirkaldy-Willis WH. Low back pain. Clin Symp 1987; 39(6): 1-32.
[PMID: 2963721]

[108]　Spengler DM, Ouellette EA, Battié M, Zeh J. Elective discectomy for herniation of a lumbar disc. Additional experience with an objective method. J Bone Joint Surg Am 1990; 72(2): 230-7.
[http://dx.doi.org/10.2106/00004623-199072020-00010] [PMID: 2303509]

[109]　Pathria M, Sartoris DJ, Resnick D. Osteoarthritis of the facet joints: accuracy of oblique radiographic assessment. Radiology 1987; 164(1): 227-30.
[http://dx.doi.org/10.1148/radiology.164.1.3588910] [PMID: 3588910]

[110]　Fujiwara A, Tamai K, Yamato M, *et al.* The relationship between facet joint osteoarthritis and disc degeneration of the lumbar spine: an MRI study. Eur Spine J 1999; 8(5): 396-401.
[http://dx.doi.org/10.1007/s005860050193] [PMID: 10552323]

[111]　Weishaupt D, Zanetti M, Boos N, Hodler J. MR imaging and CT in osteoarthritis of the lumbar facet joints. Skeletal Radiol 1999; 28(4): 215-9.
[http://dx.doi.org/10.1007/s002560050503] [PMID: 10384992]

[112]　Thalgott JS, Albert TJ, Vaccaro AR, *et al.* A new classification system for degenerative disc disease of the lumbar spine based on magnetic resonance imaging, provocative discography, plain radiographs and anatomic considerations. Spine J 2004; 4(6) (Suppl.): 167S-72S.
[http://dx.doi.org/10.1016/j.spinee.2004.07.001] [PMID: 15541662]

[113]   Rauschning W. Computed tomography and cryomicrotomy of lumbar spine specimens. A new technique for multiplanar anatomic correlation. Spine 1983; 8(2): 170-80.
[http://dx.doi.org/10.1097/00007632-198303000-00008] [PMID: 6857388]

[114]   Tsou PM, Alan Yeung C, Yeung AT. Posterolateral transforaminal selective endoscopic discectomy and thermal annuloplasty for chronic lumbar discogenic pain: a minimal access visualized intradiscal surgical procedure. Spine J 2004; 4(5): 564-73.
[http://dx.doi.org/10.1016/j.spinee.2004.01.014] [PMID: 15363430]

[115]   Yeung A, Gore S. Endoscopically guided foraminal and dorsal rhizotomy for chronic axial back pain based on cadaver and endoscopically visualized anatomic study. Int J Spine Surg 2014; 8.
[http://dx.doi.org/10.14444/1023]

[116]   Yeung A, Roberts A, Zhu L, Qi L, Zhang J, Lewandrowski KU. Treatment of Soft Tissue and Bony Spinal Stenosis by a Visualized Endoscopic Transforaminal Technique Under Local Anesthesia. Neurospine 2019; 16(1): 52-62.
[http://dx.doi.org/10.14245/ns.1938038.019] [PMID: 30943707]

[117]   Lewandrowski KU. Retrospective analysis of accuracy and positive predictive value of preoperative lumbar MRI grading after successful outcome following outpatient endoscopic decompression for lumbar foraminal and lateral recess stenosis. Clin Neurol Neurosurg 2019; 179(179): 74-80.
[http://dx.doi.org/10.1016/j.clineuro.2019.02.019] [PMID: 30870712]

[118]   Lewandrowski KU, Muraleedharan N, Eddy SA, et al. Artificial Intelligence Comparison of the Radiologist Report With Endoscopic Predictors of Successful Transforaminal Decompression for Painful Conditions of the Lumber Spine: Application of Deep Learning Algorithm Interpretation of Routine Lumbar Magnetic Resonance Imaging Scan. Int J Spine Surg 2020; 14(s3): S75-85.
[http://dx.doi.org/10.14444/7130] [PMID: 33208388]

[119]   Lewandrowski KU, Muraleedharan N, Eddy SA, et al. Reliability Analysis of Deep Learning Algorithms for Reporting of Routine Lumbar MRI Scans. Int J Spine Surg 2020; 14(s3): S98-S107.
[http://dx.doi.org/10.14444/7131] [PMID: 33122182]

[120]   Lewandrowski KU, Yeung A. Meaningful outcome research to validate endoscopic treatment of common lumbar pain generators with durability analysis. J Spine Surg 2020; 6(6) (Suppl. 1): S6-S13.
[http://dx.doi.org/10.21037/jss.2019.09.07] [PMID: 32195408]

[121]   LewandrowskI KU, Muraleedharan N, Eddy SA, et al. Feasibility of Deep Learning Algorithms for Reporting in Routine Spine Magnetic Resonance Imaging. Int J Spine Surg 2020; 14(s3): S86-97.
[http://dx.doi.org/10.14444/7131] [PMID: 33298549]

[122]   Lewandrowski KU. The strategies behind "inside-out" and "outside-in" endoscopy of the lumbar spine: treating the pain generator. J Spine Surg 2020; 6(6) (Suppl. 1): S35-9.
[http://dx.doi.org/10.21037/jss.2019.06.06] [PMID: 32195412]

[123]   Yeung AT, Gore S. In-vivo Endoscopic Visualization of Patho-anatomy in Symptomatic Degenerative Conditions of the Lumbar Spine II: Intradiscal, Foraminal, and Central Canal Decompression. Surg Technol Int 2011; 21(21): 299-319.
[PMID: 22505004]

[124]   Gore S, Yeung A. The "inside out" transforaminal technique to treat lumbar spinal pain in an awake and aware patient under local anesthesia: results and a review of the literature. Int J Spine Surg 2014; 8.
[http://dx.doi.org/10.14444/1028]

[125]   Osman SG, Narayanan M, Malik A, et al. Anatomic Treatment-based Classification of Diseased Lumbar Spinal Motion-segment. International Journal of Neuro & Spinal Sciences 2013; 1: 1-10.

[126]   Lewandrowski KU, DE Carvalho PST, DE Carvalho P Jr, Yeung A. Minimal Clinically Important Difference in Patient-Reported Outcome Measures with the Transforaminal Endoscopic Decompression for Lateral Recess and Foraminal Stenosis. Int J Spine Surg 2020; 14(2): 254-66.
[http://dx.doi.org/10.14444/7034] [PMID: 32355633]

[127]   Lee S, Lee JW, Yeom JS, et al. A practical MRI grading system for lumbar foraminal stenosis. AJR Am J Roentgenol 2010; 194(4): 1095-8.
[http://dx.doi.org/10.2214/AJR.09.2772] [PMID: 20308517]

[128]   Yeung AT, Lewandrowski KU. Retrospective analysis of accuracy and positive predictive value of preoperative lumbar MRI grading after successful outcome following outpatient endoscopic decompression for lumbar foraminal and lateral recess stenosis. Clin Neurol Neurosurg 2019; 181: 52.
[http://dx.doi.org/10.1016/j.clineuro.2019.03.011]

[129] Lewandrowski KU. Successful outcome after outpatient transforaminal decompression for lumbar foraminal and lateral recess stenosis: The positive predictive value of diagnostic epidural steroid injection. Clin Neurol Neurosurg 2018; 173(173): 38-45.
[http://dx.doi.org/10.1016/j.clineuro.2018.07.015] [PMID: 30075346]

[130] Zwaan L, Monteiro S, Sherbino J, Ilgen J, Howey B, Norman G. Is bias in the eye of the beholder? A vignette study to assess recognition of cognitive biases in clinical case workups. BMJ Qual Saf 2017; 26(2): 104-10.
[http://dx.doi.org/10.1136/bmjqs-2015-005014] [PMID: 26825476]

[131] Henriksen K, Kaplan H. Hindsight bias, outcome knowledge and adaptive learning. Qual Saf Health Care 2003; 12(12) (Suppl. 2): ii46-50.
[http://dx.doi.org/10.1136/qhc.12.suppl_2.ii46] [PMID: 14645895]

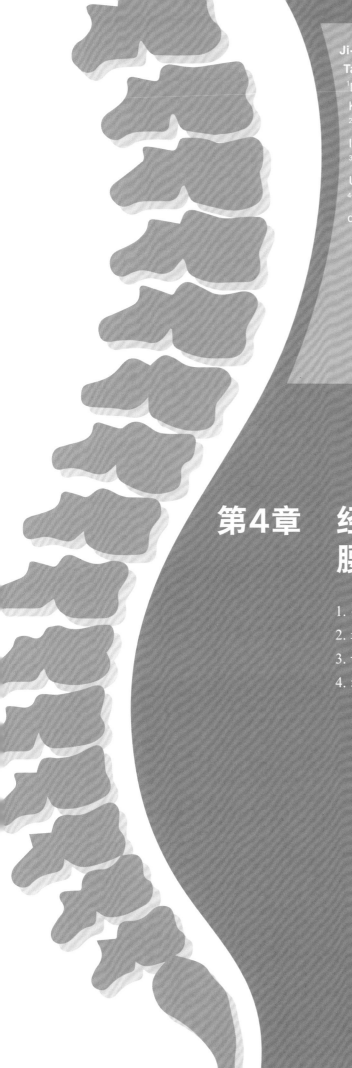

Ji-Yeon Kim[1], Hyeun-Sung Kim[1], Kai-Uwe Lewandrowski[2-4] 和 Il-Tae Jang[1]

[1]Department of Neurosurgery, Nanoori Hospital, Seoul City, South Korea

[2]Center for Advanced Spine Care of Southern Arizona and Surgical Institute of Tucson, Tucson AZ, USA

[3]Associate Professor Department of Orthopaedics, Fundación Universitaria Sanitas, Bogotá, D.C., Colombia, USA

[4]Visiting Professor, Department Orthopaedic Surgery, UNIRIO, Rio de Janeiro, Brazil

译者：韩敦鑫、周江军、肖波

第4章　经椎间孔经皮内镜下腰椎间盘切除术

1. 引言
2. 适应证和应用
3. 讨论
4. 结论

4

摘要：

　　经椎间孔脊柱手术是内镜下椎间盘切除术最常用的方法。工作通道放置的初始位置决定了手术步骤和手术顺序。该技术通常应用的变种包括由内向外和由外向内技术。在本章节中，编者描述了经椎间孔镜下椎间盘切除术的必要手术步骤，重点是向下脱垂的椎间盘突出症，因为这些将会挑战脊柱外科医师内镜下技能的极限。因此，编者描述了该技术的局限性，并详细阐述了如何对神经充分减压。

关键词：

　　腰椎间盘突出症；经椎间孔入路。

1. 引言

　　经椎间孔技术是内镜下治疗腰椎间盘突出症最常用的脊柱手术方法之一[1-5]。PELD可分为经椎间孔PELD[1, 6-15]和经椎板间PELD[1, 16-21]两种手术入路。在本章中，编者重点讲述了经椎间孔入路的解剖学和手术要点。

2. 适应证和应用

近年来，PELD所应用的技术和设备快速发展。

因此，几乎所有类型的腰椎间盘疾病都可以采用PELD进行手术。PELD由于学习曲线陡峭而不容易进行，尤其是在困难和复杂的病例中。本章介绍了其中一些病例，目的是讨论脊柱内镜手术技术的最新应用。

2.1 PELD 的常见适应证

- 旁正中型椎间盘突出，主要为腿痛。
- 后纵韧带下方破裂或脱出椎间盘，移位小于椎间隙高度。
- 中央型椎间盘突出，主要表现为背痛。
- 引起化学性坐骨神经痛的纤维环破口。
- 外侧和极外侧椎间盘突出。
- 椎间孔椎间盘突出。
- 关节突关节的滑膜囊肿。
- 椎间盘囊肿[22]。

2.2 PELD 困难病例的指征

- 巨大的正中突出的椎间盘：较大的椎管压迫。
- 已移位的游离椎间盘：向上游离、向下游离。
- 复发椎间盘：①开放腰椎间盘切除术后；②PELD后。
- 椎间盘钙化。
- 侧隐窝狭窄。
- 多节段椎间盘突出。

2.3 后外侧 PELD 入路的常规解剖结构

出于解剖学的考虑，为了使经椎间孔经皮内镜下椎间盘切除术取得更好的临床疗效，需要了解Kambin三角的解剖结构，由出口神经根、行走神经根和下方椎弓根构成（表4-1）[23-26]。节段动脉从出口神经根下穿过（图4-1～图4-3）。因此，这一节段动脉可能与术后腹膜后血肿有关[27-29]。

表4-1　PELD的一般解剖结构

（1）	Kambin 三角工作区
（2）	出口神经根
（3）	行走神经根
（4）	纤维环
（5）	后纵韧带
（6）	硬脊膜
（7）	交感神经和窦椎神经
（8）	髂腰血管和节段动脉
（9）	腹膜后内脏

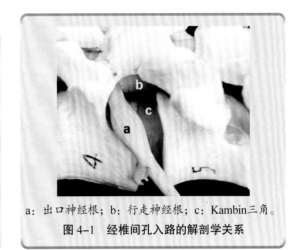

a：出口神经根；b：行走神经根；c：Kambin三角。

图 4-1　经椎间孔入路的解剖学关系

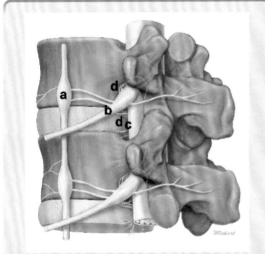

a：交感神经干和神经节；b：出口神经根；c：行走神经根；d：窦椎神经。

图 4-2　经椎间孔入路的神经系统关系

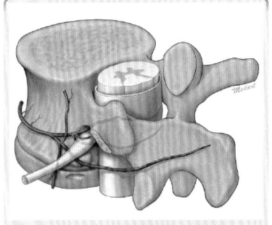

节段动脉从出口神经根下穿过，因此，在极外侧、椎间孔、向上脱出移位椎间盘中使用PELD显露出口神经根时，应注意防止节段性动脉损伤，这可能导致严重的腹膜后血肿[30-32]。

图 4-3　经椎间孔入路中节段动脉的关系

2.4 后外侧 PELD 入路的常规手术解剖

脊柱内镜外科医师在使用内镜时应牢记经椎间孔区的解剖结构（图4-4）。在第一次置入内镜时，外科医师采用由外向内入路，可以探查到椎间孔韧带、硬膜外脂肪和纤维环结构（图4-5）。切除纤维环、后纵韧带、硬膜外脂肪之后，可以探查并评估硬膜外间隙，以评估减压情况。

在PELD中的手术解剖结构：①纤维环；②后纵韧带；③硬脊膜；④出口神经根；⑤行走神经根；⑥椎间盘纤维环上的破口；⑦椎弓根上路径切迹；⑧椎弓形韧带；⑨硬膜外脂肪。

2.5 后外侧 PELD 入路的特殊手术解剖

在高级的PELD中，应仔细检查患者的解剖结构，如出口神经根、出口神经根椎间盘破裂，还应彻底检查椎弓根上区域和行走神经根范围的硬膜外间隙（表4-2）。

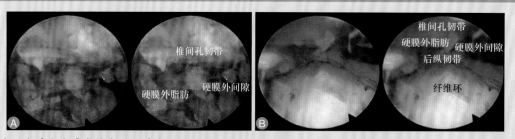

在应用由外向内手术技术时，手术通道放置位置恰当时，可以看到视野清理前（图A）和手术野清理后（图B）。表4-2列出了在PELD过程中遇到的结构。

图 4-4　手术视野清理前和视野清理后

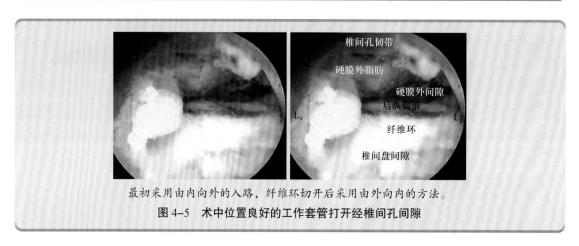

最初采用由内向外的入路，纤维环切开后采用由外向内的方法。

图 4-5　术中位置良好的工作套管打开经椎间孔间隙

表4-2　PELD中的特殊操作结构

一	出口神经根入路	行走神经根入路
类别	极外侧髓核突出	中央型髓核突出
	椎间孔髓核突出	旁中央髓核突出
	向头侧移位的髓核突出	向尾侧移位的髓核突出
重要结构	出口神经根	行走神经根
	节段动脉	硬膜外间隙
	腋部区域	椎弓根上区
	硬膜外间隙	向下脱出的椎间盘
	椎间孔韧带	

2.6 出口神经根入路

在进行出口神经根入路时，应保护出口神经根。出口神经根应通过工作通道推开。通过暴露位于椎间盘头侧的腋窝区域来识别残余的椎间盘也是必要的（图4-6）。

2.7 行走神经根入路

在行走神经根入路中，充分打开硬膜外空间以减压行走神经根是至关重要的。当硬的骨性椎间孔间隙被充分打开时，采用两者掺半的入路很容易暴露硬膜外间隙（图4-7）[33]。另一方面，当硬的骨性间隙较窄时，由于聚焦于椎弓根上区域，很难直接暴露硬膜外间隙（图4-8）。

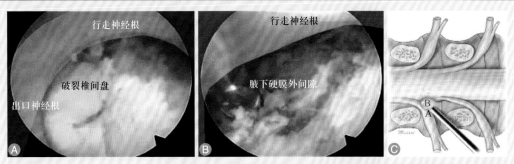

A.在出口神经根被推开之后；B.进入腋窝区域；C.演示图像。为了在出口神经根入路时保护出口神经根，如在极外侧、椎间孔和向上脱出移位的髓核突出中，应仔细进行出口神经根的推开保护。

图 4-6　出口神经根入路的视频图像

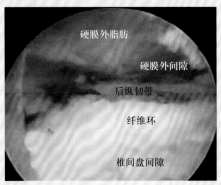

图 4-7　行走神经根入路"半/半"手术方式硬膜外暴露的术中图像

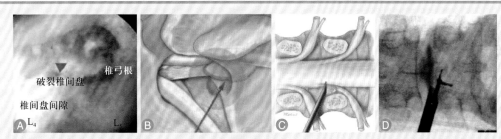

术中影像（图 A）和示意图（图 B、图 C）显示行走神经根入路的椎弓根上区图像。对于向下脱出髓核的患者，手术过程中沿椎弓根上点进入将很容易暴露硬膜外腔——术中图像（图 D）。

图 4-8　行走神经根入路手术方式术中影像和示意

2.8 操作安全区解剖

基于解剖学上的考虑，Kambin 三角可以改变：①传统后外侧入路的入路轨迹；②小角度的外侧入路；③出口神经根入路；④椎弓根上入路（图 4-8）。举个变化的例子，与传统的后外侧入路相比，小角度的外侧入路中 Kambin 三角的大小可能会显著减小，容易损害出口神经根（图 4-9，图 4-10）[34-37]。

在出口神经根入路中，应使用圆形工作通道，防止出口神经根进入工作通道范围内，这样可减少术中射频或钳子对神经根的损伤。椎间盘向下方移位可能会引起严重的疼痛，因为它通常位于椎弓根附近，会导致行走神经根疼痛综合征。因此，当处理向下移位的椎间盘时，打开垂直的硬膜外腔很重要。在进行此操作时，进入硬膜外间隙到椎弓根上区域可以迅速实现[38-40]。

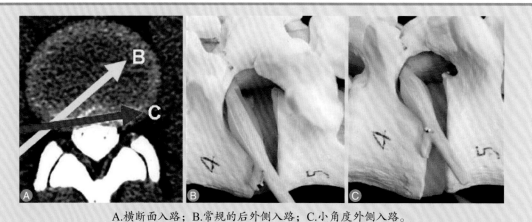

A.横断面入路；B.常规的后外侧入路；C.小角度外侧入路。

图 4-9　基于横断面入路角度的 Kambin 安全三角和出口神经根的体积变化

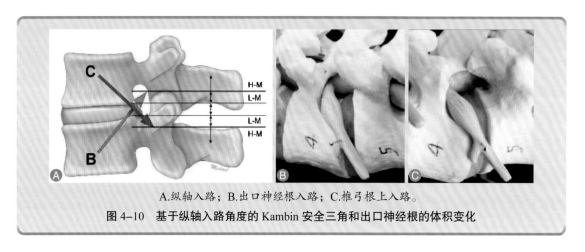

A.纵轴入路；B.出口神经根入路；C.椎弓根上入路。

图 4-10　基于纵轴入路角度的 Kambin 安全三角和出口神经根的体积变化

2.9 手术中易犯的错误

2.9.1 工作套管的位置

我们采用由外向内和由内向外的经椎间孔入路进行内镜下椎间盘切除术。由外向内的手术方法对初学者来说可能更困难，尽管如此，它对切除椎间盘高度向下移位的病例更有利（表4-3，图4-11）。

表4-3　由内向外和由外向内两种方法的特点

一	由内向外	由外向内
定义	①将工作套管直接插入椎间隙内透视引导纤维环开窗 ②将工作套管目标朝向椎间盘碎片	①在纤维环开窗前，将工作插管插入经椎间孔间隙 ②将工作套管目标朝向椎间盘碎片
优势	①简单 ②神经结构安全	①保留解剖结构：椎间盘破裂 ②容易暴露硬膜外 ③工作通道易于操控 ④减少椎间盘损伤
缺点	①疼痛：纤维环开窗 ②变形：解剖结构 / 椎间盘破裂 ③椎间盘损伤	学习曲线陡峭

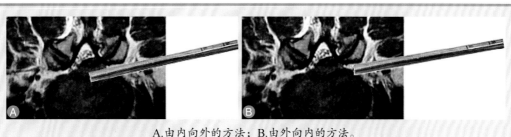

A.由内向外的方法；B.由外向内的方法。

图 4-11　工作通道置入方法

2.9.2 解剖学局限性

在进行经椎间孔入路前，应仔细评估手术神经孔和髂嵴之间的解剖学关系。这是因为在椎孔狭窄、椎弓根上区变浅、高髂嵴、移行椎或由于晚期退行性变导致腰椎垂直塌陷的病例中，难以接近靶点[41-43]。例子如图4-12～图4-14所示。

- 椎间孔间隙

术前必须进行X线检查。当椎间孔间隙狭窄时，应考虑采用其他手术方法。在这种情况下，如果外科医师在椎间孔处使用钻头或刮刀进行工作，就可以更方便地到达目标椎间盘（图4-12）。

- 髂嵴

髂嵴是确定工作通道方向的关键。如果髂嵴较高，就不容易从椎管内向上移动并打开硬膜外腔。当髂嵴与目标椎间盘处于大致相同的水平时，内镜下椎间盘切除术并不困难（图4-13～图4-15）。

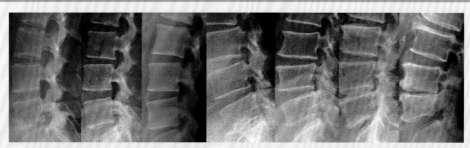

图 4-12　椎间孔狭窄的常见临床情况，可能会增加经椎间孔入路的困难程度

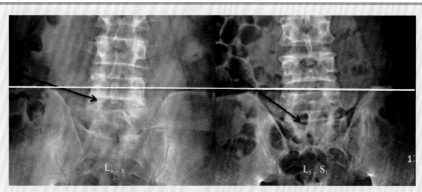

在这种情况下，很难到达椎管内靶点以完成硬膜外减压。

图 4-13　髂嵴的位置比靶神经孔高很多

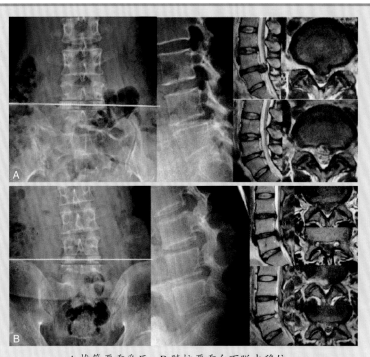

A.椎管严重受压；B.髓核严重向下脱出移位。

图4-14　未闭塞L₄/₅神经孔的手术病例，突出的椎间盘组织通常可以取出

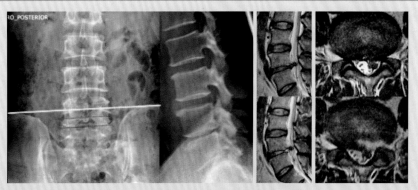

图4-15　在手术水平的椎间孔狭窄和髂嵴闭塞的病例中，即使是处理小的椎间盘突出也可能是困难的

2.10 可到达的手术通路区域

在经椎间孔入路中，刚性的内镜工作套管可以到达多个椎间盘节段的有限区域，包括旁中央突出、向上脱出和向下脱出的部分。在传统的后外侧入路中，中度至高度向下移位的椎间盘可能无法充分到达。因此，向下移位的椎间盘需要更高级的技术（图4-16）[32]。

2.11 向下游离椎间盘处理技术

2.11.1 硬膜外暴露

向下方移位的椎间盘突出只有在有额外通路进入硬膜外腔的情况下，才能通过脊柱内镜来取出。在L₄~₅处使用PELD取出向下移位的椎间盘的解剖局限性取决于它与椎弓根、髂嵴和椎间孔宽度的关系。已经发表了几种方法来解决解剖学限制所造成的困难。

（1）极外侧入路[2]

Ruetten医师介绍了极外侧入路作为第一个使用刚性内镜直接到达硬膜外腔的入路。它

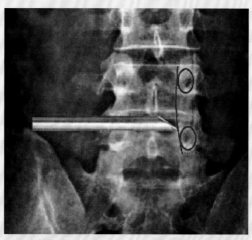

图 4-23　为防止对侧神经损伤，工作套管和工作钳不应超过对侧椎弓根内边缘

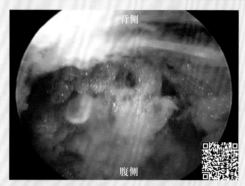

视频 4-11　减压

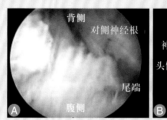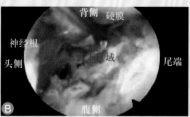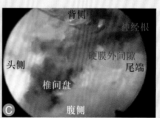

A. 对侧入路；B. 向上的入路；C. 向下的入路。

图 4-24　最终确认为彻底松解的神经根

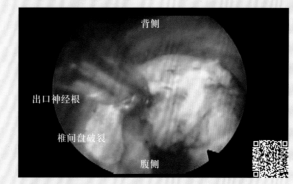

视频 4-12　复位：出口神经根入路

（2）硬膜外中央入路

对于巨大中央管压迫的病例，硬膜外暴露将是成功切除症状性椎间盘突出的最重要的点（图4-24），硬膜外中央入路见视频4-13、视频4-14。

（3）硬膜外下入路

对于椎间盘脱出并向下移位较远的病例，椎弓根上区周围的硬膜外暴露将有助于暴露硬膜外间隙。这个椎弓根上的区域通常覆盖着丰富的脂肪组织。在切除脂肪组织并清理该区域后，可以暴露破裂的、向下脱出的椎间盘，并穿过这个椎弓根上间隙看到行走神经根（图4-24）。在由于骨结构阻挡导致手术钳或手术器械进入硬膜外间隙困难的情况下，使用高速钻或铰刀扩孔将是有帮助的。硬膜外下入路见视频4-15 ~ 视频4-21。

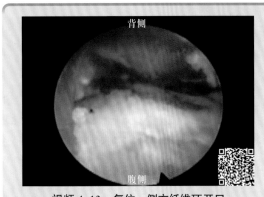

视频 4-13　复位：侧方纤维环开口

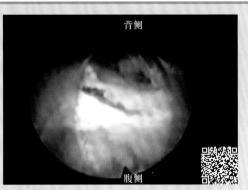

视频 4-14　复位：硬膜外中央入路

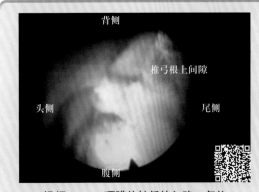

视频 4-15　硬膜外较低的入路：复位

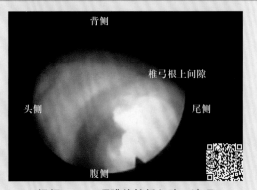

视频 4-16　硬膜外较低入路：清理

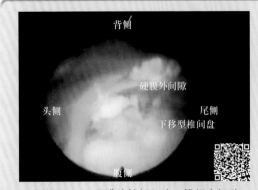

视频 4-17　硬膜外较低入路：椎间盘切除

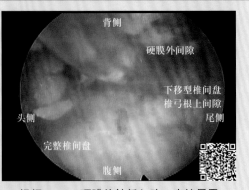

视频 4-18　硬膜外较低入路：直接暴露

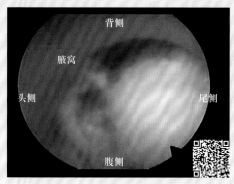

视频 4-19　确认减压程度：头侧

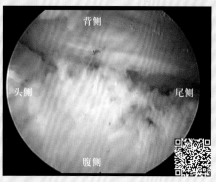

视频 4-20　确认减压程度：对侧

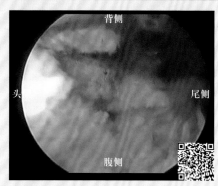

视频 4-21　确认减压程度：髓核移位不大

（4）向下脱出移位椎间盘经皮内镜手术的主要问题

* 出血控制。
* 移位椎间盘组织的取出。
* 腹侧硬膜外腔减压的确认。

3. 讨论

经椎间孔内镜下椎间盘切除术是脊柱内镜的主要方法。这种经过时间验证的技术有许多变体。建议新手脊柱内镜外科医师采取本章编者介绍的程序化手术步骤完成该手术。编者已按照描述的手术方式实施了15年经椎间孔内镜手术技术，其中的理念和方案基于在手术室的观察和临床随访。如何处理突出髓核向下脱出移位是临床实践中的一个重要问题，因为它可以让缺乏经验的脊柱内镜外科医师措手不及。与任何新的外科手术一样，由于经椎间孔内镜学习曲线陡峭，内镜视野与通过手术显微镜观察的显微镜视野明显不同，由经验丰富的外科医师进行高级的毕业后培训是有必要的。特别是对于新手脊柱内镜外科医师，他们没有使用其他关节或器官系统的内镜的经验，这就需要多个病例来完善技术。编者希望能帮助本章的读者加深理解在经椎间孔内镜手术中遇到的常见问题。

4. 结论

经椎间孔内镜手术是应用广泛的脊柱内镜手术技术，其经过时间验证，使脊柱内镜外科医师能够解决大多数腰椎间盘突出问题。患者的选择标准、手术指征，以及其他手术相关的问题在本书系列的其他章节中有很好的描述。在本章中，编者描述了必要的程序步骤，以使初学者理解手术程序，并帮助他们进行毕业后脊柱外科内镜培训。

发表声明

不适用。

利益声明

编者声明无任何利益、资金及其他方面的冲突。

致谢

无。

参考文献

[1] Kim DH, Choi G, Lee SH. Endoscopic Spine Procedures. Thieme Medical Publishers 2011; p. 11.

[2] Abdullah AF, Wolber PG, Warfield JR, Gunadi IK. Surgical management of extreme lateral lumbar disc herniations: review of 138 cases. Neurosurgery 1988; 22(4): 648-53.
[http://dx.doi.org/10.1227/00006123-198804000-00005] [PMID: 3374776]

[3] Ahn Y, Lee SH, Park WM, Lee HY, Shin SW, Kang HY. Percutaneous endoscopic lumbar discectomy for recurrent disc herniation: surgical technique, outcome, and prognostic factors of 43 consecutive cases. Spine 2004; 29(16): E326-32.
[http://dx.doi.org/10.1097/01.BRS.0000134591.32462.98] [PMID: 15303041]

[4] McCulloch JA. Principles of Microsurgery for Lumbar Disc Diseases. New York: Raven Press 1989.

[5] Mekhail N, Kapural L. Intradiscal thermal annuloplasty for discogenic pain: an outcome study. Pain Pract 2004; 4(2): 84-90.
[http://dx.doi.org/10.1111/j.1533-2500.2004.04203.x] [PMID: 17166191]

[6] Ditsworth DA. Endoscopic transforaminal lumbar discectomy and reconfiguration: a postero-lateral approach into the spinal canal. Surg Neurol 1998; 49(6): 588-97.
[http://dx.doi.org/10.1016/S0090-3019(98)00004-4] [PMID: 9637618]

[7] Tsou PM, Yeung AT. Transforaminal endoscopic decompression for radiculopathy secondary to intracanal noncontained lumbar disc herniations: outcome and technique. Spine J 2002; 2(1): 41-8.
[http://dx.doi.org/10.1016/S1529-9430(01)00153-X] [PMID: 14588287]

[8] Tsou PM, Alan Yeung C, Yeung AT. Posterolateral transforaminal selective endoscopic discectomy and thermal annuloplasty for chronic lumbar discogenic pain: a minimal access visualized intradiscal surgical procedure. Spine J 2004; 4(5): 564-73.
[http://dx.doi.org/10.1016/j.spinee.2004.01.014] [PMID: 15363430]

[9] Ruetten S, Komp M, Godolias G. An extreme lateral access for the surgery of lumbar disc herniations inside the spinal canal using the full-endoscopic uniportal transforaminal approach-technique and prospective results of 463 patients. Spine 2005; 30(22): 2570-8.
[http://dx.doi.org/10.1097/01.brs.0000186327.21435.cc] [PMID: 16284597]

[10] Jasper GP, Francisco GM, Telfeian AE. Endoscopic transforaminal discectomy for an extruded lumbar disc herniation. Pain Physician 2013; 16(1): E31-5.
[PMID: 23340542]

[11] Eustacchio S, Flaschka G, Trummer M, Fuchs I, Unger F. Endoscopic percutaneous transforaminal treatment for herniated lumbar discs. Acta Neurochir (Wien) 2002; 144(10): 997-1004.
[http://dx.doi.org/10.1007/s00701-002-1003-9] [PMID: 12382128]

[12] Gibson JN, Cowie JG, Iprenburg M. Transforaminal endoscopic spinal surgery: the future 'gold standard' for discectomy? - A review. Surgeon 2012; 10(5): 290-6.
[http://dx.doi.org/10.1016/j.surge.2012.05.001] [PMID: 22705355]

[13] Yeung AT, Tsou PM. Posterolateral endoscopic excision for lumbar disc herniation: Surgical technique, outcome, and complications in 307 consecutive cases. Spine 2002; 27(7): 722-31.
[http://dx.doi.org/10.1097/00007632-200204010-00009] [PMID: 11923665]

[14] Yeung AT, Yeung CA. Advances in endoscopic disc and spine surgery: foraminal approach. Surg Technol Int 2003; 11: 255-63.
[PMID: 12931309]

[15] Yeung AT. The evolution of percutaneous spinal endoscopy and discectomy: state of the art. Mt Sinai J Med 2000; 67(4): 327-32.
[PMID: 11021785]

[16] Maroon JC. Current concepts in minimally invasive discectomy. Neurosurgery 2002; 51(5) (Suppl.):

S137-45.
[PMID: 12234441]

[17] Kim HS, Park JY. Comparative assessment of different percutaneous endoscopic interlaminar lumbar discectomy (PEID) techniques. Pain Physician 2013; 16(4): 359-67.
[PMID: 23877452]

[18] Choi G, Lee SH, Raiturker PP, Lee S, Chae YS. Percutaneous endoscopic interlaminar discectomy for intracanalicular disc herniations at L5-S1 using a rigid working channel endoscope. Neurosurgery 2006; 58(1) (Suppl.): ONS59-68.
[http://dx.doi.org/10.1227/01.NEU.0000362000.35742.3D] [PMID: 16479630]

[19] Ruetten S, Komp M, Godolias G. A New full-endoscopic technique for the interlaminar operation of lumbar disc herniations using 6-mm endoscopes: prospective 2-year results of 331 patients. Minim Invasive Neurosurg 2006; 49(2): 80-7.
[http://dx.doi.org/10.1055/s-2006-932172] [PMID: 16708336]

[20] Ruetten S, Komp M, Merk H, Godolias G. Use of newly developed instruments and endoscopes: full-endoscopic resection of lumbar disc herniations *via* the interlaminar and lateral transforaminal approach. J Neurosurg Spine 2007; 6(6): 521-30.
[http://dx.doi.org/10.3171/spi.2007.6.6.2] [PMID: 17561740]

[21] Ruetten S, Komp M, Merk H, Godolias G. Full-endoscopic interlaminar and transforaminal lumbar discectomy *versus* conventional microsurgical technique: a prospective, randomized, controlled study. Spine 2008; 33(9): 931-9.
[http://dx.doi.org/10.1097/BRS.0b013e31816c8af7] [PMID: 18427312]

[22] Kambin P, Zhou L. History and current status of percutaneous arthroscopic disc surgery. Spine 1996; 21(24) (Suppl.): 57S-61S.
[http://dx.doi.org/10.1097/00007632-199612151-00006] [PMID: 9112325]

[23] Kambin P, Vaccaro A. Arthroscopic microdiscectomy. Spine J 2003; 3(3) (Suppl.): 60S-4S.
[http://dx.doi.org/10.1016/S1529-9430(02)00558-2] [PMID: 14589219]

[24] Kambin P, Savitz MH. Arthroscopic microdiscectomy: an alternative to open disc surgery. Mt Sinai J Med 2000; 67(4): 283-7.
[PMID: 11021778]

[25] Kambin P, O'Brien E, Zhou L, Schaffer JL. Arthroscopic microdiscectomy and selective fragmentectomy. Clin Orthop Relat Res 1998; (347): 150-67.
[PMID: 9520885]

[26] Kambin P, Zhou L. Arthroscopic discectomy of the lumbar spine. Clin Orthop Relat Res 1997; 337: 49-57.
[http://dx.doi.org/10.1097/00003086-199704000-00007] [PMID: 9137176]

[27] Kim HS, Ju CI, Kim SW, Kim JG. Huge Psoas Muscle Hematoma due to Lumbar Segmental Vessel Injury Following Percutaneous Endoscopic Lumbar Discectomy. J Korean Neurosurg Soc 2009; 45(3): 192-5.
[http://dx.doi.org/10.3340/jkns.2009.45.3.192] [PMID: 19352485]

[28] Ahn Y, Kim JU, Lee BH, Lee SH, Park JD, Hong DH. Massive Retroperitoneal Hematoma after Transforaminal Percutaneous Endoscopic Lumbar Discectomy: Reoprt of Two Cases. Rachis 2008; (4): 10-1.

[29] Ahn Y, Kim JU, Lee BH, *et al.* Postoperative retroperitoneal hematoma following transforaminal percutaneous endoscopic lumbar discectomy. J Neurosurg Spine 2009; 10(6): 595-602.
[http://dx.doi.org/10.3171/2009.2.SPINE08227] [PMID: 19558294]

[30] Choi G, Lee SH, Bhanot A, Raiturker PP, Chae YS. Percutaneous endoscopic discectomy for extraforaminal lumbar disc herniations: extraforaminal targeted fragmentectomy technique using working channel endoscope. Spine 2007; 32(2): E93-9.
[http://dx.doi.org/10.1097/01.brs.0000252093.31632.54] [PMID: 17224806]

[31] Epimenio RO, Giancarlo D, Giuseppe T, Raffaelino R, Luigi F. Extraforaminal lumbar herniation: "far lateral" microinvasive approach retrospective study. J Spinal Disord Tech 2003; 16(6): 534-8.
[http://dx.doi.org/10.1097/00024720-200312000-00009] [PMID: 14657751]

[32] Kim HS, Ju CI, Kim SW, Kim JG. Endoscopic transforaminal suprapedicular approach in high grade inferior migrated lumbar disc herniation. J Korean Neurosurg Soc 2009; 45(2): 67-73.
[http://dx.doi.org/10.3340/jkns.2009.45.2.67] [PMID: 19274114]

[33] Soldner F, Hoelper BM, Wallenfang T, Behr R. The translaminar approach to canalicular and cranio-dorsolateral lumbar disc herniations. Acta Neurochir (Wien) 2002; 144(4): 315-20.
[http://dx.doi.org/10.1007/s007010200043] [PMID: 12021876]

[34] Birbilis T, Koulalis D, Matis G, Theodoropoulou E, Papaparaskeva K. Microsurgical muscle-splitting approach for extracanalicular lumbar disc herniation: an analysis of 28 consecutive cases. Acta Orthop Belg 2009; 75(1): 70-4.

[PMID: 19358402]

[35]   Huber P, Reulen HJ. CT-observations of the intra- and extracanalicular disc herniation. Acta Neurochir (Wien) 1989; 100(1-2): 3-11.
[http://dx.doi.org/10.1007/BF01405267] [PMID: 2816531]

[36]   Reulen HJ, Pfaundler S, Ebeling U. The lateral microsurgical approach to the "extracanalicular" lumbar disc herniation. I: A technical note. Acta Neurochir (Wien) 1987; 84(1-2): 64-7.
[http://dx.doi.org/10.1007/BF01456353] [PMID: 3825610]

[37]   Min JH, Kang SH, Lee JB, Cho TH, Suh JK, Rhyu IJ. Morphometric analysis of the working zone for endoscopic lumbar discectomy. J Spinal Disord Tech 2005; 18(2): 132-5.
[http://dx.doi.org/10.1097/01.bsd.0000159034.97246.4f] [PMID: 15800429]

[38]   Choi G, Lee SH, Lokhande P, et al. Percutaneous endoscopic approach for highly migrated intracanal disc herniations by foraminoplastic technique using rigid working channel endoscope. Spine 2008; 33(15): E508-15.
[http://dx.doi.org/10.1097/BRS.0b013e31817bfa1a] [PMID: 18594449]

[39]   Chae KH, Ju CI, Lee SM, Kim BW, Kim SY, Kim HS. Strategies for Noncontained Lumbar Disc Herniation by an Endoscopic Approach : Transforaminal Suprapedicular Approach, Semi-Rigid Flexible Curved Probe, and 3-Dimensional Reconstruction CT with Discogram. J Korean Neurosurg Soc 2009; 46(4): 312-6.
[http://dx.doi.org/10.3340/jkns.2009.46.4.312] [PMID: 19893718]

[40]   Ahn Y. Transforaminal percutaneous endoscopic lumbar discectomy: technical tips to prevent complications. Expert Rev Med Devices 2012; 9(4): 361-6.
[http://dx.doi.org/10.1586/erd.12.23] [PMID: 22905840]

[41]   Lee S, Kim SK, Lee SH, et al. Percutaneous endoscopic lumbar discectomy for migrated disc herniation: classification of disc migration and surgical approaches. Eur Spine J 2007; 16(3): 431-7.
[http://dx.doi.org/10.1007/s00586-006-0219-4] [PMID: 16972067]

[42]   Ha SW, Ju CI, Kim SW, Lee S, Kim YH, Kim HS. Clinical outcomes of percutaneous endoscopic surgery for lumbar discal cyst. J Korean Neurosurg Soc 2012; 51(4): 208-14.
[http://dx.doi.org/10.3340/jkns.2012.51.4.208] [PMID: 22737300]

[43]   Choi I, Ahn JO, So WS, Lee SJ, Choi IJ, Kim H. Exiting root injury in transforaminal endoscopic discectomy: preoperative image considerations for safety. Eur Spine J 2013; 22(11): 2481-7. Epub ahead of print
[http://dx.doi.org/10.1007/s00586-013-2849-7] [PMID: 23754603]

[44]   Choi G, Prada N, Modi HN, Vasavada NB, Kim JS, Lee SH. Percutaneous endoscopic lumbar herniectomy for high-grade down-migrated L4-L5 disc through an L5-S1 interlaminar approach: a technical note. Minim Invasive Neurosurg 2010; 53(3): 147-52.
[http://dx.doi.org/10.1055/s-0030-1254145] [PMID: 20809458]

[45]   Yeom KS, Choi YS. Full endoscopic contralateral transforaminal discectomy for distally migrated lumbar disc herniation. J Orthop Sci 2011; 16(3): 263-9.
[http://dx.doi.org/10.1007/s00776-011-0048-0] [PMID: 21442187]

[46]   Kim JS, Choi G, Lee SH. Percutaneous endoscopic lumbar discectomy via contralateral approach: a technical case report. Spine 2011; 36(17): E1173-8.
[http://dx.doi.org/10.1097/BRS.0b013e3182264458] [PMID: 21785301]

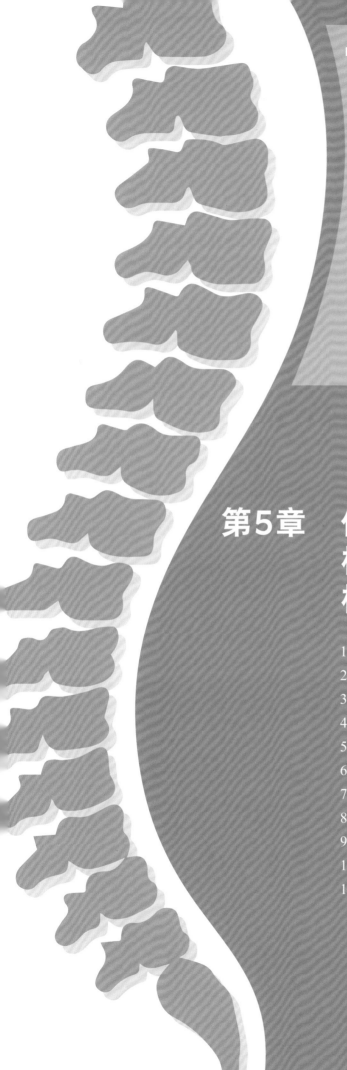

Ravindra Singh[1], Hyeun Sung Kim[2] 和 Il-Tae Jang[2]

[1]Department of Neurosurgery, Halifax Infirmary Hospital, Dalhousie University, Nova Scotia, Canada

[2]Department of Neurosurgery, Nanoori Hospital, Gangnam, Seoul, South Korea

译者：黄波、何飞、刘敏

第5章 保留结构的内镜下椎板间入路L$_5$~S$_1$椎间盘切除术

5

摘要：

脊柱内镜手术正在逐渐发展，并被全球的脊柱外科医师所接受。经椎间孔入路椎间盘切除术是最早采用全内镜入路的手术之一，有多种优点。然而，它也有一定的局限性，高髂嵴在解剖学上阻碍进入是其中之一。椎板间入路治疗$L_5 \sim S_1$椎间盘突出利用了宽大的椎板间窗，是解决这一常见临床问题的非凡内镜入路。

关键词：

内镜入路；椎板间内镜腰椎间盘切除术；$L_5 \sim S_1$椎间盘突出；经椎间孔入路。

1. 引言

脊柱内镜手术最初的尝试是在透视指导下进行盲视经皮椎间盘切除术。后来，随着Kambin等的开创性工作，全内镜椎间盘切除术成为现实。随着时间的推移，经皮内镜下椎间盘切除术已被全球脊柱外科医师接受，其结果相当甚至优于常规手术[1-2]。内镜下椎间盘切除术虽然有各种优点，但也有一定的局限性，其中$L_5 \sim S_1$椎间盘的入路受限于髂嵴、横突、椎间孔等解剖结构[1, 3]。脊柱外科医师通常精通椎板间入路，利用椎板间窗进入硬膜囊和椎间盘间隙。同样的椎板间窗口也可用于在内镜手术中进入$L_5 \sim S_1$椎间盘，避开髂嵴，回避了经椎间孔入路的局限性[2-7]。本章将向读者介绍椎板间入路治疗$L_5 \sim S_1$椎间盘的原理和技术。编者简明地描述了适应证、手术过程（包括术中标志皮肤切口）、内镜和椎间盘切除术。

2. 解剖学与基本原理

由于$L_5 \sim S_1$水平椎弓根、侧隐窝和上、下椎板之间的间距较大，形成宽大的椎板间窗，因此内镜手术的椎板间入路很容易实现[8-9]。了解$L_5 \sim S_1$脊柱的影像学解剖知识对于椎板间入路很重要。该入路的标志是棘突（L_5和S_1）、S_1椎体上椎板、L_5椎体下椎板、S_1上关节突、L_5下关节突、$L_5 \sim S_1$椎间盘和侧隐窝[2, 6-7, 10-12]。骶正中血管、右髂血管和左髂血管是位于L_5和S_1椎体前的重要结构。从解剖学角度看，它们离入路和手术野足够远，但应注意避免意外损伤。随着内镜技术的进步，经椎间孔入路具有很大的灵活性，早期技术的大多数限制已经被克服。然而，高位髂嵴、$L_5 \sim S_1$水平和矢状面畸形仍然是经椎间孔入路的限制因素[1, 13-14]。

3. V点的概念

对于初学者来说，从手术一开始、中间步骤到手术结束，最根本的是理解停靠点。椎板间入路手术停靠点通常被描述为V点（图5-1）[5, 15-16]。同侧V点为第一个停靠点，定义为S_1椎板上缘最外侧点与L_5椎板下缘最外侧点的交汇处，该位置即皮肤切口位置。中线V点（头侧）是L_5棘突腹侧的最高点与L_5下椎板最近点的交界处，也称为头侧棘突椎板交界处[5, 15-16]。

在S_1棘突和S_1上椎板交界处可以发现类似的中线V点（图5-1）。对侧V点被定义为

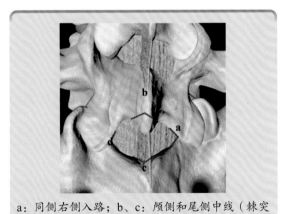

a：同侧右侧入路；b、c：颅侧和尾侧中线（棘突椎板交界处）；d：对侧。

图5-1 V点

S_1 上椎板最外侧面与对面 S_1 上关节突内侧最尾部的连接处。这些V点是手术中重要的标志，并在手术过程中指导外科医师，外科医师经常使用V点在内镜空间定位。

4. 保留运动节段

运动节段由两个相邻的椎体和它们之间的椎间盘、小关节及其韧带组成，去除一个小关节面会使运动节段不稳定[17-19]。椎板间入路内镜可以在最低限度切除小关节面的情况下处理脊柱病变，这对于 $L_5 \sim S_1$ 节段内镜下椎间盘切除术很重要。切除较少的小关节突可降低运动节段医源性不稳定的风险[19-20]。

5. 手术步骤

5.1 同侧椎间盘切除技术

5.1.1 适应证

中央、外侧、极外侧型椎间盘突出。

5.1.2 麻醉

全身麻醉，硬膜外麻醉。

5.1.3 位置

俯卧，臀部和膝盖固定。建议使用Wilson体位架（Mizuho OSI）。

5.1.4 椎间盘造影

$L_5 \sim S_1$ 椎间盘造影采用0.8%靛蓝胭脂红（Carmine，Korea United，Pharmaceutical，Yoenki，Korea）联合与Iobrix注射液混合（Taejoon Pharma，Korea）通过经椎间孔途径完成[2, 5, 15-16]，这将确保椎间盘的可视化（图5-2）。

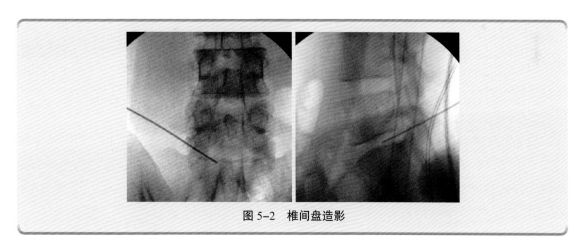

图 5-2　椎间盘造影

5.1.5 皮肤切口和标记

在透视引导下标记皮肤切口，位于椎板间窗的最外侧。同侧V点是皮肤切口的一个重要的透视标记[5, 15-16]（图5-3）。

5.1.6 工作通道与内镜系统

编者使用的内镜是TESSYS^R（Joimax GmbH，Germany），该系统的工作通道外径为7.5 mm，尖端呈斜面。内镜外径为6.5 mm，内径为3.7 mm，视角为30°。通过皮肤切口，插入一根钝头的引导杆，并停靠在同侧的V点上，扩张器逐级扩展，最后插入工作通道，然后移除扩张器和导杆。工作通道斜面朝内侧，以保护硬膜囊。通过工作通道插入内镜，切除阻挡结构（如肌肉、脂肪），清晰显露黄韧带[5, 15-16]（图5-4）。

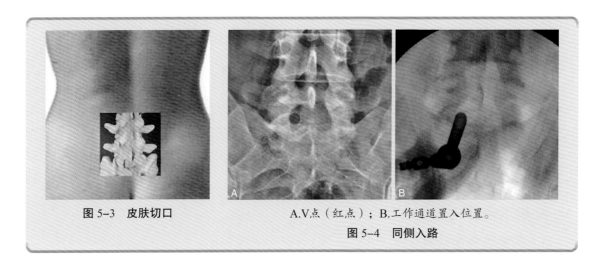

图 5-3　皮肤切口

A.V点（红点）；B.工作通道置入位置。

图 5-4　同侧入路

5.1.7 黄韧带的分离

借助剥离尺垂直劈开黄韧带，用工作套管斜面扩大间隙，右侧入路时通过顺时针旋转（左侧入路则逆时针旋转）进入保护出口神经根。识别在硬膜外间隙的硬膜囊、神经根和脂肪，使用射频探头去除硬膜外脂肪［Ellman's双极射频电凝（Elliquence，Baldwin，New York，USA）］[5-6, 15-16]（图5-5）。

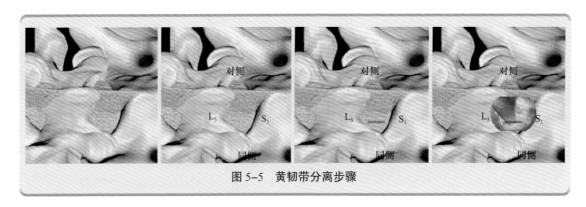

图 5-5　黄韧带分离步骤

5.1.8 椎间盘切除

如果在硬膜外间隙看见脱出的椎间盘组织，则用髓核钳将其取出。依据MRI图像上椎间盘突出部位，旋转工作通道，牵开硬膜囊和神经根，定位椎间盘突出。可以使用环形切割器、打孔器或剥离尺来扩大纤维环上的破口，完成椎间盘切除术[2, 5-7, 15-16, 18]（图5-6，图5-7）。

5.1.9 纤维环成形

椎间盘切除术后，利用双极射频的凝血功能闭合纤维环破口。首先电凝周边接近完整的纤维环，然后进一步向环状缺损中心进行[5]（图5-8）。

5.1.10 切口闭合

取出工作通道和内镜，用脯氨酸或尼龙缝合线缝合皮肤。劈开的黄韧带纤维自然闭合，不需要缝合。完整的黄韧带可预防纤维化（图5-9）。

5.2 对侧椎间盘切除技术

5.2.1 适应证

极外侧、椎间孔或椎间孔外椎间盘突出。

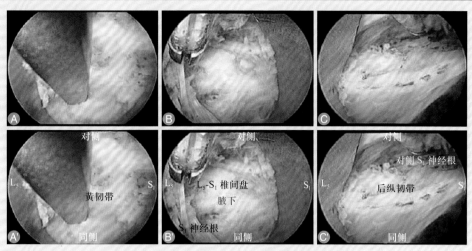

A、A'.黄韧带；B、B'.椎间盘和神经根；C、C'.对侧神经根、后纵韧带。

图 5-6 内镜下视图

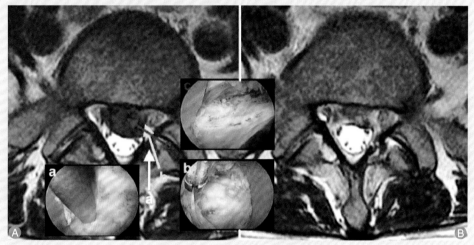

A.术前MRI图像显示椎间盘突出；B.术后MRI图像显示脱出椎间盘已切除。a.黄韧带；b.纤维环和神经根；c.脱出椎间盘。

图 5-7 MRI 图像和对应的内镜图像

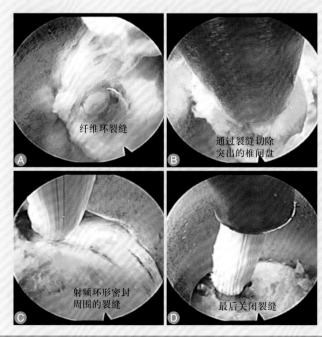

A.裂缝；B.摘除椎间盘；C、D.纤维环裂缝射频电凝。

图 5-8 纤维环成形

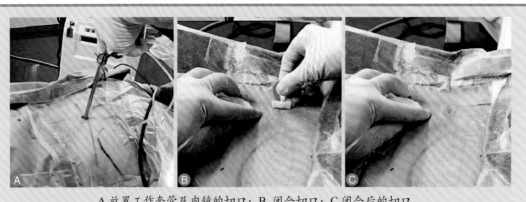

A.放置工作套管及内镜的切口；B.闭合切口；C.闭合后的切口。

图5-9 切口

5.2.2 麻醉

全身麻醉，硬膜外麻醉。

5.2.3 位置

俯卧，臀部和膝盖固定。建议使用Wilson体位架（Mizuho OSI）。

5.2.4 椎间盘造影

$L_5 \sim S_1$椎间盘造影术采用靛蓝胭脂红与Iobrix混合注射液，经椎间孔造影（见上文）。

5.2.5 皮肤切口和标记

皮肤切口位于中线外侧2~3 cm处，以形成45°入路角[16]。

5.2.6 工作通道与内镜系统

在透视引导下，从病变对侧、中线外侧约3 cm处，以45°角插入18 G脊柱穿刺针，停靠在L_5下关节突内侧，然后插入导丝，并以其为中心切开皮肤。随后插入内芯与工作通道，插入内镜后拔出内芯，清理附着肌肉与周围软组织，暴露黄韧带（图5-10）。

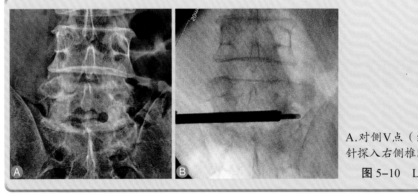

A.对侧V点（红点），左侧入路；B.探针探入右侧椎间孔，左侧入路。

图5-10 $L_5 \sim S_1$对侧椎板间入路

5.2.7 分离黄韧带

通过旋转工作通道来接近中线。将黄韧带从棘间韧带分离，显露出对侧椎管和黄韧带。接近对侧椎间孔区域，时刻与MRI图像对照，劈开黄韧带，旋转工作通道扩大缺口，确定硬膜囊和神经根，用工作通道将其牵开、保护。

5.2.8 切除椎间盘

如果在硬膜外间隙看见脱出的椎间盘组织，则用髓核钳将其取出。依据MRI图像上间盘突出部位，旋转工作通道，牵开硬膜囊和神经根，定位椎间盘突出。可以使用环形切割器、打孔器或剥离尺来扩大纤维环上的破口，完成椎间盘切除术[2, 5]。

5.2.9 纤维环成形

椎间盘切除术后，利用双极射频的凝血功能闭合纤维环破口。首先电凝周边接近完整的纤维环，然后进一步向环状缺损中心进行（见上文）。

5.2.10 闭合切口

皮肤闭合是按照同侧椎间盘切除术技术中所述进行的。

6. 潜在风险

6.1 硬脊膜撕裂

硬脊膜撕裂是一种潜在的并发症。在扩大黄韧带破口时，黄韧带和硬脊膜之间的任何纤维粘连或钙化都应谨慎处理。同样，硬脑膜和椎间盘之间的纤维粘连或钙化也应格外小心。文献报道硬脑膜撕裂的发生率为1%~4%，其中翻修手术的发生率较高[2, 5, 21-22]。

6.2 椎间盘残留

在2%~11%的手术中，椎间盘切除可能不彻底，尤其在高位游离和重度脱垂的椎间盘中，其失败的可能性更高[22-24]。

6.3 神经根损伤

内镜下椎板间入路对神经根和脊髓是相对安全的。有短暂性和可逆性神经根损伤发生的报道，发生率1%~17%不等[5-6, 21-23, 25-26]。

6.4 硬膜外血肿

术中出血有时难以控制，形成硬膜外血肿，而改为开放手术[5-6, 21-23, 25-26]。

6.5 感染

感染不是内镜手术中常见的并发症。据报道，其发病率极低（<1%），可以通过一个疗程的抗生素或开放手术清创治疗[2, 5, 21-23, 26-27]。

6.6 复发

文献显示内镜下椎间盘切除术后复发率为1%~7%。已报道的传统椎间盘切除术的翻修率为2%~18%，很少有研究显示传统手术的复发率更高[2, 4-5, 7, 21-22]。相对于局部麻醉，全身麻醉手术的复发率较高[27]。其他风险因素包括男性性别、年龄、负重、肥胖、患者选择不当和外科医师经验[22, 26, 28-29]。有时复发可能需要术后神经阻滞。

6.7 不常见的并发症

不同的研究者报道了与椎板间内镜相关的、少见的或不一致的各种并发症。这些并发症包括膀胱和肠道功能障碍、短暂性肌无力、慢性疼痛综合征、从内镜转为开放手术等[13, 21, 23, 25, 27]。

7. 术后及康复方案

术后方案类似于标准的显微镜下椎间盘切除术。我们鼓励患者在术后立即进行活动，物理治疗师早期指导十分必要。在几周内逐步恢复到正常的体力活动，鼓励患者在一个月内恢复其正常活动[4-6, 15, 17]。

8. 临床系列

有研究者发表了一系列$L_5 \sim S_1$椎板间椎间盘切除术的病例，包括80例患者，其中男性51例、女性29例。研究人群的平均年龄为（40 ± 12）岁（18～73岁），平均随访时间为（13 ± 6）个月（6～18个月）。腿痛平均VAS评分从术前的7.91 ± 0.73改善到最终随访的1.15 ± 0.62，腰痛VAS评分从术前的5.15 ± 0.71改善到最终随访的1.19 ± 0.75。结果为优和良的占96.25%，结果为一般和差的占3.75%。除2.5%的病例存在复发外，所有病例均无并发症[5]。图5-2～图5-5显示两个$L_5 \sim S_1$水平经椎板间入路行椎间盘切除的病例。

9. 讨论

近年来，脊柱内镜手术取得了巨大的进展[1-2, 5]。在手术时间、手术结果和并发症方面，椎板间内镜和传统技术是相当的，有时内镜手术被证明更好[2, 6-7, 30-31]。椎板间内镜手术可在局部麻醉下进行，并可减少住院时间或日间护理程序[31]。

文献中描述了3种破开黄韧带的方法[1-2, 5]：①切除黄韧带，形成一个破口；②顺导丝插入逐级扩张器，连续扩张打开黄韧带；③内镜直视下劈开黄韧带。

第3种方法具有直接可视化、最小创伤和预防术后硬膜外纤维化的优点[1-2, 5]。

纤维环成形是一项非常重要的结构保留技术[1-2, 4-5]。用射频探头凝固纤维环缺损周围的区域，它可以收缩组织并封闭缺损[1-2, 5]。如果可能，应尽量完全封闭纤维环缺损，这很重要，因为它可以减缓椎间盘退变，降低椎间盘突出复发率[1-2, 5, 32-33]。

10. 技术要点

• $L_5 \sim S_1$椎板间入路可用于中央、侧隐窝和椎间孔/椎间孔外椎间盘突出（对侧椎板间内镜下腰椎间盘切除术）。

• 椎板间内镜下腰椎间盘切除术利用椎板间窗，实现最小骨结构切除。

• 内镜下劈开黄韧带，保留了黄韧带。

• 纤维环成形有助于预防复发。

• 手术结果与传统手术相当，手术时间显著减少。

11. 结论

随着椎板间入路全脊柱内镜下$L_5 \sim S_1$椎间盘切除术日益发展，一些研究者报道了可与传统技术相媲美或更好的结果。这项内镜技术还具有实施日间手术和保留脊柱重要结构的优势。

发表声明

不适用。

利益声明

编者声明无任何利益、资金及其他方面的冲突。

致谢

无。

● 参考文献 ●

[1] S.K. Hyeun, D.R. Harshavardhan, H.W. Pang, J.Y. Yeon, Tae Jang. Il. Evolution of endoscopic transforaminal lumbar approach for degenerative lumbar disease. 2020; 6
[http://dx.doi.org/10.21037/jss.2019.11.05]

[2] Hyeun Sung Kim, Ravish Pate, Byapak Paude, Jee-Soo Jang, Il-Tae Jang, Seong-Hoon Oh, Jae Eun Park, Sol Lee. Early Outcomes of Endoscopic Contralateral Foraminal and Lateral Recess Decompression via an Interlaminar Approach in Patients with Unilateral Radiculopathy from Unilateral Foraminal Stenosis. World Neurosurg 2017; Vol. 108: pp. 763-73.
[http://dx.doi.org/10.1016/j.wneu.2017.09.018]

[3] Kai Wu, Yuwei Zhao, Zhiyun Feng, Xiaojian Hu, Zhong Chen, Yue Wang. Stepwise Local Anesthesia for Percutaneous Endoscopic Interlaminar Discectomy Technique Strategy and Clinical Outcomes. World Neurosurg 2020; pp. e346-52.
[http://dx.doi.org/10.1016/j.wneu.2019.10.061]

[4] Hyeun Sung Kim, Jeong Yoon Park. Comparative Assessment of Different Percutaneous Endoscopic Interlaminar Lumbar Discectomy (PEID) Techniques Pain Physician 2013; 16: 359-67.
[PMID: 23877452]

[5] Jung-Sup Lee, Hyeun-Sung Kim, Jee-Soo Jang, Il-Tae Jang; Structural Preservation Percutaneous Endoscopic Lumbar Interlaminar Discectomy for L5-S1 Herniated Nucleus Pulposus. BioMed Research International. s.l: Hindawi Publishing Corporation 2016; p. 9.
[http://dx.doi.org/10.1155/2016/6250247]

[6] Modified Interlaminar Endoscopic Lumbar Discectomy for Highly Upmigrated Disc Herniation. Neurospine 2020; 17: S66-73.
[http://dx.doi.org/10.14245/ns.2040264.132] [PMID: 32746519]

[7] Hyeong-Ki Shim, Kyung-Chul Choi, Kyung Han Cha, Dong Chan Lee, Choon-Keun Park. Interlaminar Endoscopic Lumbar Discectomy Using a New 8.4-mm Endoscope and Nerve Root Retractor. Clin Spine Surg 2020; 33: 265-70.

[8] Radiologic Anatomy of the Lumbar Interlaminar Window and Surgical Considerations for Lumbar Interlaminar Endoscopic and Microsurgical Disc Surgery. Zakir Sakci, Mehmet Resid Onen, Elif Fidan, Yunus Yasar, Hikmet Ulug, Sait Naderi 115. World Neurosurg 2018; pp. e22-6.
[http://dx.doi.org/10.1016/j.wneu.2018.03.049]

[9] F. Ali, V. Reddy, A.B. Dublin. Anatomy, Back, Anterior Spinal Artery Treasure Island (FL): StatPearls 2020.
[PMID: 30422558]

[10] The Vascular Anatomy Anterior to the L5–S1 Disk Space. Spine 2001; 26: 1205-8.
[http://dx.doi.org/10.1097/00007632-200106010-00007] [PMID: 11389384]

[11] Paul Houle, Albert E. Telfeian, Ralf Wagner, Junseok Bae. Interspinous endoscopic lumbar decompression: technical note 40. AME Case Rep 2019; Vol. 3.
[http://dx.doi.org/10.21037/acr.2019.09.07]

[12] Son S, Ahn Y, Lee SG, Kim WK. Learning curve of percutaneous endoscopic interlaminar lumbar discectomy *versus* open lumbar microdiscectomy at the L5–S1 level. Seong SonID, Yong Ahn, Sang Gu Lee, Woo Kyung Kim. 7. PLoS One 2020; 15(7): e0236296.
[http://dx.doi.org/10.1371/journal.pone.0236296]

[13] Percutaneous Endoscopic Lumbar Discectomy. Med Sci Monit 2020; 26: e922777.
[http://dx.doi.org/10.12659/MSM.922777] [PMID: 32506068]

[14] Yongjing Huang, Jianjian Yin, Zhenzhong Sun, Sheng Song, Yin Zhuang, Xueguang Liu, Shihao Du, Yongjun Rui. Percutaneous endoscopic lumbar discectomy for LDH via a transforaminal approach versus an interlaminar approach: a meta-analysis. Orthopäde 2020; 49: 338-49.
[http://dx.doi.org/10.1007/s00132-019-03710-z]

[15] Hyeun Sung Kim, Byapak Paude, Ji Soo Jang, Seong Hoon Oh, Sol Lee, Jae Eun Park, Il Tae Jang. Percutaneous Full Endoscopic Bilateral Lumbar Decompression of Spinal Stenosis Through Uniportal-Contralateral Approach Techniques and Preliminary Results. World Neurosurg 2017; Vol. 103: pp. 201-9.
[http://dx.doi.org/10.1016/j.wneu.2017.03.130]

[16] Keun Lee, Hyeun-Sung Kim, Jee-Soo Jang, Yong-Hun Pee, Jin-Uk Kim, Jun-Ho Lee, Il-Tae Jang. Percutaneous Endoscopic Lumbar Discectomy for L5-S1 Foraminal Disc Herniation with Superior Migration using Contralateral Interlaminar Approach: A Technical Case Report. JMISST 2016; Vol. 1: pp. 40-3.
[http://dx.doi.org/10.21182/jmisst.2016.00059]

[17] Dmitriev AE. The Textbook of Spinal Surgery. In: L. Ronald, Keith H Dewald, III Bridwell, Eds. Philadelphia 2011; I: pp. 166-70.

[18] H.-J. Wilke, S. T. Krischak, K. H. Wenger, L. E. Claes. Load-displacement properties of the thoracolumbar calf spine: experimental results and comparison to known human data. Eur Spine J 1997; 6: 129-37.

[19] Kuniyoshi Abumi, Manohar M Punjabi, Kenneth M Kramer, Joanne Duranceau, Thomas Oxland, Joseph J Crisco. Biomechanical evaluation of lumbar spinal stability after graded facetectomies. Spine 1990; 15: 1142-7.

[20] Siri Sahib Khalsa, Hyeun Sung Kim, Ravindra Singh, Osama Nezar Kashlan. 5. Radiographic outcomes of endoscopic decompression for lumbar spinal stenosis. Neurosurg Focus 2019; 46: E10.https://thejns.org/doi/abs/10.3171/2019.2.FOCUS18617

[21] Full-Endoscopic ILD. Kanthika Wasinpongwanich, Krit Pongpirul, Khin Myat Myat Lwin, Withawin Kesornsak, Verapan Kuansongtham, Sebastian Ruetten. Retrospective Review of Clinical Results and Complications in 545 International Patients. World Neurosurg 2019; Vol. 132: pp. e922-8. [http://dx.doi.org/10.1016/j.wneu.2019.07.101]

[22] Mingming Pan, Qifan Li, Sucheng Li, Haiqing Mao, Bin Meng, Feng Zhou, Huilin Yang. Percutaneous Endoscopic Lumbar Discectomy: Indications and Complications. Pain Physician 2020; 23: 49-56.

[23] K.C. Choi, J.H. Lee, J.S. Kim, et al. Unsuccessful percutaneous endoscopic lumbar discectomy: A single-center experience of 10,228 cases. Neurosurgery 2015; 76: 372-81.

[24] S.H. Lee, B.U. Kang, Y. Ahn, et al. Operative failure of percutaneous endoscopic lumbar discectomy: A radiologic analysis of 55 cases. Spine (Phila Pa 1976) 2006; 31: E285-90.

[25] Chuanli Zhou, Guoqing Zhang, Ripul R. Panchal, Xianfeng Ren, Hongfei Xiang, Ma Xuexiao. Unique Complications of Percutaneous Endoscopic Lumbar Discectomy and Percutaneous Endoscopic Interlaminar Discectomy l. Pain Physician 212018; : E105-12.

[26] Transforaminal percutaneous endoscopic lumbar discectomy: Technical tips to prevent complications. Y, Ahn. Expert Rev Med Devices 2012; 9: 361-6.

[27] Hsien-Te Chen, Chun-Hao Tsai, Shao-Ching Chao, Ting-Hsien Kao, Yen-Jen Chen, Horng-Chaung Hsu et al. Endoscopic discectomy of L5–S1 disc herniation via an interlaminar approach: Prospective controlled study under local and general anesthesia 93. Surgical Neurology International 2011; Vol. 2. [http://dx.doi.org/10.4103/2152-7806.82570]

[28] . Y. Yao, H. Liu, H. Zhang, et al. Risk factors for recurrent herniation after percutaneous lumbar discectomy. World Neurosury 2017; 100: 1-6.

[29] Wang H, Zhou Y, Li C, Xiang L. Risk factors for failure of single-level percutaneous endoscopic lumbar discectomy. J Neurosurg Spine 2015; 23: 320-5.

[30] Sebastian Ruetten, Martin Komp, Harry Merk, Georgios Godolias. Use of newly developed instruments and endoscopes: full endoscopic resection of lumbar disc herniations via the interlaminar and lateral transforaminal approach. J Neurosurg Spine 2007; 6: 521-30.

[31] Xue-Fei Ye, Sheng Wang, Ai-Min Wu, Lin-Zheng Xie, Xiang-Yang Wang, Jiao-Xiang Chen, Hui Xu, Sun-Ren Sheng. Comparison of the effects of general and local anesthesia in lumbar interlaminar endoscopic surgery. Ann Palliat Med 2020; Vol. 3: pp. 1103-8. [http://dx.doi.org/10.21037/apm-20-623]

[32] Chang-Jung Chiang, Cheng-Kung Cheng, Jui-Sheng Sun, Chun-Jen Liao, Yao-Horng Wang, Yang-Hwei Tsuang. The Effect of a New Anular Repair After Discectomy in Intervertebral Disc Degeneration An Experimental Study Using a Porcine Spine Model. SPINE 2011; Vol. 36: pp. 761-9. [http://dx.doi.org/10.1097/BRS.0b013e3181e08f01]

[33] R. N. Nataraja, G. B. J. Andersson, A. G. Patwardhan, S. Verma. Effect of Annular Incision Type on the Change in Biomechanical Properties in a Herniated Lumbar Intervertebral Disc. Journal of Biomechanical Engineering 2002; 24: 229-36. [http://dx.doi.org/10.1115/1.1449906]

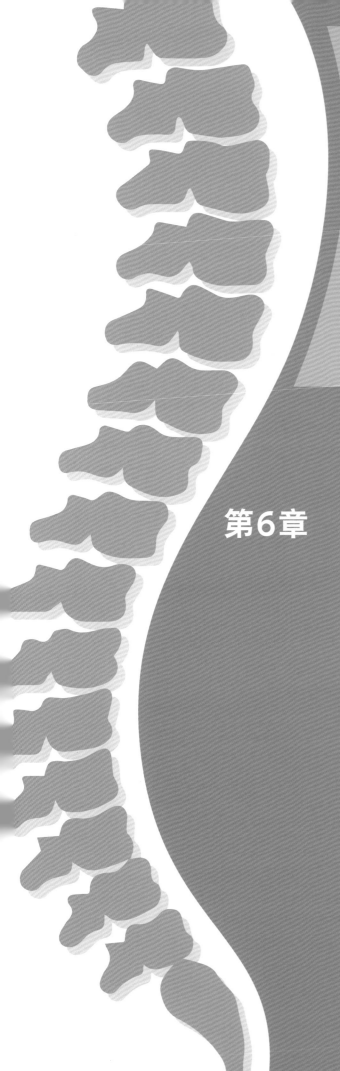

Kai-Uwe Lewandrowski[1-3] 和 **Anthony Yeung**[4]

[1]Center for Advanced Spine Care of Southern Arizona and Surgical Institute of Tucson, Tucson AZ, USA

[2]Associate Professor of Orthopaedic Surgery, Universidad Colsanitas, Bogota, Colombia, USA

[3]Visiting Professor, Department Orthopaedic Surgery, UNIRIO, Rio de Janeiro, Brazil

[4]Clinical Professor of Endoscopic Surgery, University of New Mexico School of Medicine Department of Neurosurgery Albuquerque, New Mexico, Associate, Desert Institute for Spine Care, Phoenix, AZ, USA

译者：周江军、陈晶祥、肖波

第6章　由内向外/由外向内入路杂交技术治疗终末期真空退行性腰椎间盘疾病

6

摘要：

经椎间孔减压技术常采用由内向外和由外向内技术，两者不是各自独立的，而是一种基于不同理念的综合手术技术。由内向外技术首先强调内镜对椎间盘内腔的可视化，在适当的情况下，将工作套管推进到腰椎间盘内进行盘内操作。相反，由外向内入路则首先进入神经孔和侧隐窝。研究者采用这两种技术联合的杂交技术治疗了411例患者，发现杂交技术在终末期真空退行性椎间盘疾病中更可靠。研究组包括192名（46.7%）女性和219名（53.3%）男性，平均年龄为（54.84±16.32）岁，平均随访时间为（43.2±26.53）个月。手术患者中，椎间盘突出135例（135/411，32.8%）、椎间孔椎管狭窄101例（101/411，24.6%）、椎间盘突出伴狭窄162例（162/411，39.4%）、轻度椎体滑脱13例（13/411，3.2%）。

临床结果显示，患者的ODI和下肢痛VAS评分显著降低，术前分别为49.8±17.65和7.9±1.55，术后终末随访时分别为12.2±9.34和2.41±51.55（$P=0.0001$）。Macnab评分结果：优134例（32.6%），良228例（55.5%），一般40例（9.7%），差9例（2.2%）。411例患者有304名（74%）是终末期真空退行性椎间盘疾病，这304例患者中37.5%患者的Macnab评分为优，50%为良，而非终末期真空退行性椎间盘疾病的患者优和良分别为18.7%和71.%。通过杂交技术，终末期真空退行性椎间盘疾病的患者可获得彻底的内镜下减压。该技术可直接显露硬膜外和椎间盘内的疼痛靶点，获得良好的临床效果，因此是编者首选的经椎间孔减压技术。

关键词：

关键词：临床结果；由内向外，由外向内；椎间孔镜。

1. 引言

与椎管狭窄相关的手术日益增长，因此需要成本更低、更简单的手术治疗，使得患者能够不住院，术后恢复更好，更快地回归日常的生活[1-2]。简化脊柱减压过程的需求随老年椎管狭窄患者增多而日益增加，这与医疗服务过程中所有利益相关者密切相关。由于资源匮乏，许多公共卫生保健系统已经面临压力，需要简化的解决方案来治疗日益增多的患者，也需要更加经济实惠的手术方案来避免传统开放式脊柱手术[3-4]。传统的基于影像的临床决策似乎已不合时宜，不能很好地指导个性化脊柱治疗方案（个性化脊柱治疗方案在脊柱内镜治疗中强调对疼痛靶点的治疗）[5-9]。相反，有研究者的内镜介入脊柱手术将治疗重点限制在导致主观症状、限制行动的间歇性跛行和其他体力活动受限的对应腰椎节段[10]。这些诊断和疼痛管理策略发现单侧或单节段椎间孔狭窄是疼痛的常见来源[11-12]。

由内向外技术是腰椎内镜手术中首个应用的经椎间孔技术[13-14]，这是基于当时的技术水平提出的。Kambin支持将这种腰椎减压治疗称为"关节镜下显微椎间盘切除术"，简称为"AMD（Arthroscopic Microdiscectomy）"。Kambin最初认为，不进入硬膜外间隙可以避免经椎板间入路腰椎间盘突出固有的手术瘢痕，于是他尝试开发一种手术内镜，套管设计为"椭圆形"，但使用时发现功能不太好，因为手术用内镜太精细，不允许撬拨骨性结构。Yeung很快改进了Kambin的技术，并采用Kambin的"关节镜下显微椎间盘切除术"概念，可视化椎间盘内的病理解剖结构，如纤维环撕裂、镜下可见的纤维环缺损、椎间盘内与椎间盘外和椎间孔病理解剖相关的炎性结构。1998年，美国的Yeung等作为关键意见领袖首先提出了基于由内向外的脊柱内镜技术并得到广泛应用，他们改进的杨氏脊柱内镜系统已商业化，并配有一套专门的内镜减压工具[15-22]。20世纪90年代末，Thomas Hoogland[23-25]等手术医师对解决腰椎间盘外硬膜外间隙的病理学问题感兴趣，从而发展了Leu和Hauser[26-28]之前所提出的由外向内的技术。这些外科医师都认识到，由于许多患者同时出现侧隐窝和椎间孔的狭窄，因此在镜下椎间盘突出切除手术时需要同时处理这两个部位[29-31]。本章第一主编就是从由外向内经椎间孔内镜减压技术开始脊柱内镜手术的[29-31]。随着内镜设计的改进和光源技术的进步，疼痛病理结构的镜下可视化得到了极大改善，将椎间盘内病理治疗与由外向内技术结合，补充由内向外技术，从而使得手术方案逐渐演变为一种针对疼痛靶点的经椎间孔减压的杂交手术技术。随着时间推移，微创手术医师的技术逐渐娴熟，包括开放和内镜下的颈椎、胸椎和腰椎减压。Yeung还每5年研究修订一次手术适应证，并对其进行分层，根据不断增长的患者需求，针对高难度的病例采用更具技术含量的手术方式，以实现手术方案的个性化。Yeung收治了更多高难度病例并成功实施了内镜下手术，其成功之处在于即使内镜手术失败，也不会为后续手术"断了后路"。

通过对各自临床数据的详细统计分析，本章的两位编者将由外向内[32]与由内向外[33]的技术有效地融合在一起，取得了良好的临床效果。在联合分析临床结果数据时，他们意识到疼痛靶点直接可视的位置位于硬膜囊正下方的纤维环后环，内镜下处理与硬膜外治疗同样重要[33-35]。术者难以在镜下使用单一技术处理症状责任椎的疼痛靶点，因为由外向内技术有其局限性，该技术中工作套管置于硬膜囊后外侧、椎间盘上方，而由内向外技术的限制是工作套管置于硬膜囊下方，无法显示和处理椎间盘外的疼痛病变。为了克服这些缺点，编者决定将这两种方法混合使用。在本章中，编者介绍了411例症状严重的病例序列，由许多接受过专科医师培训的脊柱外科医师主刀，这些医师主要采用培训中所学的技术。通过采用这两种椎间孔内镜技术的杂交，他们发现该杂交技术对通常采用融合手术治疗的终末期真空退变性的椎间盘疾病更有效，具有更高的成本效益比。为了证实这一点，编者阐述了各个技术步骤，并展示了如何通过该杂交脊柱内镜手术技术更可靠地改善临床效果[33]。

2. 技术说明

本文提供的示范病例是一名63岁女性患者，$L_{4\sim5}$节段左侧症状性椎间孔及侧隐窝狭窄，采用由内向外和由外向内的杂交技术治疗，包括由外向内减压和椎间孔成形术。椎间孔成形术主要清除小关节侧面的软组织，控制出血，并在直视下可控地将工作套管安全地放入神经孔的安全三角，避开出口神经根，再使用由内向外技术将工作套管置入椎间盘间隙。通常，镜下工作套管置于责任椎的终板之间。

2.1 术前计划

完整的术前诊断需要X线和MRI检查（图6-1）。在工作套管进入责任椎神经孔前，应仔细分析影像资料再制订入路计划，以确定是否存在畸形、不稳和解剖异常，在穿刺过程中可能涉及移行椎等其他解剖变异，还要考虑穿刺角度和入路。

2.2 患者体位

患者俯卧于符合人体工程学的Wilson体位架上，便于增加椎间孔大小，易于放置工作通道。所有用于内镜减压的管道和线缆都应固定在患者身上，以免影响内镜的自由操作。洞单最好是防水的，视频塔和X线透视装置应放置在术者对面位置。

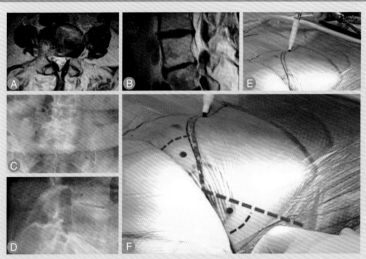

A.轴位MRI；B.矢状位MRI；C、D.腰椎后前位和侧位X线：L$_{4\sim5}$节段左侧侧隐窝狭窄，患者症状为腰痛伴左下肢坐骨神经沿线疼痛，伴跛行和行走耐力下降，患者接受孔镜下经椎间孔由外向内，然后由内向外减压手术；E.入路设计：包括勾勒出髂骨和中线，通过绘制后前位和侧位透视图像（红虚线）上的轨迹，可以估计出最合适的穿刺点，皮肤切口最好位于这两条线相交的地方（红虚线）；F.由后前位和侧位确定入路轨迹线与横贯手术平面的水平线形成相等的互补角度（紫虚线和角度点）。

图 6-1　63 岁女性患者依据术前 X 线和 MRI 检查制订入路计划

2.3 入路设计和标记

在后前透视位，沿棘突绘制中线，编者喜欢标记出髂骨翼的位置。髂嵴的水平连线通常穿过L$_{4\sim5}$节段，否则，应在入路设计期间考虑移行椎、晚期垂直塌陷或由退行性椎间盘疾病引起的畸形。每个患者的穿刺角度和距离都应按如下所述方法进行测量，通常，L$_{4\sim5}$水平穿刺点距棘突中线10~12 cm。但是这个距离并不是固定不变的，每次手术都应该测量。

在侧位投影，将定位针的尖端指向椎间孔的后环区域，并对准椎间盘，在患者侧面画一条标记线。

接下来，在后前位投影按术者喜好的穿刺角，将定位针的尖端放置在手术节段的下位椎弓根的外侧，画一条类似的线。理想的进针点是后前位和侧位线相交的地方，通常情况下，后前位和侧位线与横跨后前位平面的手术平面水平线的角度应该形成互补角（图6-2）。

2.4 局部麻醉和监护麻醉镇静

手术区域皮肤穿刺点注射3~5 mL 0.5%长效布比卡因（Marcain®）和肾上腺素，以达到缓解术后切口疼痛的目的。

接下来，应将一根6英寸长的18 G脊柱穿刺针穿刺到手术节段关节突关节的外侧面，再注射2~4 mL上述麻醉药物进行局部麻醉。

然后将脊柱穿刺针滑入神经孔，可以在该处注射不超过1 mL的局部麻醉药，以进一步减少椎间孔减压时的疼痛。向神经孔注射任何药物前都应先回抽，以免注射至血管内。

2.5 工作套管的放置

术者可以在这个时候将一根6英寸的18 G脊柱穿刺针推进神经孔，应朝向下位椎弓根。

取出脊柱穿刺针的针芯，然后将一根长为300 mm的导丝通过脊柱穿刺针置入神经孔，再取出脊柱穿刺针，通过该导丝放置扩张器。

脊柱内镜系统工作套管的商用扩张器数量不等，大多数有3个，也有只有2个或多达5个的，各级扩张器彼此紧密贴合。推进扩张器时，应通过术中透视监测导丝的位置，确保导丝不会弯曲或移位，并避免扩张器移动至神经孔以外的区域。编者更喜欢定制的杨氏脊柱内镜系统™工作套管，它具有45°~60°的斜面，可以与关节突关节的外侧面吻合，这项设计可以提供良好的密封性，尽可能减少灌洗液渗漏到周围组织中。完成这些步骤后，可通过后前位透视监测内镜减压器械的进度和位置（图6-2）。

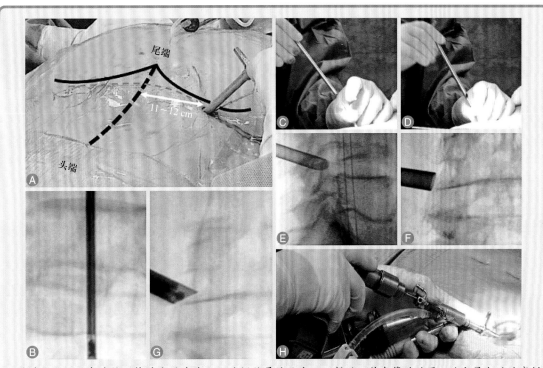

A.俯卧位：画一条连接腰椎棘突的直线，入路侧髂骨被画出，以帮助工作套管的放置，确定最合适的穿刺点，切开皮肤；B.后前位的术中透视图像；C.用逐级扩张器进入神经孔；D.放置工作套管；E、F.后前位透视及侧位透视：检查初始工作套管的放置情况；G、H.采用4 mm磨钻进行椎间孔成形术，直达侧隐窝，将工作套管置于椎间孔内并保持良好的密封。

图6-2 与图6-1为同一位63岁女性患者

2.6 最初的椎间孔成形术

首先，编者进行了最初的椎间孔成形术。安全起点是在下位椎弓根的外侧，减压应该从这里开始。然后将磨钻以横扫的方式向后、向上移动，以分离多裂肌纤维，最终进入小关节复合体，切除上关节突。

可视化关节突关节间隙是到达侧隐窝和安全三角的安全方式。在这个过程中可能会遇到硬膜外脂肪和椎间孔韧带，后者可能导致出口神经根受到栓系，需要切断。为了完全减压，可能还需要有限切除下位椎弓根和磨除环形突起挤压行走神经根的骨赘（图6-2）。

本章编者发现Kerrison咬骨钳和骨凿等内镜下器械在出口神经根和行走神经根减压过程中非常有用，它们可以有效地增加侧隐窝的宽度。最后还应检查椎间孔，以确定在进入椎间盘间隙之前，出口神经根和行走神经根的背根神经节已减压并在硬膜外间隙自由漂浮。

3. 由外向内部分

3.1 硬膜外间隙的疼痛靶点

在最初的椎间孔成形术后，斜面工作套管应进入椎间孔直至侧隐窝，可将工作套管顺时针或逆时针旋转检查椎间孔及以外的所有区域。

为了能够观察所有的疼痛病理，术者应尝试360°观察椎间孔（图6-2）。

术中麻醉药注射和诱发、阻滞、染色椎间盘造影可以用于镇静清醒的患者，以确认出现的任何异常组织是否为疼痛靶点。

3.2 定位椎间隙中心

进入椎间隙最好的方法是在后前位和侧位透视下将导丝置入椎间盘中心，然后沿导丝置入逐级扩张器。最好使用镍钛记忆合金导丝，以避免导丝扭折或穿破前方破损的纤维环。此时，导丝可能会导致血管或肠道损伤。

同样，可以使用多个连续或单个与工作套管内径匹配的扩张器（编者首选直径为8.9 mm的系统），将工作套管推进椎间盘内后进行椎间盘内检查和切除异常椎间盘组织是可行的（图6-3）。

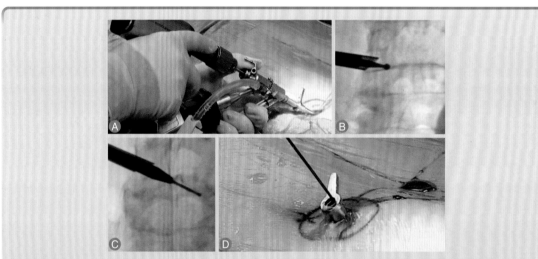

初始椎间孔成形术采用低速（400 RPM）、高扭矩单轴、无保护鞘钻头，可快速去除骨组织和软组织，而不会因钻轴的旋转吸力涡流影响在脊柱内镜椭圆形工作通道内产生漂浮碎片或过多出血，导致"白视"效应。图A为手持式磨钻，用于大多数椎间孔成形术，包括小的下位椎弓根切除术和切除一般位于行走神经根下方的环状隆起的骨赘，当4 mm圆球形钻头的尖端到达侧隐窝，行走神经根的减压通常就完成了；图B显示通过从外向内切除部分椎弓根上壁以磨除椎间孔的下段，也会增加神经孔的空间。

图 6-3　初始椎间孔成形术术中示意

4. 由内向外部分

4.1 椎间盘切除术

当内镜工作套管放置于椎间盘内后，应切除任何失活、分层、破裂或出现异常的椎间盘组织（图6-4）。

Yaung使用Endius最初设计的柔性工作套管™通过单侧椎间孔减压对侧椎间孔，以降低椎间盘突出复发的风险。

应仔细检查终板和纤维环后环是否有松脱的椎间盘组织、纤维环撕裂、炎性肉芽肿或瘢痕组织，尤其是术者在手术过程中发现这些问题会诱发疼痛时，可以使用上文提到的诊断性注射来明确诊断。

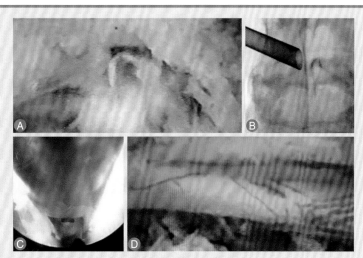

在椎间孔成形术后，工作套管到达侧隐窝。此时，侧隐窝的宽度通过对上关节突蛋壳剥离技术而增加。A.初始减压后显示行走神经根，从前向后切除上关节尖部后，可以有效地提高侧隐窝的顶部空间，也可以通过切除部分椎弓根实现完全减压；B.将工作套管推进椎间盘；C.用髓核钳完成椎间盘切除，减压硬膜囊下表面；D.神经根自由漂浮在硬膜外脂肪中，硬膜囊清晰可见。

图6-4　椎间孔成形术

4.2 疼痛病变的椎间盘内评估

编者倾向于从纤维环后环开始对椎间盘间隙进行系统检查，中央型巨大椎间盘突出可以从椎间隙完整拖出，也可以从硬膜囊间隙将其一点一点分块切除。在这部分操作中，创建纤维环窗口非常有用（图6-3）。

本章的编者通过结合由外向内和由内向外技术，采用了标准化程序进行内镜下经椎间孔腰椎减压手术。这种杂交手术方案允许术者从一个侧隐窝探查至另一个侧隐窝，并可处理纤维环后环和上下终板。

5. 临床资料

411例患者采用了由外向内和由内向外的杂交技术，平均年龄为（54.84±16.32）岁，其中女192人（46.7%），男219人（53.3%）。平均随访时间为（43.2±26.53）个月。在大多数患者中，椎间盘突出135人（32.8%），过伸过屈动力位X线片上没有相对位移的轻度滑脱13人（3.2%），椎管狭窄并椎间孔和侧隐窝狭窄101人（24.6%），其余162人（39.4%）椎间盘突出并狭窄导致坐骨神经沿线腰腿痛。手术节段最多为$L_{4/5}$（201/411；48.9%），其次是L_5/S_1（113/411；27.5%）和$L_{3/4}$（36/411；8.8%），大多数内镜手术是单侧（385/411；93.7%）和单节段手术（361/411；87.83%）。按突出类型分类，167名（40.6%）患者的椎间盘突出为中央型，124名（30.2%）为旁中央型，其余120名（29.2%）为椎间孔型。采用VAS评分和ODI作为主要评价指标[36-43]，结果显示ODI和VAS得分均显著降低，分别减少37.6±16.98和5.49±2.06，有统计学意义（P=0.0001）。改良Macnab疗效评定标准[44-45]结果显示，134名（32.6%）患者为优，228名（55.5%）为良，40名（9.7%）为一般，9名（2.2%）为差。411例患者中304例（74%）患者为终末期真空退行性的椎间盘疾病。这些患者的改良Macnab评定结果中优和良的比例显著高于其他患者（ $P<0.0001$ ），伴有真空椎间盘的患者优和良的比率分别为37.5%和50%，而无真空椎间盘患者优和良的比率则分别为18.7%和71%。

6. 讨论

内镜下椎间孔减压通常采用两种流行技术中的一种来完成，即由内向外或由外向内的技术。最初，由内向外技术是由其倡导者根据当时的技术水平开发的，受20世纪19年代内镜图像的质量和工作通道大小的限制，该技术并不适用于硬膜外间隙，特别是椎间孔成形术。由外向内技术的倡导者从椎间盘内减压过渡到椎间盘外减压，主要是因为脊柱内镜技术的进步，其中部分原因是内镜手术医师推动开发出了更先进的减压工具。然而，由内向外技术最常被忽视的优点之一是其简单和直接地显示椎间盘内疼痛病理结构。尽管在今天看来，它可能显得微不足道，但其倡导者早在20世纪80年代末就认识到，所有导致腰椎间盘退行性变或损伤等问题都取决于椎间盘内结构的完整性，疼痛可能来自椎间盘内部。换句话说，那些支持由内向外技术的关键意见领袖认识到，所有的问题都始于椎间盘内部，通过椎间孔入路进入硬膜外间隙减压意义不大。关于应该支持哪一种方法的讨论，早已从教条的哲学争辩发展到基于高等级的临床结果研究，强调了内镜下直接可视对临床结果的重要意义，而不论何种技术。更恰当地说，这种由内向外和由外向内的讨论，实际上应该改为是在椎间盘内减压，直视下治疗髓核或纤维环内的疼痛靶点，还是在椎间盘外减压，直视下解决硬膜外间隙的疼痛靶点。因此，从疼痛靶点的可视化自然而然地可以想到将这两种常见技术杂交。基于这一推论，本章的编者将这两种技术结合在一个手术中，这是由病理结构直接可视化和解决问题的治疗需求所决定的。编者认为，传统入路技术确实过时了，因为在同一手术中将两种技术结合在一起临床结果更好。由外向内和由内向外杂交技术的概念由此形成[33-34]。

本章的两位编者各自独立发现临床结果得到很大改善。Yeung教授数10年来一直在采用由内向外经腰椎间孔内镜手术。随着时间的推移，他的技术需要向椎管狭窄治疗演进，尤其是在椎间孔和侧隐窝。因此，他开始用侧射激光通过一个小的环形窗口咬除骨赘，然后用定制的环锯对侧隐窝进行减压，基本上操作与本章第一编者相同，最终目的相同，但各个步骤顺序不同。本章第一编者在经过多年的由外向内减压后，慢慢地采用了由内向外的技术，因为当他偶然发现真空退变性椎间盘患者用内镜治疗椎间盘内源性疼痛效果更好。通过5年临床结果分析，以及对两位编者的患者组之间的两种治疗方法进行综合分析显示，长期结果得到改善，再手术率更低，这为提出在同一手术中将这两种技术的混合使用奠定了基础。因此，编者开始将这两种技术结合起来，一种由外向内和由内向外的联合内镜减压手术，用于治疗硬膜外间隙和椎间盘内疼痛靶点，偶尔按不同的步骤顺序进行，都得到了相同的临床结果。

对于决定进入脊柱内镜领域的新手医师来说，可能需要在这两种技术之间做出选择，但他们之间的根本区别往往并不明显，这两者最显著的区别是工作套管的初始位置。例如，当术者采用由内向外的方法时，可以直接看到硬膜囊下的纤维后环[15]。而由外向内技术无法观察到纤维后环的这一部分是因为工作套管的尖端直接位于神经孔中硬脊膜的后外侧，工作套管初始位置的差异决定了术者最初可以通过内镜看到、评估和治疗的内容，术中可对清醒但镇静的患者进行可疑疼痛靶点的确认，使用椎间盘和硬膜外造影进行的诱发或镇痛测试可能有助于正确识别。最常见的硬膜外疼痛靶点包括：①椎间盘炎；②神经根炎；③血管增生性瘢痕；④上关节突肥大和黄韧带肥厚；⑤触痛的囊泡；⑥关节突边缘撞击；⑦上椎间孔关节突骨赘；⑧上椎间孔韧带撞击；⑨隐匿的肩部骨赘；⑩自主神经；⑪滑膜囊肿；⑫叉状神经或联合神经。椎间盘内疼痛靶点包括内部纤维环撕裂和终板分层所致的不稳定椎间盘碎片，以及失活分离的椎间盘组织[16]。

编者认为，将工作套管的开口朝向纤维后环以清楚地暴露纤维后环可能是由内向外技术中最容易被误解的。纤维环窗技术有时可能涉及纤维环切除，允许术者通过充分去除有害的病理结构来充分减压神经元件，这种病理结构包括硬膜囊下方骨赘或位于纤维环内的疼痛靶点。由内向外技术的另一个好处是可以评估从一侧到另一侧后环的各个部位，而不会使神经处于危险之中，这种由内向外的技术在通过纤维环窗治疗硬膜外间隙引起的疼痛时几乎没有限制，直接观察硬膜囊下是由内向外技术所独有的。将由外向内和由内向外相结合，可使术者有机会治疗症状性腰椎节段的所有疼痛靶点。在老年人中，常规经椎间孔腰椎内镜检查常发现晚期退行性真空腰椎间盘病，在45岁以上的患者中，高达73%的患者有一个真空椎间盘，该椎间盘常常塌陷且结构不完整[46-50]。最终治疗结果证明，采用由内向外技术处理真空椎间盘能更可靠地改善长期临床症状，且翻修更少。而对于较年轻的患者，编者关注的是由内向外技术造成的渐进性垂直椎间盘塌陷，因此，他们通常采用由外向内的技术进行经椎间孔减压，只有在结构不完整的情况下才进入椎间隙以改善疗效。

7. 结论

传统的由外向内和由内向外的概念取决于不同的初始步骤。由内向外的技术要求首先将工作套管置于椎间盘内，由外向内的技术则将套管置于椎间孔或关节突关节复合体的侧面，无论是否有骨性椎间孔狭窄，通常都需要先进行椎间孔成形术。编者提出的这种由外向内和由内向外的杂交技术旨在解决更复杂的问题，如严重的中央管狭窄和侧隐窝狭窄。编者倡导的分期管理理念[53]和杂交方案的应用，改善了临床结果，提高了患者满意度[16, 19, 51-56]。

发表声明

不适用。

利益声明

编者声明无任何利益、资金及其他方面的冲突。

致谢

无。

──────────● 参考文献 ●──────────

[1]   Lewandrowski KU, Soriano-Sánchez JA, Zhang X, *et al.* Regional variations in acceptance, and utilization of minimally invasive spinal surgery techniques among spine surgeons: results of a global survey. J Spine Surg 2020; 6(S1) (Suppl. 1): S260-74.
        [http://dx.doi.org/10.21037/jss.2019.09.31] [PMID: 32195433]

[2]   Lewandrowski KU, Soriano-Sánchez JA, Zhang X, *et al.* Surgeon motivation, and obstacles to the implementation of minimally invasive spinal surgery techniques. J Spine Surg 2020; 6(S1) (Suppl. 1): S249-59.
        [http://dx.doi.org/10.21037/jss.2019.08.02] [PMID: 32195432]

[3]   Lewandrowski KU, Ransom NA. Five-year clinical outcomes with endoscopic transforaminal outside-in foraminoplasty techniques for symptomatic degenerative conditions of the lumbar spine. J Spine Surg 2020; 6(S1) (Suppl. 1): S54-65.
        [http://dx.doi.org/10.21037/jss.2019.07.03] [PMID: 32195416]

[4]   Yeung A, Roberts A, Zhu L, Qi L, Zhang J, Lewandrowski KU. Treatment of Soft Tissue and Bony Spinal Stenosis by a Visualized Endoscopic Transforaminal Technique Under Local Anesthesia. Neurospine 2019; 16(1): 52-62.
        [http://dx.doi.org/10.14245/ns.1938038.019] [PMID: 30943707]

[5]   Lewandrowski KU, Dowling A, de Carvalho P, *et al.* Indication And Contraindication Of Endoscopic Transforaminal Lumbar Decompression. World Neurosurg 2020.
[PMID: 32201296]

[6]   Lewandrowski KU. The strategies behind "inside-out" and "outside-in" endoscopy of the lumbar spine: treating the pain generator. J Spine Surg 2020; 6(S1) (Suppl. 1): S35-9.
[http://dx.doi.org/10.21037/jss.2019.06.06] [PMID: 32195412]

[7]   Dowling Á, Lewandrowski KU, da Silva FHP, Parra JAA, Portillo DM, Giménez YCP. Patient selection protocols for endoscopic transforaminal, interlaminar, and translaminar decompression of lumbar spinal stenosis. J Spine Surg 2020; 6(S1) (Suppl. 1): S120-32.
[http://dx.doi.org/10.21037/jss.2019.11.07] [PMID: 32195421]

[8]   Wasinpongwanich K, Pongpirul K, Lwin KMM, Kesornsak W, Kuansongtham V, Ruetten S. Full-Endoscopic Interlaminar Lumbar Discectomy: Retrospective Review of Clinical Results and Complications in 545 International Patients. World Neurosurg 2019; 132: e922-8.
[http://dx.doi.org/10.1016/j.wneu.2019.07.101] [PMID: 31326641]

[9]   Wang Y, Yan Y, Yang J, *et al.* Outcomes of percutaneous endoscopic trans-articular discectomy for huge central or paracentral lumbar disc herniation. Int Orthop 2019; 43(4): 939-45.
[http://dx.doi.org/10.1007/s00264-018-4210-6] [PMID: 30374637]

[10]   Yeung A, Lewandrowski KU. Early and staged endoscopic management of common pain generators in the spine. J Spine Surg 2020; 6(S1) (Suppl. 1): S1-5.
[http://dx.doi.org/10.21037/jss.2019.09.03] [PMID: 32195407]

[11]   Xin Z, Huang P, Zheng G, *et al.* Using a percutaneous spinal endoscopy unilateral posterior interlaminar approach to perform bilateral decompression for patients with lumbar lateral recess stenosis. Asian J Surg 2019.
[PMID: 31594687]

[12]   Park JH, Bae CW, Jeon SR, Rhim SC, Kim CJ, Roh SW. Clinical and radiological outcomes of unilateral facetectomy and interbody fusion using expandable cages for lumbosacral foraminal stenosis. J Korean Neurosurg Soc 2010; 48(6): 496-500.
[http://dx.doi.org/10.3340/jkns.2010.48.6.496] [PMID: 21430975]

[13]   Yeung AT. The evolution of percutaneous spinal endoscopy and discectomy: state of the art. Mt Sinai J Med 2000; 67(4): 327-32.
[PMID: 11021785]

[14]   Yeung AT. Minimally Invasive Disc Surgery with the Yeung Endoscopic Spine System (YESS). Surg Technol Int 1999; 8: 267-77.
[PMID: 12451541]

[15]   Gore S, Yeung A. The "inside out" transforaminal technique to treat lumbar spinal pain in an awake and aware patient under local anesthesia: results and a review of the literature. Int J Spine Surg 2014; 8: 8.
[http://dx.doi.org/10.14444/1028] [PMID: 25694940]

[16]   Yeung AT, Gore S. *In-vivo* Endoscopic Visualization of Patho-anatomy in Symptomatic Degenerative Conditions of the Lumbar Spine II: Intradiscal, Foraminal, and Central Canal Decompression. Surg Technol Int 2011; 21: 299-319.
[PMID: 22505004]

[17]   Yeung AT, Yeung CA. Minimally invasive techniques for the management of lumbar disc herniation. Orthop Clin North Am 2007; 38(3): 363-72.
[http://dx.doi.org/10.1016/j.ocl.2007.04.005] [PMID: 17629984]

[18]   Yeung AT. The Evolution and Advancement of Endoscopic Foraminal Surgery: One Surgeon's Experience Incorporating Adjunctive Techologies. SAS J 2007; 1(3): 108-17.
[http://dx.doi.org/10.1016/S1935-9810(07)70055-5] [PMID: 25802587]

[19]   Yeung AT, Yeung CA. *In-vivo* endoscopic visualization of patho-anatomy in painful degenerative conditions of the lumbar spine. Surg Technol Int 2006; 15: 243-56.
[PMID: 17029183]

[20]   Tsou PM, Alan Yeung C, Yeung AT. Posterolateral transforaminal selective endoscopic discectomy and thermal annuloplasty for chronic lumbar discogenic pain: a minimal access visualized intradiscal surgical procedure. Spine J 2004; 4(5): 564-73.
[http://dx.doi.org/10.1016/j.spinee.2004.01.014] [PMID: 15363430]

[21]   Yeung AT, Yeung CA. Advances in endoscopic disc and spine surgery: foraminal approach. Surg Technol Int 2003; 11: 255-63.
[PMID: 12931309]

[22]   Yeung AT, Tsou PM. Posterolateral endoscopic excision for lumbar disc herniation: Surgical technique, outcome, and complications in 307 consecutive cases. Spine 2002; 27(7): 722-31.
[http://dx.doi.org/10.1097/00007632-200204010-00009] [PMID: 11923665]

[23] Hoogland T, Scheckenbach C. [Percutaneous lumbar nucleotomy with low-dose chymopapain, an ambulatory procedure]. Z Orthop Ihre Grenzgeb 1995; 133(2): 106-13.
[http://dx.doi.org/10.1055/s-2008-1039420] [PMID: 7754655]

[24] Hoogland T, Scheckenbach C. Low-dose chemonucleolysis combined with percutaneous nucleotomy in herniated cervical disks. J Spinal Disord 1995; 8(3): 228-32.
[http://dx.doi.org/10.1097/00002517-199506000-00009] [PMID: 7670215]

[25] Hoogland T. Percutaneous endoscopic discectomy. J Neurosurg 1993; 79(6): 967-8.
[PMID: 8246070]

[26] HJ L. R H. Die perkutan posterolaterale Foraminoskopie: Prinzip, Technik und Erfahrungen seit 1991. Arthroskopie 1996; 26-31.

[27] Leu H, Schreiber A. [Endoscopy of the spine: minimally invasive therapy]. Orthopade 1992; 21(4): 267-72. [Endoscopy of the spine: minimally invasive therapy].
[PMID: 1408118]

[28] Leu H, Schreiber A. [Percutaneous nucleotomy with disk endoscopy--a minimally invasive therapy in non-sequestrated intervertebral disk hernia]. Schweiz Rundsch Med Prax 1991; 80(14): 364-8. [Percutaneous nucleotomy with disk endoscopy--a minimally invasive therapy in non-sequestrated intervertebral disk hernia].
[PMID: 2034933]

[29] Hoogland T, van den Brekel-Dijkstra K, Schubert M, Miklitz B. Endoscopic transforaminal discectomy for recurrent lumbar disc herniation: a prospective, cohort evaluation of 262 consecutive cases. Spine 2008; 33(9): 973-8.
[http://dx.doi.org/10.1097/BRS.0b013e31816c8ade] [PMID: 18427318]

[30] Hoogland T, Schubert M, Miklitz B, Ramirez A. Transforaminal posterolateral endoscopic discectomy with or without the combination of a low-dose chymopapain: a prospective randomized study in 280 consecutive cases. Spine 2006; 31(24): E890-7.
[http://dx.doi.org/10.1097/01.brs.0000245955.22358.3a] [PMID: 17108817]

[31] Schubert M, Hoogland T. Endoscopic transforaminal nucleotomy with foraminoplasty for lumbar disk herniation. Oper Orthop Traumatol 2005; 17(6): 641-61.
[http://dx.doi.org/10.1007/s00064-005-1156-9] [PMID: 16369758]

[32] Lewandrowski KU. "Outside-in" technique, clinical results, and indications with transforaminal lumbar endoscopic surgery: a retrospective study on 220 patients on applied radiographic classification of foraminal spinal stenosis. Int J Spine Surg 2014; 8: 8.
[http://dx.doi.org/10.14444/1026] [PMID: 25694915]

[33] Yeung A, Lewandrowski KU. Five-year clinical outcomes with endoscopic transforaminal foraminoplasty for symptomatic degenerative conditions of the lumbar spine: a comparative study of *inside-out* versus *outside-in* techniques. J Spine Surg 2020; 6(S1) (Suppl. 1): S66-83.
[http://dx.doi.org/10.21037/jss.2019.06.08] [PMID: 32195417]

[34] Lewandrowski K-U, Ransom NA. Five-year clinical outcomes with endoscopic transforaminal outside-in foraminoplasty techniques for symptomatic degenerative conditions of the lumbar spine. J Spine Surg 2020; 6(S1) (Suppl. 1): S54-65.
[http://dx.doi.org/10.21037/jss.2019.07.03] [PMID: 32195416]

[35] Lewandrowski K-U. The strategies behind "inside-out" and "outside-in" endoscopy of the lumbar spine: treating the pain generator. J Spine Surg 2020; 6(S1) (Suppl. 1): S35-9.
[http://dx.doi.org/10.21037/jss.2019.06.06] [PMID: 32195412]

[36] Tandon R, Kiyawat V, Kumar N. Clinical Correlation between Muscle Damage and Oswestry Disability Index Score after Open Lumbar Surgery: Does Open Surgery Reduces Functional Ability? Asian Spine J 2018; 12(3): 518-23.
[http://dx.doi.org/10.4184/asj.2018.12.3.518] [PMID: 29879780]

[37] van Hooff ML, Mannion AF, Staub LP, Ostelo RW, Fairbank JC. Determination of the Oswestry Disability Index score equivalent to a "satisfactory symptom state" in patients undergoing surgery for degenerative disorders of the lumbar spine-a Spine Tango registry-based study. Spine J 2016; 16(10): 1221-30.
[http://dx.doi.org/10.1016/j.spinee.2016.06.010] [PMID: 27343730]

[38] Asher AL, Chotai S, Devin CJ, *et al.* Inadequacy of 3-month Oswestry Disability Index outcome for assessing individual longer-term patient experience after lumbar spine surgery. J Neurosurg Spine 2016; 25(2): 170-80.
[http://dx.doi.org/10.3171/2015.11.SPINE15872] [PMID: 26989974]

[39] van Hooff ML, Spruit M, Fairbank JC, van Limbeek J, Jacobs WC. The Oswestry Disability Index (version 2.1a): validation of a Dutch language version. Spine 2015; 40(2): E83-90.
[http://dx.doi.org/10.1097/BRS.0000000000000683] [PMID: 25575092]

[40] Gum JL, Glassman SD, Carreon LY. Clinically important deterioration in patients undergoing lumbar

spine surgery: a choice of evaluation methods using the Oswestry Disability Index, 36-Item Short Form Health Survey, and pain scales: clinical article. J Neurosurg Spine 2013; 19(5): 564-8.
[http://dx.doi.org/10.3171/2013.8.SPINE12804] [PMID: 24010900]

[41]   Fairbank JC, Pynsent PB. The Oswestry Disability Index. Spine (Phila Pa 1976) 2000; 25(22): 2940-52. discussion 52.
[http://dx.doi.org/10.1097/00007632-200011150-00017] [PMID: 11074683]

[42]   Fairbank J. Use of Oswestry Disability Index (ODI). Spine (Phila Pa 1976) 1995; 20(13): 1535-7.
[http://dx.doi.org/10.1097/00007632-199507000-00020] [PMID: 8623078]

[43]   Reed CC, Wolf WA, Cotton CC, Dellon ES. A visual analogue scale and a Likert scale are simple and responsive tools for assessing dysphagia in eosinophilic oesophagitis. Aliment Pharmacol Ther 2017; 45(11): 1443-8.
[http://dx.doi.org/10.1111/apt.14061] [PMID: 28370355]

[44]   Macnab I. The surgery of lumbar disc degeneration. Surg Annu 1976; 8: 447-80.
[PMID: 936011]

[45]   Macnab I. Negative disc exploration. An analysis of the causes of nerve-root involvement in sixty-eight patients. J Bone Joint Surg Am 1971; 53(5): 891-903.
[http://dx.doi.org/10.2106/00004623-197153050-00004] [PMID: 4326746]

[46]   Latif AB. [Vacuum phenomenon in the intervertebral disc]. Magy Traumatol Orthop Helyreallito Seb 1991; 34(4): 297-300. [Vacuum phenomenon in the intervertebral disc].
[PMID: 1685543]

[47]   Schweitzer ME, el-Noueam KI. Vacuum disc: frequency of high signal intensity on T2-weighted MR images. Skeletal Radiol 1998; 27(2): 83-6.
[http://dx.doi.org/10.1007/s002560050342] [PMID: 9526773]

[48]   Pak KI, Hoffman DC, Herzog RJ, Lutz GE. Percutaneous intradiscal aspiration of a lumbar vacuum disc herniation: a case report. HSS J 2011; 7(1): 89-93.
[http://dx.doi.org/10.1007/s11420-010-9168-x] [PMID: 22294964]

[49]   Lewandrowski KU, León JFR, Yeung A. Use of "Inside-Out" Technique for Direct Visualization of a Vacuum Vertically Unstable Intervertebral Disc During Routine Lumbar Endoscopic Transforaminal Decompression-A Correlative Study of Clinical Outcomes and the Prognostic Value of Lumbar Radiographs. Int J Spine Surg 2019; 13(5): 399-414.
[http://dx.doi.org/10.14444/6055] [PMID: 31741829]

[50]   Lewandrowski K-U, Zhang X, Ramírez León JF, de Carvalho PST, Hellinger S, Yeung A. Lumbar vacuum disc, vertical instability, standalone endoscopic interbody fusion, and other treatments: an opinion based survey among minimally invasive spinal surgeons. J Spine Surg 2020; 6(S1) (Suppl. 1): S165-78.
[http://dx.doi.org/10.21037/jss.2019.11.02] [PMID: 32195425]

[51]   Kim HS, Adsul N, Kapoor A, et al. A Mobile Outside-in Technique of Transforaminal Lumbar Endoscopy for Lumbar Disc Herniations. J Vis Exp 2018; (138):
[http://dx.doi.org/10.3791/57999] [PMID: 30148483]

[52]   Yeung A, Lewandrowski K-U. Early and staged endoscopic management of common pain generators in the spine. J Spine Surg 2020; 6(S1) (Suppl. 1): S1-5.
[http://dx.doi.org/10.21037/jss.2019.09.03] [PMID: 32195407]

[53]   Bini W, Yeung AT, Calatayud V, Chaaban A, Seferlis T. The role of provocative discography in minimally invasive selective endoscopic discectomy. Neurocirugia (Astur) 2002; 13(1): 27-31.
[http://dx.doi.org/10.1016/S1130-1473(02)70646-5] [PMID: 11939090]

[54]   Lewandrowski KU. Successful outcome after outpatient transforaminal decompression for lumbar foraminal and lateral recess stenosis: The positive predictive value of diagnostic epidural steroid injection. Clin Neurol Neurosurg 2018; 173: 38-45.
[http://dx.doi.org/10.1016/j.clineuro.2018.07.015] [PMID: 30075346]

[55]   Chang MC, Lee DG. Outcome of Transforaminal Epidural Steroid Injection According to the Severity of Lumbar Foraminal Spinal Stenosis. Pain Physician 2018; 21(1): 67-72.
[http://dx.doi.org/10.36076/ppj.1.2018.67] [PMID: 29357335]

[56]   MacVicar J, King W, Landers MH, Bogduk N. The effectiveness of lumbar transforaminal injection of steroids: a comprehensive review with systematic analysis of the published data. Pain Med 2013; 14(1): 14-28.
[http://dx.doi.org/10.1111/j.1526-4637.2012.01508.x] [PMID: 23110347]

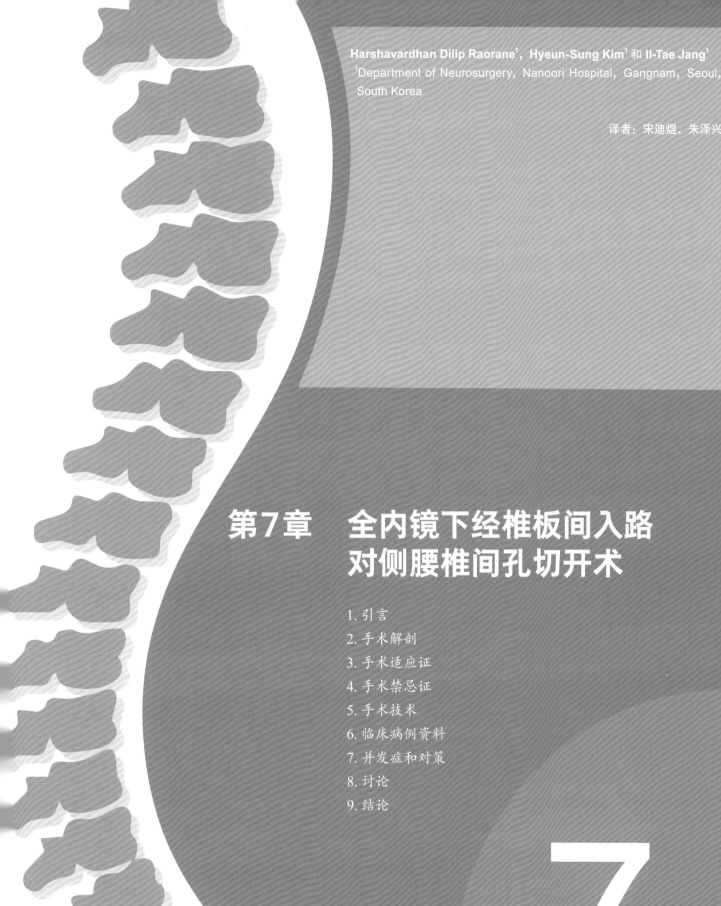

Harshavardhan Dilip Raorane[1], Hyeun-Sung Kim[1] 和 Il-Tae Jang[1]

[1]Department of Neurosurgery, Nanoori Hospital, Gangnam, Seoul, South Korea

译者：宋迪煜、朱泽兴

第7章 全内镜下经椎板间入路对侧腰椎间孔切开术

7

摘要：

由于常规手术很难接近椎间孔区域，因此椎间孔狭窄经常被低估。虽然经椎间孔入路的发展能够在直视下对椎间孔病变进行安全的手术探查，但对手术节段腰神经根背根神经节（dorsal root ganglion，DRG）的刺激可引起术后感觉迟钝（postoperative dysesthesia，POD），这是经椎间孔入路手术相关的常见并发症，因此尽可能减少对背根神经节的牵拉对于预防术后感觉迟钝至关重要。全内镜下经椎板间入路对侧腰椎间孔切开术可通过椎板下入路或经椎板入路进行对侧椎间孔切开和椎间孔外减压。该入路的原则是创建一条通往对侧椎间孔的安全通路，同时保留同侧解剖结构，它允许同时进行侧隐窝、对侧椎间孔和沿神经根走行的椎间孔外的减压，而对椎间孔内神经根的操作干扰达到最小化。然而，与经椎间孔技术相比，该技术的学习曲线比较陡峭。

关键词：

背根神经节；椎间孔狭窄；术后感觉迟钝；经椎间孔入路。

1. 引言

腰椎间孔狭窄（lumbar foraminal stenosis，LFS）是指由于退行性疾病引起椎间孔狭窄，从而卡压脊神经根。腰椎间孔狭窄的发病率已成比例上升，占需手术治疗的退行性腰椎疾病的 8%～11%[1]。然而，由于手术接近该区域存在困难，因此常被低估。通常有两种类型的手术用于治疗椎间孔狭窄：第一种是全椎小关节切除、腰椎椎间融合术；第二种是 Wiltse 和 Spencer 提出的开放式显微椎间孔切开术[2]。然而，腰椎椎间融合术有其自身的缺点，比如假关节、植入物失败和邻椎病。

虽然显微椎间孔切开术被认为是"金标准"，但它存在可视化不良和减压不彻底等问题。据报道，显微椎间孔切开术的成功率在 58%～80%[3-4]。

脊柱内镜手术在过去几十年中得到了很大发展[5]。Young 等介绍了经椎间孔入路，这允许在直视下安全地切除椎间盘并显露椎间孔解剖结构[6]。这一技术可帮助医师了解导致椎间孔狭窄的原因是外源性的压迫病变还是内源性病变。本章描述了用于椎间孔减压的全内镜下经椎板间入路对侧腰椎间孔切开术，这一技术可以通过单一入路同时进行侧隐窝、对侧椎间孔和沿着神经根走行的椎间孔外的减压[7]。

2. 手术解剖

Lee 等[8]将椎间孔分为 3 个区域：侧隐窝（入口区）、椎间孔（中间区）和椎间孔外（出口区）。椎间孔是一个倒置的"泪滴状"结构，其前界为该节段椎体后壁和椎间盘，上下界分别为头、尾侧的椎弓根，后界为椎小关节。椎间孔内容物包括脊神经根、出口神经根的背根神经节、根动静脉、淋巴管，以及椎体间韧带和椎间孔韧带[9]。椎间孔韧带由横孔韧带（即上、中、下横孔韧带及辐射状韧带）和椎间孔外韧带（上、下体横韧带和横突间韧带）组成。因此，造成椎间孔狭窄的原因不仅有来自外源性的压迫病变，还有内源性的炎症病变。

3. 手术适应证

椎间孔狭窄的原因依据病理可分为以下几类。

3.1 外源性病变

- 椎间孔型椎间盘突出症。
- 极外侧型椎间盘突出症。
- 双重挤压综合征。
- 退行性椎间盘疾病伴侧方楔形变。
- 黄韧带肥厚。
- 上关节突过度覆盖。
- 椎间孔高度降低。
- 骨赘/韧带骨赘。
- 小关节病/肥大。
- 小关节囊肿。
- 创伤后。
- 手术后（腰部手术失败综合征）。

3.2 内源性病变

- 由于炎症、感染或术后瘢痕组织形成导致的椎间孔粘连或纤维化。
- 椎间孔韧带的肥大、纤维化或钙化。

4. 手术禁忌证

值得一提的是，全内镜下经椎板间入路对侧腰椎间孔切开术有一些禁忌证。

- X线动力位片提示明显的节段性不稳（平移＞4 mm或成角＞10°）。
- 根据Meyerding标准，Ⅱ度或Ⅱ度以上的椎体滑脱。
- 双侧椎间孔狭窄（更适合融合）。
- 严重的退行性脊柱侧弯。
- 感染。
- 恶性肿瘤。

5. 手术技术

5.1 术前计划

通常对腰椎进行X线正位、侧位、斜位和动力位检查，平片用于评估脊柱序列是否存在退行性脊柱侧凸，动力位片评估节段不稳定性。对于手术计划，X线正位片可以评估头、尾侧椎板宽度及椎板间孔的范围，在大多数椎管狭窄病例中，椎板间孔是缩小的，评估椎间孔的高度和宽度以进行安全的骨性减压。

MRI用于评估黄韧带在椎板下和关节下的范围及厚度。轴位CT评估小关节的大小、形状和方向（小关节不对称），这可以很好地明确小关节内侧切除的安全范围，而不至于导致医源性不稳定。CT三维重建可以更详细地了解因棘突偏斜和骨刺肥大而变窄的椎板间孔的三维结构。术前测量椎管和硬膜囊的横截面积以了解椎管狭窄的严重程度，术后测量椎管和硬膜囊的横截面积以评估减压的充分性。

5.2 麻醉

优选在全麻下进行手术。全麻手术可使患者在体位架上处于舒适的位置，并利于对椎管进行全面的手术探查。手术也可以在复合镇静的硬膜外麻醉下进行。常规使用与等量放射性造影剂混合的罗哌卡因（0.75%）进行硬膜外麻醉，使用10～15 mL的硬膜外麻醉剂，并可以根据脊柱节段的数量进行加量，可辅以镇静剂（咪达唑仑0.05 mg/kg）。

5.3 患者准备和体位

患者俯卧于带有Wilson体位架的可透射线手术床上，术者站在病变的对侧。术前给予单剂抗生素。整个过程在持续的生理盐水冲洗下进行，编者更喜欢使用关节泵，将压力设置为30～40 mmHg，冲洗液压力应根据术野液体的清亮程度进行调整（图7-1）。

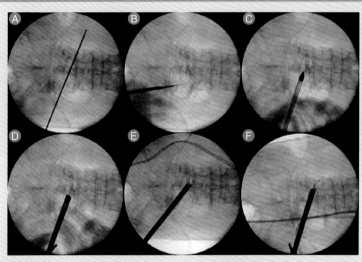

图7-1　A.术中透视显示；B.从同侧小关节突内侧缘到对侧椎间孔画一条斜线；C、D.皮肤切口；E.鞘芯和工作套管在棘突交界处对接；F.对侧椎板下入路，对侧椎间孔和椎间孔外区的探查。

5.4 体表标记和对接目标点

透视引导下从同侧小关节内侧缘到对侧椎间孔画一条斜线，其与中线的相交点旁开1～1.5 cm处取长约1 cm的皮肤切口，皮肤切口位置取决于入路（椎板下或经椎板）和病变位置（椎间孔内或椎间孔外），多节段狭窄可以分别通过单独的切口进行减压。

导丝和连续扩张器依次穿过皮肤切口，工作套管斜面对接、抵靠在目标点上。根据入路，可选择两个目标点。A点：同侧头侧椎体的棘突椎板交界处；B点：尾侧椎板的最深点。最后，将内镜插入工作套管。编者通常使用30°视角、外径7.3 mm或同等尺寸、工作长度为171 mm的内镜。

5.5 对侧入路

对侧入路的原则是创建一条通往对侧椎间孔的安全路径，同时保留同侧解剖结构。椎板下入路首先从头侧棘突基底部钻孔开始，以获得从中线向对侧椎间孔方向的通路。脊柱中线的标志是同侧和对侧黄韧带之间的空隙，其中有硬膜外脂肪覆盖，由于空隙周围存在连续的血管，术者可能会遇到出血。棘间韧带是脊柱中线的另一个代表性标志，可以通过色泽来区分棘间韧带与黄韧带，棘间韧带呈亮白色，而黄韧带呈暗黄色。在对侧黄韧带和头侧椎板之间为手术器械创建了一个工作空间。这种技术的优点是重要的神经结构在整个过程中都受到一层坚韧的深层黄韧带保护。

从棘突基底部开始钻孔，然后是头侧椎板下缘，一直到达上关节突；继续钻孔，直到深层的黄韧带游离边缘和硬膜外脂肪开始出现。用组织剥离器将对侧深层黄韧带从其上、下附着处剥离。然后在内镜钳的帮助下将其整体切除,切除深层黄韧带后,可以看到对侧的行走神经根和出口神经根。对于对侧侧隐窝狭窄的患者,首选经椎板入路,此类椎管狭窄在MRI/CT轴位像上以"三叶草形"椎管为标志,需要对侧全椎板切除术(图7-2)。

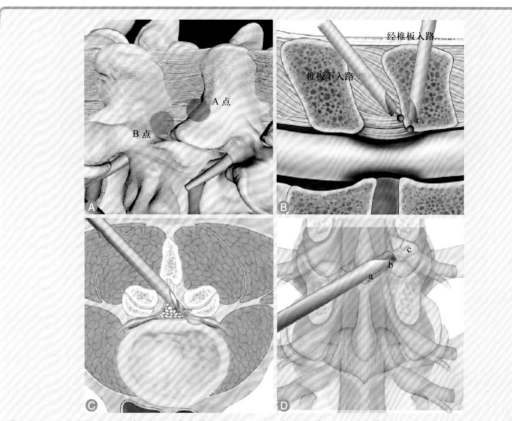

图7-2 A.对接位置,红色A点为棘突椎板交界处,绿色(译者注:原书有误,此处应为蓝色)B点为尾侧椎板最深点;B.椎板下入路和经椎板入路;C.轴位视图显示内镜探查对侧椎间孔的方向;D.钻孔的步骤顺序,a点为棘突椎板交界处至对侧,b点为头侧下半椎板腹侧黄韧带的附着点,c点为对侧椎间孔切开。

5.6 椎间孔和椎间孔外减压

可以通过向四周扩大椎间孔边界来进行椎间孔切开术。背侧肥大的上关节突或半脱位的上关节突尖端可以用内镜下磨钻和Kerrison咬骨钳去除,可以用骨刀和骨钳去除腹侧的骨赘或韧带骨赘。逐渐推进工作套管和内镜至扩大的孔中,以观察椎间孔病理情况。根据各自病变的位置进行椎间孔和椎间孔外的减压。例如,用内镜下骨钻和骨凿修整小关节肥大增生的骨面;用内镜下骨凿和骨钳去除肥厚的椎间孔韧带、椎间孔内突出的椎间盘碎块或疏松的骨赘;用射频清除软组织碎片或粘连。沿着有炎症的出口神经根进行软组织分离时务必小心,为了尽可能减少因对背根神经节(通常是出口神经根)的刺激而引起术后感觉迟钝,应避免扰动它。首先,行椎间盘切除术以便创建一个腹侧操作空间,以接近腹侧骨赘或韧带骨赘。椎间孔内的出血需用射频仔细处理,以防止进一步的粘连和纤维化。留置硬膜外引流管以避免术后血肿。

5.7 最终检查

在内镜监视和透视下使用柔性探针检查减压是否充分。椎间孔减压充分的特征是出口神经根活动性良好、缺血的神经根颜色变为粉红色、神经根自由搏动。手术终点是远侧区域的

"喙点"，出口神经根于此处开始向下弯曲。在磨除出口神经根下方的韧带骨赘后可以见到此"喙点"，它代表了尾侧椎体及上位椎体最外侧部分的轮廓。可以在透视下多角度检查减压程度（图7-3）。

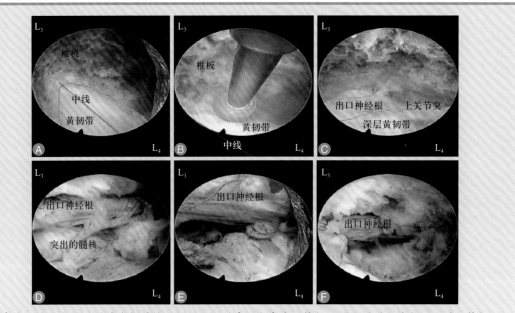

A.紧靠椎板棘突交界处（蓝线）并进行钻孔，以创建一个中线处椎板下的通道（红线）；B.对侧椎板下入路；C.对侧椎间孔入口，一条假想的出口神经根走行轨迹[绿虚线（译者注：绿线）]；D.位于椎间孔内对侧突出的髓核和受压的对侧L4出口神经根；E.椎间盘切除术后的出口神经根情况；F.出口神经根从腋部到远端的整体形态。

图7-3　内镜下经椎板间入路对侧椎间孔切开术和椎间盘切除术的术中影像

5.8 术后处理

第一天常规行MRI和CT检查，以检查减压的充分性。第二天拔除硬膜外引流管。根据耐受情况，允许患者从术后第一天开始活动。为了尽量减少轻微不稳定的可能，编者鼓励患者在术后使用支具。

6. 临床病例资料

共有50例患者接受了对侧椎板间内镜下腰椎间孔切开术和经椎间孔内镜下腰椎间盘切除术。平均年龄为64岁，平均随访时间为11个月。$L_{2\sim3}$节段1例，$L_{3\sim4}$节段6例，$L_{4\sim5}$节段22例，$L_5 \sim S_1$节段21例。临床结果评价指标有腰部和腿部VAS评分、ODI和Macnab标准。VAS评分有明显统计学意义的改善，术前、术后1周、术后3个月和末次随访的平均值和范围分别为7.42 ± 0.99、3.2 ± 0.76、2.54 ± 0.99和2.16 ± 0.98。ODI评分由术前的73.4 ± 7.33明显改善至术后1周、术后3个月及末次随访的31.8 ± 6.86、28 ± 6.83、25.2 ± 6.34。依据Macnab标准，在对侧椎板间内镜下腰椎间孔切开术组中12例（24%）优秀、35例（70%）良好和3例（6%）一般；在经椎间孔内镜下腰椎间盘切除术组中，23例（46%）优秀、19例（38%）良好和8例（16%）一般。对侧椎板间内镜下腰椎间孔切开术组（$n=7$）术后感觉迟钝的发生率低于经椎间孔内镜下腰椎间盘切除术组（$n=13$）。对侧椎板间内镜下腰椎间孔切开术组术后感觉迟钝的发生率为14%（50人中有7人），经椎间孔内镜下腰椎间盘切除术组术后感觉迟钝的发生率为26%（50人中有13人）。在此研究中，有3例患者术中意外出现硬脑膜撕裂，使用纤维蛋白补片进行修补，没有发现迟发的术后并发症，如复发或医源性不稳。

7. 并发症和对策

7.1 术中出血

在对侧入路手术中有几个地方会遇到出血，比如两侧黄韧带之间的中线空隙、出口神经根腋部和椎间孔外区域，因为这些区域存在节段动脉的吻合分支。将工作套管靠近骨质放置可以防止因出血而导致的视线模糊，可以使用射频或激光进行止血，有些外科医师可通过工作通道使用止血剂进行止血。

7.2 硬脊膜撕裂和神经损伤

在椎板和黄韧带之间创建足够的操作空间，以便内镜器械可以进入到对侧。黄韧带深层可以作为操作空间与椎管内重要结构之间的保护屏障。工作套管需要紧紧抵靠在椎板和小关节的腹侧面，以最大限度地减少对下方硬脊膜的压迫（图7-4）。

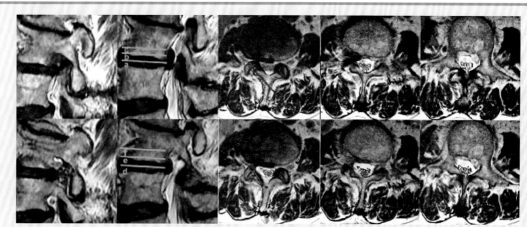

一名71岁女性患者，症状为L$_{4\sim5}$右侧椎间孔至椎间孔外的狭窄，采用全内镜下经椎板间入路对侧椎间孔切开术治疗。长箭头显示对侧入路的路径，三角短箭头显示椎间盘突出的碎块。

图 7-4　典型病例

应避免在狭窄的椎间孔内对缺血的出口神经根进行直接操作，以防止短暂的感觉迟钝或神经失用。首先进行椎间盘切除以在腹侧创建一个操作空间，以便获得处理腹侧骨赘或韧带骨赘的通路。

在一些椎间孔高度降低的患者中，尾侧椎弓根可以与上关节突一起磨除、成形，以便在工作套管插入椎间孔内时最大限度地减少对神经的干扰。

锋利的器械或激光应远离神经根以避免相关损伤。

如果术中遇到硬脊膜撕裂，编者更喜欢用泡沫凝胶和纤维蛋白补片来修复硬脊膜撕裂。纤维蛋白补片插入两层泡沫凝胶之中，再覆盖在硬脊膜撕裂处。使用这种技术，编者没有遇到过因硬脊膜撕裂造成的任何迟发后遗症[10]。

7.3 减压不彻底

手术的每个步骤（即对侧侧隐窝、椎间孔和孔外区域）需在透视下多角度检查减压的程度。许多学者报道，去除椎间孔韧带可以改善神经根的活动度和临床结果。

7.4 复发

"纤维环封闭技术"处理椎间孔型椎间盘突出可以避免复发可能。尽可能少地对椎间孔内进行游离解剖，以避免术后粘连。

7.5 医源性不稳定

医源性不稳定通常是过度去除峡部骨质或过度切除小关节腹侧造成的结果。

7.6 感染

8. 讨论

Macnab等[11-12]最早描述了"隐藏区"，即行走神经根和出口神经根之间的区域，这也是椎间孔狭窄的常见部位，该区域的椎间孔狭窄常常被低估，因此，治疗通常不针对该区域。然而，随着脊柱内镜手术的发展，这个隐藏区域的直接可视化已经变得可行。在过去的几十年里，这个"Macnab隐藏区"已成为治疗和研究的重点。Knight等[3]介绍了经皮经椎间孔激光椎间孔成形术用于椎间孔软组织的减压。Hoogland和Schubert[4]使用连续的扩孔钻和环锯来扩大狭窄的椎间孔。这两种术式都有特定的局限性，例如，经皮经椎间孔激光椎间孔成形术可以有效地消融突出椎间盘的软性组织或肥厚的黄韧带，而后者手术过程相对盲目，可能造成大量的骨质切除。Ahn等[5]提出了内镜下腰椎间孔切开术，用于在内镜直视下进行椎间孔减压，取得了良好的临床效果。尽管经椎间孔入路提供了出色的椎间孔病理改变可视化，但安全地进入狭窄的椎间孔可能仍具有挑战性，这可能会妨碍工作套管在椎间孔内的正确放置，并可能刺激出口神经根。

对侧入路可以进行充分的侧隐窝和椎间孔减压，同时最大限度地保留小关节，保留小关节和椎旁肌肉可保持运动节段的完整性。对侧入路允许内镜在直视下从椎间孔较宽的关节下区域逐渐推进到狭窄的孔内和孔外区域，可以很容易地探查整个神经根受压和炎性病理改变情况。通过单一入路可以解决多种病变（如双重挤压和三重挤压综合征）[7, 13]。

由于该技术没有遇到任何重大错误，因此它仅适用于具有单侧症状的患者。对于双侧椎间孔狭窄的患者，应考虑椎间融合术。由于需从椎管进入椎间孔，所以局部麻醉不适用这种技术，因此与麻醉相关的并发症是不可避免的。与经椎间孔技术相比，该技术的学习曲线陡峭，但是，经过导师充分的指导，可以在一段时间内掌握该手术技巧。

9. 结论

对侧技术可在直视下对椎间孔进行充分的环四周减压，通过单一入路可以解决多种椎间孔病变，保留对侧小关节及同侧的解剖结构可改善运动节段的稳定性，为椎间孔减压提供了安全和微创的术式选择。

发表声明

不适用。

利益声明

编者声明无任何利益、资金及其他方面的冲突。

致谢

无。

● 参考文献 ●

[1]　Jenis LG, An HS. Spine update. Lumbar foraminal stenosis. Spine (Phila Pa 1976) 2000; 25(3): 389-94.
[http://dx.doi.org/10.1097/00007632-200002010-00022] [PMID: 10703115]

[2]　Wiltse LL, Spencer CW. New uses and refinements of the paraspinal approach to the lumbar spine. Spine 1988; 13(6): 696-706.
[http://dx.doi.org/10.1097/00007632-198813060-00019] [PMID: 3175760]

[3]　Donaldson WF III, Star MJ, Thorne RP. Surgical treatment for the far lateral herniated lumbar disc. Spine 1993; 18(10): 1263-7.
[http://dx.doi.org/10.1097/00007632-199308000-00003] [PMID: 8211356]

[4]　Kunogi J, Hasue M. Diagnosis and operative treatment of intraforaminal and extraforaminal nerve root compression. Spine 1991; 16(11): 1312-20.
[http://dx.doi.org/10.1097/00007632-199111000-00012] [PMID: 1750006]

[5]　Kim H, Kim M, Kim H, Oh SW, Adsul NM. Evolution of Spinal Endoscopic Surgery 2019; 16(1): 6-14.

[6]　Gore S, Yeung A. The "inside out" transforaminal technique to treat lumbar spinal pain in an awake and aware patient under local anesthesia: results and a review of the literature. Int J Spine Surg 2014; 8: 28.
[http://dx.doi.org/10.14444/1028] [PMID: 25694940]

[7]　Wu PH, Kim HS, Jang IT. How I do it? Uniportal full endoscopic contralateral approach for lumbar foraminal stenosis with double crush syndrome. Acta Neurochir (Wien) 2020.

[8]　Lee CK, Rauschning W, Glenn W. Lateral lumbar spinal canal stenosis: classification, pathologic anatomy and surgical decompression. Spine 1988; 13(3): 313-20.
[http://dx.doi.org/10.1097/00007632-198803000-00015] [PMID: 3388117]

[9]　Uchikado H, Nishimura Y, Hattori G, Ohara Y. Micro-anatomical structures of the lumbar intervertebral foramen for full-endoscopic spine surgery: review of the literatures. J Spine Surg 2020; 6(2): 405-14.
[http://dx.doi.org/10.21037/jss.2019.10.07] [PMID: 32656378]

[10]　Kim HS, Raorane HD, Wu PH, Heo DH, Sharma SB, Jang IT. Incidental Durotomy During Endoscopic Stenosis Lumbar Decompression: Incidence, Classification, and Proposed Management Strategies. World Neurosurg 2020; 139: e13-22.
[http://dx.doi.org/10.1016/j.wneu.2020.01.242] [PMID: 32059965]

[11]　Kim H-S, Sharma S, Wu P, Raorane H, Adsul N, Singh R, et al. Complications and limitations of endoscopic spine surgery and percutaneous instrumentation. Indian Spine J. 2020.
[http://dx.doi.org/10.4103/isj.isj_27_19]

[12]　Macnab I. Negative disc exploration. An analysis of the causes of nerve-root involvement in sixty-eight patients. J Bone Joint Surg Am 1971; 53(5): 891-903.
[http://dx.doi.org/10.2106/00004623-197153050-00004] [PMID: 4326746]

[13]　Kim HS, Paudel B, Jang JS, et al. Percutaneous Full Endoscopic Bilateral Lumbar Decompression of Spinal Stenosis Through Uniportal-Contralateral Approach: Techniques and Preliminary Results. World Neurosurg 2017; 103: 201-9.
[http://dx.doi.org/10.1016/j.wneu.2017.03.130] [PMID: 28389410]

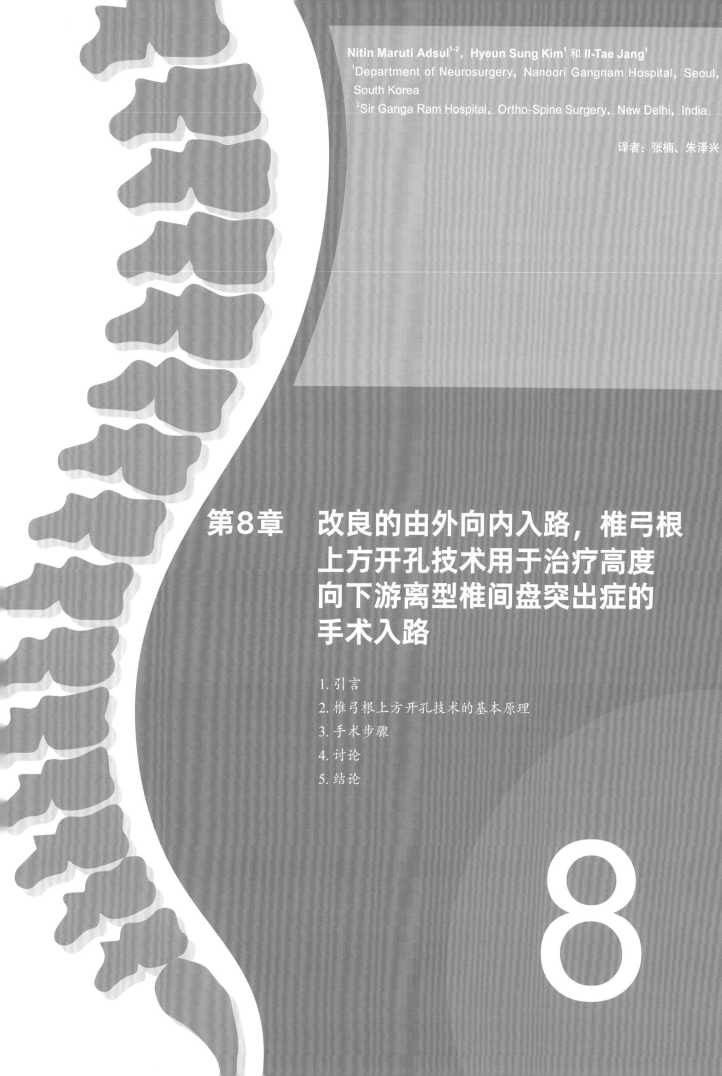

Nitin Maruti Adsul[1,2], Hyeun Sung Kim[1] 和 Il-Tae Jang[1]
[1]Department of Neurosurgery, Nanoori Gangnam Hospital, Seoul, South Korea
[2]Sir Ganga Ram Hospital, Ortho-Spine Surgery, New Delhi, India

译者：张楠、朱泽兴

第8章 改良的由外向内入路，椎弓根上方开孔技术用于治疗高度向下游离型椎间盘突出症的手术入路

8

摘要：

对任何脊柱外科医师来说，向下游离型的腰椎间盘突出都是一个挑战。脊柱开放性手术需要对后方骨结构进行彻底的减压，可能最终导致切除术后综合征和脊柱的不稳定，两者均与更高的再手术率相关。经椎板间孔入路脊柱内镜手术可以合理替代开放的经椎板手术，但其存在硬膜撕裂的可能，且无法进行椎间盘内切除术。编者对由外向内的经椎间孔入路进行了改良，提出椎弓根上方开孔技术（suprapedicular circumferential opening technique，SCOT），使得向下突出和向下游离型腰椎间盘突出可以获得更好的疗效。

关键词：

向下游离型腰椎间盘突出；椎弓根上方减压；经椎间孔入路。

1. 引言

越来越多的腰椎间盘突出通过经椎间孔内镜下腰椎间盘切除术获得了治疗。除了轻微的组织损伤外，医源性不稳定、硬膜外瘢痕和神经组织回缩的问题更少也是其显著的优势[1-6]。在行走神经根附近或下方的向下游离型椎间盘突出是一种更具挑战性的临床情况。这些高度向下游离型椎间盘的摘除可能会被环形增生的椎弓根和骨赘阻挡[1-6]。若不能完全去除所有的阻挡，则手术有可能会失败[1, 4-5]。技术进步使得经验丰富的脊柱内镜医师有可能解决这些向下游离的椎间盘突出，而在过去很多人可能认为这是开放手术的指征[6-8]。在本章中，编者描述了椎弓根上方开孔技术，旨在克服内镜下切除高度向下游离型腰椎间盘突出的挑战。

2. 椎弓根上方开孔技术的基本原理

有人可能会问，行走神经根受压导致疼痛的向下游离型椎间盘突出为什么要采用经椎间孔入路而不是经椎板间孔入路？本章编者主要考虑经椎间孔入路具有的许多优点[9-10]，包括硬膜撕裂的风险要低得多。通常，硬膜囊被这些大块的椎间盘突出物挤压而向后方移位，从而形成一个操作空间，外科医师可以通过经椎间孔入路在其中安全地操作，而不会对神经根有太多的牵拉。而经椎板间孔入路的情况则恰恰相反，脊柱外科医师在选择使用经椎板间孔入路后将面对向后方移位受到挤压的硬膜囊。

经椎间孔入路的另一个优点在于其对腰椎活动的干扰最小，并可完整地保留其解剖结构。没有必要像经椎板间孔入路一样去除部分骨质。可以想象，这可能会破坏活动节段的稳定性，导致以后需要做更多的手术。并且，经椎板间孔入路的这种逐层切开比较耗时，使得该技术不太适合门诊手术中心，在门诊手术中心，快速周转及早期出院对于这种临床手术的选择至关重要。此外，经椎间孔入路可以很容易地在所有腰椎节段上进行，而经椎板间孔入路对于高于L_5/S_1水平的节段有一些限制，由于解剖学变异或老年人脊柱退行性变引起的垂直塌陷可以使L_5/S_1节段以上的椎板间孔变得很小或者闭合。

经椎板间入路的另一个缺点是内镜下的视野仅限于硬膜外。如果不能进入椎间盘内，则椎间盘内的操作也是具有挑战的。除此之外，经椎间孔入路允许外科医师通过将工作通道插入到椎间隙，从而在硬膜及椎间盘的间隙内进行操作，这可以在椎间孔减压时将椎间盘内任何可能导致术后椎间盘突出复发的不稳定椎间盘组织进行提前切除。除非进行全麻手术，针对一些不能耐受的患者，经椎间孔入路也比经椎板间入路更有利于在局部麻醉下进行减压手术。

3. 手术步骤

正如本系列丛书中关于脊柱内镜检查的许多其他章节所述，患者应俯卧于可透视的Wilson体位架上进行经椎间孔椎弓根上方开孔手术。在局部麻醉下，编者在透视监控下建立了经椎间孔入路的内镜通道。编者倾向于在表皮切开处注射1%利多卡因，另在神经孔区域注射7~10 mL 1%利多卡因，然后在第一次注射3~5分钟后追加2~3 mL 1.6%利多卡因与肾上腺素[5, 10-12]。已经有许多出色的编者在本系列丛书中描述了皮肤切口的规划、定位及到神经孔手术区域的通道建立的方法。脊柱穿刺针应瞄准至椎间盘间隙的最后方和尾端。编者建议在操作区域的中心部分用6 mL碘海醇与1 mL靛蓝胭脂红的混合物进行椎间盘造影，可视化任何挤出的椎间盘碎片及其与椎间隙内椎间盘组织的关系，这些物质都不具有神经毒性。通过导丝进行逐层扩张并留置工作通道的方法遵循Hoogland等推广的THESYS技术，该技术最终将斜面工作通道置入神经孔中。编者使用的脊柱内镜系统由JoimaxGmbH，Raumfabrik 33A，Amalienbadstraße，Karlsruhe，Germany提供。

首先，编者采用由内向外的技术来完成椎间盘内减压，然后，将工作通道退回，在硬膜外间隙内向尾侧直接朝向椎弓根上缘，进行由外向内的操作[8]。射频刀头（Elliquence，New York，USA）配合髓核钳去除椎弓根周围的所有软组织。椎弓根上方开孔技术的核心步骤是首选通过磨钻（Primado 2，NSK，Tochigi，Japan）在上关节突的中心部分进行钻孔；然后将顶端钻孔进行进一步扩大；最终，在行走神经根的下方环形磨掉部分下位椎体的椎弓根上缘，以扩大神经根孔体积，进一步追踪向下游离的椎间盘。在对行走神经根腹侧的硬膜外空间进行内镜检查时，很容易辨别被靛蓝胭脂红染色的椎间盘组织（图8-1和图8-2）。当难以

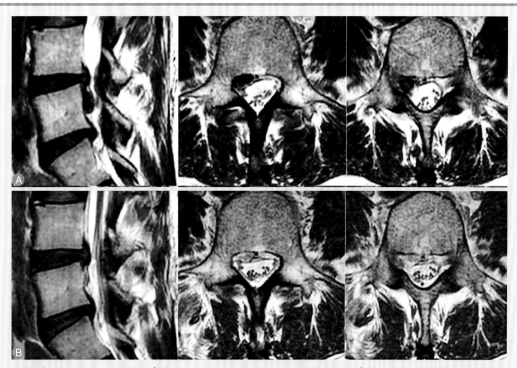

A.术前MRI显示L₄~₅水平的高度向下游离；B.术后MRI显示完全切除高度向下游离的椎间盘突出。

图 8-1　术前 MRI 及术后 MRI

完全取出挤出的椎间盘时，应使用可通过挤压手柄弯曲的半刚性探子替代刚性探针和钳子。突出的椎间盘具有高度炎性反应，出血可能是由于先前受压的硬膜外静脉充血引起，而当黏附到挤出的椎间盘组织时可能会被切断。脊柱内镜医师应该对处理粘连和瘢痕组织有所准备，这些粘连和瘢痕组织可能会阻止去除全部的突出椎间盘组织。射频刀头是处理此类出血问题的首选工具，或者将内镜收回几分钟以形成血凝块即可控制出血。编者建议在椎弓根上方开孔术后4~24小时复查MRI，以确认已摘除游离的椎间盘碎片。

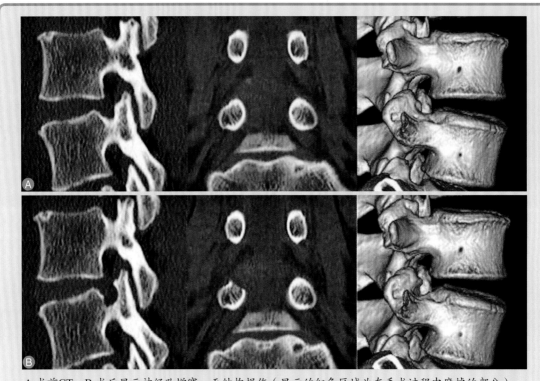

A.术前CT；B.术后显示神经孔增宽，无结构损伤（显示的红色区域为在手术过程中磨掉的部分）。

图 8-2 术前 CT 及术后 CT

4. 讨论

如今，内镜技术的进步使技术娴熟的脊柱内镜医师能够摘除高度游离的椎间盘碎片，从而进行减压[1-3]。在以往，这些类型的椎间盘突出的临床预后不太理想[4-6]，现在的脊柱内镜手术的可靠性与传统的显微减压术相当[3-7]。如今，训练有素的脊柱内镜外科医师可以尝试治疗更复杂的病变，如高度向下游离的椎间盘突出[6, 8-9]。椎弓根上方开孔术中去除椎弓根造成的解剖障碍是随着磨钻和灵活抓握器的出现而向前迈出的一大步。Lee等报道，减压不足和突出的椎间盘组织残留是内镜下椎间盘切除术失败和手术翻修率高的主要原因之一，后者可能还受到残留的大小和位置的影响[4]。很少有关于椎弓根上方开孔技术的技术细节值得讨论，最值得注意的是，与传统的内镜手术方法相比，皮肤切口更偏向头侧，并且轨迹更针对下位椎体的椎弓根。在传统的内镜手术方法中，工作通道与椎间盘空间更加平行，最终工作套管应位于下位椎体和上关节突之间的连接处。对于最初的椎间孔成形术，上关节突可以用铰刀部分去除。与最初的TESSYS由外向内技术相比，在椎间孔成形术中，下位椎体的椎弓根上缘和行走神经根腹侧的下位椎体部分被切除。因此，椎弓根上方开孔技术椎弓根上入路的理想入路点是下位椎体椎弓根的上缘。在脊椎病患者中，可能需要切除更多的下位椎体的上缘以增加神经根孔体积[9-11]。

　　开发椎弓根上方开孔技术的动机来自于以前的经椎间孔入路方法令人沮丧的经验，这些方法处理高度向下游离椎间盘的能力有限，而椎弓根上方开孔技术可通过在下位椎体椎弓根上方狭窄的椎间孔去除高度向下游离椎间盘来规避这个问题。如上所述，这种新技术的优点是在局部麻醉下取俯卧位进行操作，组织破坏和术后并发症最少，如硬脑膜撕裂[8, 12]。进入的角度要陡峭得多，以保证显露这些高度向下游离的椎间盘，其摘除有时可能会非常棘手。在冠状面和矢状面上，陡峭、几乎垂直的进入角度旨在进行行走神经根腹侧的减压。充分减压可能导致出血，但止血通常没有问题，可以考虑放置hemovac引流系统，具体由主刀医师酌情而定，很少需要转为开放手术。

5. 结论

　　椎弓根上方开孔技术代表了经椎间孔入路的现代化改进，它进入的角度更加陡峭，以解决高度向下游离的腰椎间盘突出，与标准经椎间孔由外向内技术相比，椎弓根上方开孔技术的临床预后通常更理想，同时复发率和再手术率较低。

发表声明

不适用。

利益声明

编者声明无任何利益、资金及其他方面的冲突。

致谢

无。

● 参考文献 ●

[1]　Lee S, Kim S-K, Lee S-H, *et al.* Percutaneous endoscopic lumbar discectomy for migrated disc herniation: classification of disc migration and surgical approaches. Eur Spine J 2007; 16(3): 431-7.
[http://dx.doi.org/10.1007/s00586-006-0219-4] [PMID: 16972067]

[2]　Jang J-S, An S-H, Lee S-H. Transforaminal percutaneous endoscopic discectomy in the treatment of foraminal and extraforaminal lumbar disc herniations. J Spinal Disord Tech 2006; 19(5): 338-43.
[http://dx.doi.org/10.1097/01.bsd.0000204500.14719.2e] [PMID: 16826005]

[3]　Tsou PM, Yeung AT. Transforaminal endoscopic decompression for radiculopathy secondary to intracanal noncontained lumbar disc herniations: outcome and technique. Spine J 2002; 2(1): 41-8.
[http://dx.doi.org/10.1016/S1529-9430(01)00153-X] [PMID: 14588287]

[4]　Schubert M, Hoogland T. Endoscopic transforaminal nucleotomy with foraminoplasty for lumbar disk herniation. Oper Orthop Traumatol 2005; 17(6): 641-61.
[http://dx.doi.org/10.1007/s00064-005-1156-9] [PMID: 16369758]

[5]　Lee S-H, Kang BU, Ahn Y, *et al.* Operative failure of percutaneous endoscopic lumbar discectomy: a radiologic analysis of 55 cases. Spine 2006; 31(10): E285-90.
[http://dx.doi.org/10.1097/01. brs.0000216446.13205.7a] [PMID: 16648734]

[6]　Kim CH, Chung CK, Woo JW. Surgical outcome of percutaneous endoscopic interlaminar lumbar discectomy for highly migrated disk herniation. Clin Spine Surg 2016; 29(5): E259-66.
[http://dx.doi.org/10.1097/BSD.0b013e31827649ea] [PMID: 23073149]

[7]　Yeung AT, Yeung CA. Advances in endoscopic disc and spine surgery: foraminal approach. Surg Technol Int 2003; 11: 255-63.
[PMID: 12931309]

[8]　Ahn Y. Transforaminal percutaneous endoscopic lumbar discectomy: technical tips to prevent complications. Expert Rev Med Devices 2012; 9(4): 361-6.
[http://dx.doi.org/10.1586/erd.12.23] [PMID: 22905840]

[9]　Kim HS, Ju CI, Kim SW, Kim JG. Endoscopic transforaminal suprapedicular approach in high grade

inferior migrated lumbar disc herniation. J Korean Neurosurg Soc 2009; 45(2): 67-73.
[http://dx.doi.org/10.3340/jkns.2009.45.2.67] [PMID: 19274114]

[10] Lee C-W, Yoon K-J, Ha S-S, Kang J-K. Foraminoplastic superior vertebral notch approach with reamers in percutaneous endoscopic lumbar discectomy: technical note and clinical outcome in limited indications of percutaneous endoscopic lumbar discectomy. J Korean Neurosurg Soc 2016; 59(2): 172-81.
[http://dx.doi.org/10.3340/jkns.2016.59.2.172] [PMID: 26962427]

[11] Iprenburg M. Transforaminal endoscopic surgery in lumbar disc herniation in an economic crisis-the TESSYS method. US Musculoskeletal Rev 2008; 3: 47-9.

[12] Ahn Y, Jang I-T, Kim W-K. Transforaminal percutaneous endoscopic lumbar discectomy for very high-grade migrated disc herniation. Clin Neurol Neurosurg 2016; 147: 11-7.
[http://dx.doi.org/10.1016/j.clineuro.2016.05.016] [PMID: 27239898]

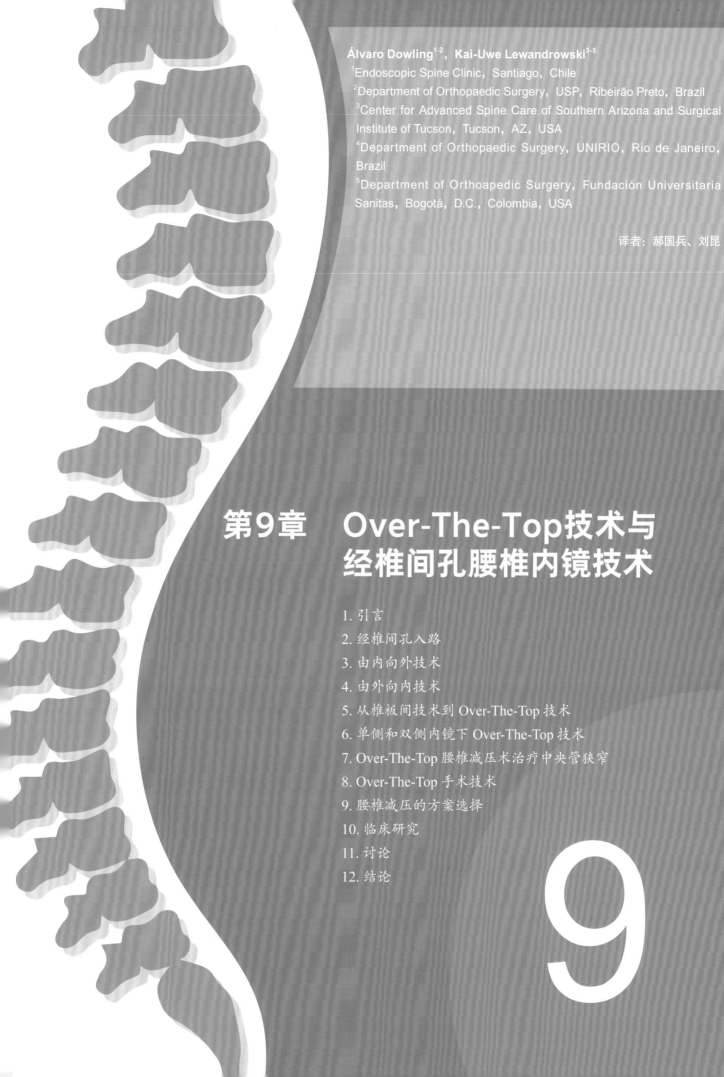

Álvaro Dowling[1-2], Kai-Uwe Lewandrowski[3-5]

[1]Endoscopic Spine Clinic, Santiago, Chile

[2]Department of Orthopaedic Surgery, USP, Ribeirão Preto, Brazil

[3]Center for Advanced Spine Care of Southern Arizona and Surgical Institute of Tucson, Tucson, AZ, USA

[4]Department of Orthopaedic Surgery, UNIRIO, Rio de Janeiro, Brazil

[5]Department of Orthoapedic Surgery, Fundación Universitaria Sanitas, Bogotá, D.C., Colombia, USA

译者: 郝国兵、刘昆

第9章　Over-The-Top技术与经椎间孔腰椎内镜技术

9

摘要：

　　对当代腰椎内镜减压技术的系统回顾表明，大部分腰椎内镜减压是通过经椎间孔和椎板间入路完成的。文献也报道了针对更复杂的临床应用的许多改良和变通。训练有素、经验丰富的外科医师报道的治疗结果表明，这些改良的内镜手术是真正的进步。然而，从基层医师或传统脊柱外科医师的角度来看，采用这些复杂的内镜手术治疗每个患者时似乎仍然不切实际或遥不可及。他们必须考虑如何在常规临床手术中实施这些操作，取代久经考验的开放式或其他形式的微创脊柱手术。认识到一种外科技术优于另一种技术是一回事，但改变一个人的做法要复杂得多，不仅取决于一个人的训练或舒适度，在大多数情况下，还取决于每个外科医师的实际经验，这些经验将因患者的反馈而演变。对于同时经历过经椎间孔和经椎板间内镜入路的患者，每位外科医师会使用基于解剖的最安全、最具成本效益的入路。许多其他因素可能会阻碍脊柱内镜手术的实施，其中大多数因素将随着外科医师围绕每种入路的解剖局限性而逐渐演变，是否拥有设备、训练有素的工作人员和支持系统也起到了一定的作用。

　　体制内的脊柱外科医师可能会遇到额外的障碍，因为脊柱内镜手术的不同性质可能会破坏既定的收入周期，使其难以实施。外科医师所在机构可能不得不承担购买固定设备的负担，同时面临较低的回报。为了帮助潜在的脊柱内镜外科医师克服这些实施障碍，编者旨在通过对腰椎内镜Over-The-Top与经椎间孔减压技术进行系统的逐步比较，以说明其各种技术要点和临床适应证，帮助读者选择"更偏好的"内镜技术。

关键词：

　　内镜；腰椎内镜手术；Over-The-Top技术；经椎间孔入路。

1. 引言

　　与传统的开放式显微手术相比，内镜手术的临床效果相当，但组织损伤较小。此外，更短的住院时间和更低的术后护理成本可能会导致更低的直接和间接治疗费用，并且，患者可因快速康复尽早重返工作岗位。老年患者数量和尽早重返工作之需求的增加，加大了经皮内镜腰椎减压及融合技术的研发需求。技术在过去20年中发展卓著，基于更好的光学设计、手术器械和手术方法的改进，经皮脊柱内镜手术的模式正在转变，许多研究文章和综述证实了最佳的脊柱内镜手术结果。

　　内镜腰椎手术的历史表明，众多学者采用颠覆性的技术和方案取得了巨大的成就，这些技术和方案与传统的经椎板微创手术技术差别很大。由于其使用了安全、更具成本效益的微创技术，使得新的内镜方法疗效突出，并且很少造成硬膜渗漏和医源性不稳定或因腰部手术失败导致的腰痛。1939年，JG Love首次报道了椎板间的入路，他的文章显示患者满意度较高，神经根受压症状有显著改善，减少副损伤是显微外科先驱们的驱动力[1]。

　　1977年，Caspar[2]和Yasargil[3]分别描述了一种显微手术的椎板间入路。显微手术主要通过减少医源性副损伤显著改善腰椎间盘切除术的短期临床疗效，这种手术入路技术可以更好地控制术后疼痛，并且术中失血与感染风险更低，住院时间更短。由于进展的潜在腰椎退行性疾病的性质，与短期结果相比，多种因素可更好地预测长期临床结果[4]。当前的现代内镜技术以Yeung和Hoogland为中心，两位脊柱内镜医师的手术技术只是在进入相同病理解剖区域上的入路有所不同，其他人在过去几年中也做出了贡献。编者认为，最近的现代理念有助于微创和脊柱内镜手术技术被接受传统培训的脊柱开放手术医师和脊柱内镜医师所采用。

在更全面的历史回顾中，Lyman Smith于1964年发表了一篇关于腰椎髓核酶溶解的论文[5-6]。长期结果良好，并发症较少，化学髓核溶解术似乎成为外科椎间盘切除术的可行替代方法[7-8]。费城外科医师Parviz Kambin在1980年进一步发展了后外侧入路[9-12]。在他的开创性著作中，他描述了出口神经根和上关节突之间通向腰椎间盘的安全通道，这个安全区后来被公认为Kambin三角区。后来，Suezawa、Schreiber和Leu通过内镜下的可视化操作，改进了Kambin的经皮技术，他们将这种对Kambin原始技术的改进称为椎间盘镜技术[13-15]。90年代，Anthony Yeung[16-17]和Hal Matthews[18-19]描述了一条更偏向侧方的入路，他们的经椎间孔入路旨在治疗极外侧椎间盘突出症和更多位于内侧的病变。这些操作能够施行是因为手术通道更平行于纤维环的后缘。Anthony Yeung通过经椎间孔入路发展了椎间盘内治疗的理念，描述了对疼痛产生部位的可视化内镜治疗。基于这些进展，他开发了杨氏脊柱内镜系统，对于经椎间孔入路和椎板间入路技术都是适用的[17, 20]，Sebastian Ruetten主要推广了后者[21-25]。本系列丛书中有部分章节介绍了这些有贡献的外科医师，本章中编者介绍了当代最常用的腰椎内镜手术入路及其相关技术。

2. 经椎间孔入路

在过去的几十年中，经椎间孔入路有了显著的发展。从1963年Smith首次尝试将凝乳蛋白酶注入椎间盘，到1975年Hijikata[13]的经皮髓核切除术的早期尝试，以及80年代的非特异度椎间盘减压[9-10, 26-28]。随着1991年Kambin提出安全三角区，以及后来Mirkovic和Schwartz在尸体研究中对安全三角区允许的最大套管直径的研究，Kim等定义的"前可视化时代"达到了顶峰[29-33]。随着Matthews[18]提出了经椎间孔内镜显微椎间盘切除术，Foley[34-35]和Destandau[36]提出了内镜辅助手术，"后可视化时代"于90年代到来。

1999年，Yeung提出了杨氏脊柱内镜系统[17]，2000年，他描述了最初的由内向外经椎间孔技术，提出了一套标准化方法[16]。几乎在同一时间，Hoogland和Knight首次描述了由外向内的方法，该方法允许通过椎间孔成形术切除范围更广的椎间盘突出[37-39]。Knight技术强调使用激光进行椎间孔成形术。后来，Ruetten在2006年提出了椎板间入路，旨在解决棘手的$L_5 \sim S_1$椎间盘突出症[25]。Choi等介绍了使用内镜磨钻进行椎间孔成形术，允许术者通过经椎间孔入路达到移位较远的突出物[40]。

3. 由内向外技术

Yaung等[41-42]描述了最早的标准化经椎间孔内镜下的由内向外技术。由内向外的方法侧重于定位椎间孔内的致痛部位，并在发炎受压的神经根可视下治疗疼痛[43-46]。该技术通常在局部麻醉下进行，使患者在刺激发炎的神经根时感到疼痛，并通过激发性的方法（如诱发性椎间盘造影术）指导术者完成手术[47]。由内向外的技术旨在将工作套管固定在椎间盘内，术者可以去除退变的破碎髓核组织，对硬膜外间隙进行间接减压，并对撕裂髓核进行椎间盘内热凝[41-44, 47]。如有必要，将内镜从椎间盘内取出，检查椎间孔，并在椎间孔成形术后去除突出髓核[45]。探查行走神经根的腹侧和背侧以及出口神经根的腋窝，确认所有致压物均已充分去除。适应证如下。

- 髓核撕裂伴有经椎间盘造影诱发的盘源性腰痛。

- 所有可通过椎间孔入路触及的椎间盘突出，无论是膨出的、挤出的还是游离的。
- 因椎间孔纤维化、复发性突出髓核和关节突旁侧隐窝狭窄导致的腰椎手术失败综合征。
- 轻度的、软组织的中央管狭窄。
- 椎间孔和椎间孔外狭窄。
- 椎间盘炎。
- 关节突囊肿。

由内向外的方法有一些禁忌证和局限性。一些研究者认为，由内向外的技术对于椎间盘外病变（如移位性椎间盘突出或中央突出的椎间盘伴严重椎管损伤）并不理想。它可能更具破坏性，因为它需要切除更多的正常组织才能实现减压[25]。其他研究者证实，在严重退变的椎间盘或陈旧性椎间盘脱出中，游离组织往往会失去连续性，使得切除椎间盘内逆行游离物在技术上受到限制[48]。

4. 由外向内技术

Hoagland博士首先描述并推广了由外向内的方法[37-39, 49-51]，即"Thomas脊柱内镜手术系统"（THESSYS）。作为由内向外技术的改进，它是在使用扩张器、环钻或空心钻孔器对椎间孔进行连续扩张的基础上形成的。通过这项技术，渐进性椎间孔成形术允许术者进入较低节段的较小椎间孔和退行狭窄的椎间孔。这种手术的主要优点是，当试图在椎间盘内行逆行游离切除术在技术上受限时，它可以应用于更广泛的病变，如挤出、游离、移位和钙化的椎间盘[48, 52]。然而，透视引导下盲视的关节突切除术可能会损害孔内的神经血管和韧带结构，或者由于过度扩孔导致术后疼痛和节段不稳定。对原有技术的进一步改进，如Choi提出的内镜磨钻，使手术更加安全[53-54]。2005年，Ruetten介绍了另一种改良技术，即"极外侧入路"，目的是通过极外侧入路引导内镜沿切线到达椎管，以更好地解决椎管内的椎间盘脱垂游离问题[48]。除了由内向外技术的适应证外，由外向内的方法可以更好地解决如下问题。

- 严重的中央突出椎间盘伴严重椎管侵占。
- 轻度上/下移位的游离髓核。
- 复发的椎间盘突出。
- 钙化的椎间盘。
- 侧隐窝和椎间孔狭窄。

公认的禁忌证和局限性是严重移位的游离髓核，因此采用由外向内技术时需切除较多骨，这会显著增加神经组织损伤[55-57]、不稳定，甚至骨质疏松性骨折的风险[58-59]。

5. 从椎板间技术到 Over-The-Top 技术

2005年，Ruetten首次报道了全内镜椎板间技术，并报道了内镜治疗腰椎管狭窄症的成功结果[23, 52, 60-65]。Choi等报道了改良的椎板间技术[66]，他建议在透视引导下插入脊柱导针，穿过黄韧带进入侧隐窝和椎间盘。一系列扩张器通过导丝进入椎间盘，继而插入一个圆形工作套管[66]。Kim和Chung改良了原始的Ruetten技术，通过一个8 mm的小切口将扩张器推向黄韧带，然后在内镜直视下通过一个小切口进入硬膜外腔[67]，使用大的工作套管在黄韧带上推进并保持一个宽敞的开口，以便进入硬膜外间隙。Hwang等描述了一种对侧手术方法，以取出游离或移位的髓核[68]。利用Hwang的技术，内镜下通过切开棘突，越过硬脑膜，观察对侧神经根走行和游离椎间盘。Gun Choi描述了间歇技术，穿刺针通过后中线旁开1 cm的切口插入。麻醉医师采用先进的标准无阻力技术在硬膜外椎板间注射类固醇，允许安全进入硬膜外间隙。通过注射利多卡因创建了硬膜外造影，勾勒出神经根和硬膜囊的轮廓，从而确认穿刺针安全到达硬膜外间隙[40]。将专门用于 L_5/S_1 节段的穿刺针推进椎间盘，继而开始连续扩张和放置工作套管[40]。硬膜外脂肪、神经根和硬膜囊可随着工作套管的向上旋转而缩回[69]。Song等将间歇技术与全内镜方法进行了比较[69]，他们发现，与传统的经椎板腰椎减压术相比，椎间盘突出症的间歇技术在有效性和经济性方面更具优势，因为手术时间更短，住院费用更低[69]。Over-The-Top技术是椎间盘突出症双侧椎板间入路的演变体。

6. 单侧和双侧内镜下 Over-The-Top 技术

对于受过传统训练的脊柱外科医师来说，过渡到Over-The-Top减压技术可能更容易，因为它类似于使用内镜实施传统的经椎板手术，而不是通过中线或椎旁切口使用/不使用微创撑开器进行。内镜下熟悉的腰椎后部解剖影像可能比学习经椎间孔解剖更容易。减压程度的评估是有争议的，但当硬膜搏动明显增加或清楚地看到搏动的神经根时，减压程度被认为是足够的。术者必须非常熟悉关节突关节、韧带、神经的三维解剖。术者减压前需要制定解剖学目标计划，以有效地减压神经、解除疼痛。在过去10年中，编者不断开展经椎间孔入路的Over-The-Top技术，它包括良好执行术前解剖规划和矢状面上关节突关节、椎板和椎间盘角度方向的参数分析。通过从硬膜囊顶部进入侧隐窝，最大限度地实现侧隐窝内的内镜减压，L_5/S_1节段的术前计划应特别指定。

插入工作套管后，应对椎间孔进行经椎间孔的内镜下检查，以寻找意外的疼痛源和其他解剖异常。使用各种工具的组合，如磨钻、枪钳、环锯、骨凿，完成从头侧椎弓根到尾侧椎弓根的直接后部椎板间减压，以到达两侧的侧隐窝和椎间孔入口区（图9-1）。这种Over-The-Top内镜减压的目的是对硬膜囊和双侧侧隐窝进行减压。因此，它特别适用于内镜下切除中央位置的骨和软组织狭窄。为了做到这一点，必须从中线减压开始，并通过术前MRT和CT影像了解内镜下可视化的解剖结构。

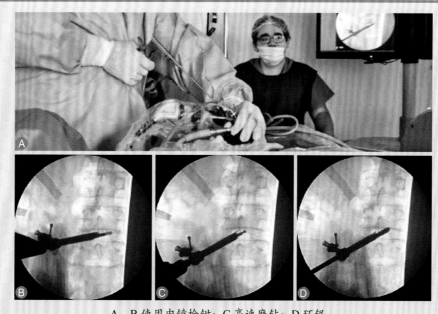

A、B.使用内镜枪钳；C.高速磨钻；D.环锯。

图 9-1　Over-The-Top 对侧减压过程中的术中透视图像

　　高速磨钻通常是进入中央椎管的必要工具，偶发性硬脊膜撕裂值得关注。编者建议脊柱外科医师在训练室或其他硬膜损伤风险较低的脊柱内镜手术中熟悉高速内镜磨钻的正确使用方法。一些高速磨钻设备提供了一个保护套或收缩刀片，在减压过程中应将其正确放置，以保护硬膜。术者认为内镜减压完成后，应在探针接触椎弓根或置于椎间孔内时拍摄正侧位透视图像，以确保没有遗漏致痛病变的任何部分。最后，应在内镜下确认已完成彻底的从一侧至对侧的硬膜囊减压。

7. Over-The-Top 腰椎减压术治疗中央管狭窄

　　大多数国家的老龄化人口将越来越需要治疗腰椎管狭窄症[70-73]，许多老年患者因为内镜下腰椎减压手术的许多优点而选择这种治疗，其优点包括出血少、并发症和感染率低、术后疼痛少、能尽早恢复正常活动和工作。多项脊柱患者预后研究试验结果表明，在4～8年的随访中，腰椎管狭窄症的手术减压比非手术治疗在疼痛和功能方面有更显著的改善[74-79]。研究者没有试图对使用植入物的腰椎融合手术的适应证、利弊进行详尽的讨论，但研究者认为大多数医师都会同意在减压手术中增加融合内固定物会显著增加围手术期发病率、并发症和再手术率[80-85]。在这场争论的另一面，是脊柱内镜手术漫长的学习曲线。每位术者都应根据患者个体情况审查被认为适合内镜下Over-The-Top手术或经椎间孔手术的候选患者，以最大限度地提高临床效益并取得一致的临床结果[86]。

8. Over-The-Top 手术技术

　　患者取俯卧位，手术在局部麻醉下进行，在监护下进行镇静，也可以选择在全身麻醉下手术。这些选择通常依据外科医师的技术水平、现有的临床支持和由麻醉和外科团队进行的培训做出。首先，在前后位上标记出中线和与椎板下缘平行的手术标记线。在侧位上，术者应画一条平行于椎间隙的线，从而标出内镜进入椎板间区域所需的角度。

　　切口最好在椎板间隙轻微偏头侧，以便通过高速磨钻磨除上位椎板部分骨质进行椎板间开窗。为了较安全地进入中央管，可以把内镜放置在黄韧带和关节突关节之间的连接处。首先，"L"形切除上位椎板和部分下关节突，再切除部分下位椎板（图9-2）。对于黄韧带非常厚的患者，需要将黄韧带从上位椎板的下面附着区域分离，继而剥离，才能做到上位椎板更充分的减压。为了避免硬脑膜撕裂，这个额外的步骤至关重要。这时，在内镜下看到的所有黄韧带应全部切除，直到中线。显露两侧侧隐窝，包括从腋侧穿过的出口神经根，这一步的完成需要枪钳、磨钻、环锯和骨刀的配合使用，术者一般根据个人习惯和致压解剖结构来选择这些器械。对于无法治愈的患者，不能为了避免行翻修减压手术过度强调完全减压（图9-3）。

　　与其他任何脊柱内镜手术一样，Over-The-Top和经椎间孔减压手术技术要求较高，脊柱内镜医师在独立进行上述手术之前，应该接受有效的培训和指导。关于头侧-尾侧的减压范围，编者建议从头侧椎弓根到尾侧椎弓根减压每侧侧隐窝，并在术中透视验证。同样，应使用探针通过椎间孔并进行正侧位透视，用来检查椎间孔减压的充分性。伤口用水平"褥式"缝合。患者术后即刻就能活动，不需要支具辅助固定，术后2～3小时就可以出院。通常，术后一周复诊，建议患者正常行走，不需卧床休息。

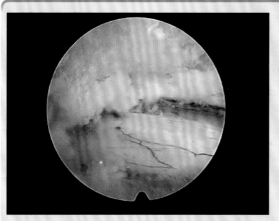 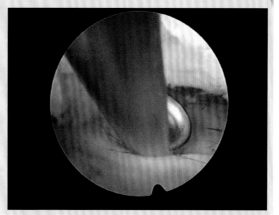

图 9-2　Over-The-Top 术减压早期时看到的硬膜囊　　图 9-3　在内镜下行 Over-The-Top 术时，枪钳位
于对侧侧隐窝

9. 腰椎减压的方案选择

目前的问题是哪类患者选择哪种腰椎内镜减压手术？与椎板间入路及其跨顶减压相比，经椎间孔入路最佳适应证是什么？患者选择标准的正式定义来自于文献，但相关文献很少。编者已完成关于经椎间孔和椎板间入路的适应证的制定。除了对现有设备、外科医师的技术水平和常规要求外，编者还提出了一个治疗流程，根据患者疼痛部位来分型并选择最佳的内镜下腰椎减压手术。

编者没有使用基于图像的标准来定义疼痛病理学，但制作了一个基于图像的策略，为患者选择最合适的内镜入路和减压技术，以获得最大程度的临床效果。该策略适合于腰椎管狭窄症的4种类型，它根据骨质和软组织狭窄部位、类型和范围对患者进行分类，从而推荐一个首选的内镜入路（图9-4），限制手术节段致压物切除减压的其他解剖学因素也被考虑在内。使用这个患者治疗选择策略，编者对一项5年随访的临床结果进行了分析[87]。该研究采用视觉模拟量表[88]和改良Macnab标准[89]作为主要指标衡量临床结果。

10. 临床研究

为了验证关于最佳的狭窄减压入路和技术的选择策略，编者将249例患者纳入临床研

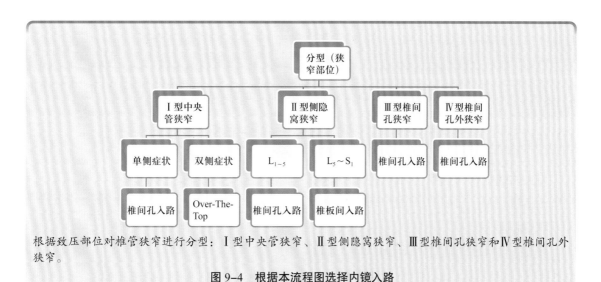

根据致压部位对椎管狭窄进行分型：Ⅰ型中央管狭窄、Ⅱ型侧隐窝狭窄、Ⅲ型椎间孔狭窄和Ⅳ型椎间孔外狭窄。

图 9-4　根据本流程图选择内镜入路

究[87]。该研究从2013年持续到2018年，包括137名（55%）男性和112名（45%）女性，平均年龄为（56.03±16.8）岁，平均随访（38.27±27.9）个月。这些患者因为有骨性和软组织椎管狭窄而进行了内镜减压。主要临床结果评价指标为ODI[90-92]、VAS评分[88]和改良Macnab评分[89]。这项研究的结果发表在 *Journal of Spine Surgery* [87]的一期特刊上。编者希望本章的读者在所提供的参考文献中寻找关于本研究的进一步信息。简要地说，编者发现了椎管狭窄的分布规律。根据致压因素的主要解剖部位对患者进行分型，近一半的患者存在Ⅰ型中央管狭窄（121/249；48.6%）；249例患者中只有15例（6%）存在侧隐窝狭窄（Ⅱ型）；椎间孔狭窄（Ⅲ型）是第二大组（104/249；41.8%）；椎间孔外狭窄在临床中最不常见，249例患者中只有9例患者有这种病变表现（3.6%）。249例患者中有137例Ⅱ型至Ⅳ型狭窄患者采用了经椎间孔入路（55.0%）；78例采用了椎板间入路（31.3%），12例采用了这两种入路的结合（4.8%）；8例Ⅰ型中央管狭窄患者采用椎板间入路（3.2%）。大多数患者的临床结果为优秀（47例；18.9%）和良好（178例；71.5%）；少数患者的结果为一般（18例；7.2%）和差（6例；2.4%）。研究表明，这种狭窄患者治疗选择策略的临床应用对患者是有帮助的。本研究表明，该选择策略适用于筛选出适合椎板间入路内镜减压技术及其变体Over-The-Top技术治疗的患者。这些结果用VAS评分进行评价，配对双尾*t*检验显示，VAS评分平均降低了5.46±2.1（*P*<0.0001），具有统计学意义。ODI下降幅度为37.1±16.9点，同样显著（*P*<0.0001）。

11. 讨论

使用Over-The-Top术进行双侧侧隐窝和椎间孔减压可以取得良好的临床结果，特别是分型为中央管狭窄的患者。为了实现内镜下减压手术临床效果的最大化，需要对腰椎管狭窄的患者进行最佳内镜入路的筛选，编者提出的治疗选择策略适用于筛选出需要做Over-The-Top手术的患者。除了患者的选择外，外科医师的技术水平也决定着所选的内镜减压手术的临床效果。最佳入路的选择应基于术前对疼痛产生部位的鉴别和确认。在研究疼痛的病理解剖学时，应仔细、谨慎考虑其范围和位置。在L_5/S_1节段，解剖结构上的局限性会限制经椎间孔入路的实施，在这些特殊情况下，经椎板间入路的变体Over-The-Top技术可能是最佳方案。

12. 结论

选择最佳的手术入路有助于实现治疗目标。Over-The-Top技术是单侧椎板间入路的一种变体，强调双侧侧隐窝减压和中央椎管减压。在熟练术者手中，临床结果是确定的。使用治疗选择策略有助于做出合适的治疗选择。外科医师的技术水平是最直接的决定行内镜手术患者预后的因素。正规的培训和经验丰富的脊柱内镜外科医师带教是掌握内镜下Over-The-Top技术最有效的方法。当患者的疼痛产生部位主要位于侧隐窝或中央管时，该技术应作为除经椎间孔入路之外的一个可选方案。

在L_5/S_1节段应考虑Over-The-Top技术，除非患者有椎间孔外压迫的疼痛症状。

发表声明

不适用。

利益声明

编者声明无任何利益、资金及其他方面的冲突。

致谢

无。

● 参考文献 ●

[1]   Love JG. Removal of the protruded interlaminar discs without laminectomy. Mayo Clin Proc 1939; 14.

[2]   Caspar W. A new surgical procedure for lumbar disc herniation causing less tissue damage through a microsurgical approach. Berlin, Heidelberg, Germany: Springer 1977; p. 7. [http://dx.doi.org/10.1007/978-3-642-66578-3_15]

[3]   Lumbar Disc Adult Hydrocephalus GYM. Advances in Neurosurgery. Berlin, Heidelberg, Germany: Springer 1977; pp. 81-1.

[4]   Lewis PJ, Weir BK, Broad RW, Grace MG. Long-term prospective study of lumbosacral discectomy. J Neurosurg 1987; 67(1): 49-53. [http://dx.doi.org/10.3171/jns.1987.67.1.0049] [PMID: 3598671]

[5]   Smith L. Enzyme Dissolution of the Nucleus Pulposus in Humans. JAMA 1964; 187(187): 137-40. [http://dx.doi.org/10.1001/jama.1964.03060150061016] [PMID: 14066733]

[6]   The classic. Enzyme dissolution of the nucleus pulposus in humans. By Lyman W. Smith. 1964. Clin Orthop Relat Res 1986; (206): 4-9. [PMID: 3519036]

[7]   Flanagan N, Smith L. Clinical studies of chemonucleolysis patients with ten- to twenty-year follow-up evaluation. Clin Orthop Relat Res 1986; 206(&NA;): 15-7. [http://dx.doi.org/10.1097/00003086-198605000-00004] [PMID: 3708968]

[8]   Mansfield F, Polivy K, Boyd R, Huddleston J. Long-term results of chymopapain injections. Clin Orthop Relat Res 1986; (206): 67-9. [PMID: 3708994]

[9]   Kambin P, Sampson S. Posterolateral percutaneous suction-excision of herniated lumbar intervertebral discs. Report of interim results. Clin Orthop Relat Res 1986; (207): 37-43. [PMID: 3720102]

[10]   Kambin P, Brager MD. Percutaneous posterolateral discectomy. Anatomy and mechanism. Clin Orthop Relat Res 1987; (223): 145-54. [PMID: 3652568]

[11]   Kambin P. Percutaneous lumbar diskectomy JAMA 1989; 262: 1776.

[12]   Kambin P, Schaffer JL. Percutaneous lumbar discectomy. Review of 100 patients and current practice. Clin Orthop Relat Res 1989; 238: 24-34. [http://dx.doi.org/10.1097/00003086-198901000-00004] [PMID: 2910608]

[13]   Schreiber A, Suezawa Y, Leu H. Does percutaneous nucleotomy with discoscopy replace conventional discectomy? Eight years of experience and results in treatment of herniated lumbar disc. Clin Orthop Relat Res 1989; 238: 35-42. [http://dx.doi.org/10.1097/00003086-198901000-00005] [PMID: 2910617]

[14]   Leu H, Schreiber A. [Percutaneous nucleotomy with disk endoscopy--a minimally invasive therapy in non-sequestrated intervertebral disk hernia]. Schweiz Rundsch Med Prax 1991; 80(14): 364-8. [Percutaneous nucleotomy with disk endoscopy--a minimally invasive therapy in non-sequestrated intervertebral disk hernia]. [PMID: 2034933]

[15]   Leu H, Schreiber A. [Endoscopy of the spine: minimally invasive therapy]. Orthopade 1992; 21(4): 267-72. [Endoscopy of the spine: minimally invasive therapy]. [PMID: 1408118]

[16]   Yeung AT. The evolution of percutaneous spinal endoscopy and discectomy: state of the art. Mt Sinai J Med 2000; 67(4): 327-32. [PMID: 11021785]

[17]   Yeung AT. Minimally Invasive Disc Surgery with the Yeung Endoscopic Spine System (YESS). Surg Technol Int 1999; 8(8): 267-77. [PMID: 12451541]

[18]   Mathews HH. Transforaminal endoscopic microdiscectomy. Neurosurg Clin N Am 1996; 7(1): 59-63. [http://dx.doi.org/10.1016/S1042-3680(18)30405-4] [PMID: 8835146]

[19]   Mathews ES, Scrivani SJ. Percutaneous stereotactic radiofrequency thermal rhizotomy for the treatment of trigeminal neuralgia. Mt Sinai J Med 2000; 67(4): 288-99. [PMID: 11021779]

[20]   Yeung A, Kotheeranurak V. Transforaminal Endoscopic Decompression of the Lumbar Spine for Stable Isthmic Spondylolisthesis as the Least Invasive Surgical Treatment Using the YESS Surgery Technique. Int J Spine Surg 2018; 12(3): 408-14. [http://dx.doi.org/10.14444/5048] [PMID: 30276099]

[21]   Ruetten S, Komp M, Merk H, Godolias G. Recurrent lumbar disc herniation after conventional discectomy: a prospective, randomized study comparing full-endoscopic interlaminar and transforaminal *versus* microsurgical revision. J Spinal Disord Tech 2009; 22(2): 122-9.
[http://dx.doi.org/10.1097/BSD.0b013e318175ddb4] [PMID: 19342934]

[22]   Ruetten S, Komp M, Merk H, Godolias G. Surgical treatment for lumbar lateral recess stenosis with the full-endoscopic interlaminar approach *versus* conventional microsurgical technique: a prospective, randomized, controlled study. J Neurosurg Spine 2009; 10(5): 476-85.
[http://dx.doi.org/10.3171/2008.7.17634] [PMID: 19442011]

[23]   Ruetten S, Komp M, Merk H, Godolias G. Full-endoscopic interlaminar and transforaminal lumbar discectomy *versus* conventional microsurgical technique: a prospective, randomized, controlled study. Spine 2008; 33(9): 931-9.
[http://dx.doi.org/10.1097/BRS.0b013e31816c8af7] [PMID: 18427312]

[24]   Ruetten S, Komp M, Merk H, Godolias G. Use of newly developed instruments and endoscopes: full-endoscopic resection of lumbar disc herniations *via* the interlaminar and lateral transforaminal approach. J Neurosurg Spine 2007; 6(6): 521-30.
[http://dx.doi.org/10.3171/spi.2007.6.6.2] [PMID: 17561740]

[25]   Ruetten S, Komp M, Godolias G. A New full-endoscopic technique for the interlaminar operation of lumbar disc herniations using 6-mm endoscopes: prospective 2-year results of 331 patients. Minim Invasive Neurosurg 2006; 49(2): 80-7.
[http://dx.doi.org/10.1055/s-2006-932172] [PMID: 16708336]

[26]   Onik G, Helms CA, Ginsberg L, Hoaglund FT, Morris J. Percutaneous lumbar diskectomy using a new aspiration probe: porcine and cadaver model. Radiology 1985; 155(1): 251-2.
[http://dx.doi.org/10.1148/radiology.155.1.3975407] [PMID: 3975407]

[27]   Onik GM, Kambin P, Chang MK. Minimally invasive disc surgery. Nucleotomy *versus* fragmentectomy. Spine 1997; 22(7): 827-8.
[http://dx.doi.org/10.1097/00007632-199704010-00024] [PMID: 9106327]

[28]   Kambin P, Nixon JE, Chait A, Schaffer JL. Annular protrusion: pathophysiology and roentgenographic appearance. Spine 1988; 13(6): 671-5.
[http://dx.doi.org/10.1097/00007632-198813060-00013] [PMID: 2972071]

[29]   Kim HS, Raorane HD, Wu PH, Yi YJ, Jang IT. Evolution of endoscopic transforaminal lumbar approach for degenerative lumbar disease. J Spine Surg 2020; 6(2): 424-37.
[http://dx.doi.org/10.21037/jss.2019.11.05] [PMID: 32656380]

[30]   Kambin P. Arthroscopic microdiskectomy. Mt Sinai J Med 1991; 58(2): 159-64.
[PMID: 1857361]

[31]   Kambin P, Schaffer JL. A multicenter analysis of percutaneous discectomy. Spine 1991; 16(7): 854-5.
[http://dx.doi.org/10.1097/00007632-199107000-00031] [PMID: 1925764]

[32]   Schaffer JL, Kambin P. Percutaneous posterolateral lumbar discectomy and decompression with a 6.9-millimeter cannula. Analysis of operative failures and complications. J Bone Joint Surg Am 1991; 73(6): 822-31.
[http://dx.doi.org/10.2106/00004623-199173060-00005] [PMID: 1830052]

[33]   Mirkovic SR, Schwartz DG, Glazier KD. Anatomic considerations in lumbar posterolateral percutaneous procedures. Spine 1995; 20(18): 1965-71.
[http://dx.doi.org/10.1097/00007632-199509150-00001] [PMID: 8578369]

[34]   Foley KT, Smith MM, Rampersaud YR. Microendoscopic approach to far-lateral lumbar disc herniation Neurosurg Focus 1999; 7: e5.
[http://dx.doi.org/10.3171/foc.1999.7.6.6]

[35]   Perez-Cruet MJ, Foley KT, Isaacs RE, *et al.* Microendoscopic lumbar discectomy: technical note. Neurosurgery 2002; 51(5) (Suppl.): S129-36.
[PMID: 12234440]

[36]   Destandau J. A special device for endoscopic surgery of lumbar disc herniation. Neurol Res 1999; 21(1): 39-42.
[http://dx.doi.org/10.1080/01616412.1999.11740889] [PMID: 10048052]

[37]   Hoogland T, Scheckenbach C. [Percutaneous lumbar nucleotomy with low-dose chymopapain, an ambulatory procedure]. Z Orthop Ihre Grenzgeb 1995; 133(2): 106-13.
[http://dx.doi.org/10.1055/s-2008-1039420] [PMID: 7754655]

[38]   Hoogland T, Scheckenbach C. Low-dose chemonucleolysis combined with percutaneous nucleotomy in herniated cervical disks. J Spinal Disord 1995; 8(3): 228-32.
[http://dx.doi.org/10.1097/00002517-199506000-00009] [PMID: 7670215]

[39]   Hoogland T. Percutaneous endoscopic discectomy. J Neurosurg 1993; 79(6): 967-8.
[PMID: 8246070]

[40] Choi G, Lee SH, Raiturker PP, Lee S, Chae YS. Percutaneous endoscopic interlaminar discectomy for intracanalicular disc herniations at L5-S1 using a rigid working channel endoscope. Neurosurgery 2006; 58(1) (Suppl.): ONS59-68.
[http://dx.doi.org/10.1227/01.NEU.0000362000.35742.3D] [PMID: 16479630]

[41] Yeung AT, Yeung CA. *In-vivo* endoscopic visualization of patho-anatomy in painful degenerative conditions of the lumbar spine. Surg Technol Int 2006; 15(15): 243-56.
[PMID: 17029183]

[42] Yeung AT. The Evolution and Advancement of Endoscopic Foraminal Surgery: One Surgeon's Experience Incorporating Adjunctive Techologies. SAS J 2007; 1(3): 108-17.
[http://dx.doi.org/10.1016/S1935-9810(07)70055-5] [PMID: 25802587]

[43] Tsou PM, Alan Yeung C, Yeung AT. Posterolateral transforaminal selective endoscopic discectomy and thermal annuloplasty for chronic lumbar discogenic pain: a minimal access visualized intradiscal surgical procedure. Spine J 2004; 4(5): 564-73.
[http://dx.doi.org/10.1016/j.spinee.2004.01.014] [PMID: 15363430]

[44] Yeung AT, Gore S. *In-vivo* Endoscopic Visualization of Patho-anatomy in Symptomatic Degenerative Conditions of the Lumbar Spine II: Intradiscal, Foraminal, and Central Canal Decompression. Surg Technol Int 2011; 21(21): 299-319.
[PMID: 22505004]

[45] Gore S, Yeung A. The "inside out" transforaminal technique to treat lumbar spinal pain in an awake and aware patient under local anesthesia: results and a review of the literature. Int J Spine Surg 2014; 8
[http://dx.doi.org/10.14444/1028]

[46] Yeung A, Lewandrowski KU. Early and staged endoscopic management of common pain generators in the spine. J Spine Surg 2020; 6(6) (Suppl. 1): S1-5.
[http://dx.doi.org/10.21037/jss.2019.09.03] [PMID: 32195407]

[47] Yeung AT, Yeung CA. Advances in endoscopic disc and spine surgery: foraminal approach. Surg Technol Int 2003; 11(11): 255-63.
[PMID: 12931309]

[48] Ruetten S, Komp M, Godolias G. An extreme lateral access for the surgery of lumbar disc herniations inside the spinal canal using the full-endoscopic uniportal transforaminal approach-technique and prospective results of 463 patients. Spine 2005; 30(22): 2570-8.
[http://dx.doi.org/10.1097/01.brs.0000186327.21435.cc] [PMID: 16284597]

[49] Hoogland T, van den Brekel-Dijkstra K, Schubert M, Miklitz B. Endoscopic transforaminal discectomy for recurrent lumbar disc herniation: a prospective, cohort evaluation of 262 consecutive cases. Spine 2008; 33(9): 973-8.
[http://dx.doi.org/10.1097/BRS.0b013e31816c8ade] [PMID: 18427318]

[50] Schubert M, Hoogland T. Endoscopic transforaminal nucleotomy with foraminoplasty for lumbar disk herniation. Oper Orthop Traumatol 2005; 17(6): 641-61.
[http://dx.doi.org/10.1007/s00064-005-1156-9] [PMID: 16369758]

[51] Hoogland T, Schubert M, Miklitz B, Ramirez A. Transforaminal posterolateral endoscopic discectomy with or without the combination of a low-dose chymopapain: a prospective randomized study in 280 consecutive cases. Spine 2006; 31(24): E890-7.
[http://dx.doi.org/10.1097/01.brs.0000245955.22358.3a] [PMID: 17108817]

[52] Ruetten S, Komp M, Merk H, Godolias G. Full-endoscopic cervical posterior foraminotomy for the operation of lateral disc herniations using 5.9-mm endoscopes: a prospective, randomized, controlled study. Spine 2008; 33(9): 940-8.
[http://dx.doi.org/10.1097/BRS.0b013e31816c8b67] [PMID: 18427313]

[53] Lee S, Kim SK, Lee SH, *et al.* Percutaneous endoscopic lumbar discectomy for migrated disc herniation: classification of disc migration and surgical approaches. Eur Spine J 2007; 16(3): 431-7.
[http://dx.doi.org/10.1007/s00586-006-0219-4] [PMID: 16972067]

[54] Choi G, Prada N, Modi HN, Vasavada NB, Kim JS, Lee SH. Percutaneous endoscopic lumbar herniectomy for high-grade down-migrated L4-L5 disc through an L5-S1 interlaminar approach: a technical note. Minim Invasive Neurosurg 2010; 53(3): 147-52.
[http://dx.doi.org/10.1055/s-0030-1254145] [PMID: 20809458]

[55] de Carvalho PST, Ramos MRF, da Silva Meireles AC, *et al.* Feasibility of Using Intraoperative Neuromonitoring in the Prophylaxis of Dysesthesia in Transforaminal Endoscopic Discectomies of the Lumbar Spine Brain Sci 2020.
[http://dx.doi.org/10.3390/brainsci10080522]

[56] Cho JY, Lee SH, Lee HY. Prevention of development of postoperative dysesthesia in transforaminal percutaneous endoscopic lumbar discectomy for intracanalicular lumbar disc herniation: floating retraction technique. Minim Invasive Neurosurg 2011; 54(5-6): 214-8.
[http://dx.doi.org/10.1055/s-0031-1287774] [PMID: 22287030]

[57] Lewandrowski KU, Dowling A, Calderaro AL, *et al.* Dysesthesia due to irritation of the dorsal root

ganglion following lumbar transforaminal endoscopy: Analysis of frequency and contributing factors. Clin Neurol Neurosurg 2020; 197: 106073.
[http://dx.doi.org/10.1016/j.clineuro.2020.106073]

[58] Lu H, Zhao F, Cao J, *et al.* Zhongguo Xiu Fu Chong Jian Wai Ke Za Zhi 2013; 2012(26): 1420-4. [Spinal canal decompression with microendoscopic disectomy and pillar vertebral space insertion for thoracolumbar neglected fracture].

[59] Ishimoto Y, Yamada H, Curtis E, *et al.* Spinal Endoscopy for Delayed-Onset Lumbar Radiculopathy Resulting from Foraminal Stenosis after Osteoporotic Vertebral Fracture: A Case Report of a New Surgical Strategy Case Rep Orthop 2018; 2018: 1593021.
[http://dx.doi.org/10.1155/2018/1593021]

[60] Ruetten S, Komp M, Merk H, Godolias G. Full-endoscopic anterior decompression *versus* conventional anterior decompression and fusion in cervical disc herniations. Int Orthop 2009; 33(6): 1677-82.
[http://dx.doi.org/10.1007/s00264-008-0684-y] [PMID: 19015851]

[61] Wasinpongwanich K, Pongpirul K, Lwin KMM, Kesornsak W, Kuansongtham V, Ruetten S. Full-Endoscopic Interlaminar Lumbar Discectomy: Retrospective Review of Clinical Results and Complications in 545 International Patients. World Neurosurg 2019; 132: e922-8.
[http://dx.doi.org/10.1016/j.wneu.2019.07.101] [PMID: 31326641]

[62] Markovic M, Zivkovic N, Spaic M, *et al.* Full-endoscopic interlaminar operations in lumbar compressive lesions surgery: prospective study of 350 patients. "Endos" study. J Neurosurg Sci 2016; •••: 2016.
[PMID: 27362665]

[63] Ruetten S. Full-endoscopic Operations of the Spine in Disk Herniations and Spinal Stenosis. Surg Technol Int 2011; 21(21): 284-98.
[PMID: 22505003]

[64] Ruetten S, Hahn P, Oezdemir S, *et al.* Full-endoscopic Uniportal Odontoidectomy and Decompression of the Anterior Cervicomedullary Junction Using the Retropharyngeal Approach. Spine 2018; 43(15): E911-8.
[http://dx.doi.org/10.1097/BRS.0000000000002561] [PMID: 29438218]

[65] Ruetten S, Hahn P, Oezdemir S, Baraliakos X, Godolias G, Komp M. Full-endoscopic uniportal retropharyngeal odontoidectomy for anterior craniocervical infection. Minim Invasive Ther Allied Technol 2019; 28(3): 178-85.
[http://dx.doi.org/10.1080/13645706.2018.1498357] [PMID: 30179052]

[66] Lee CH, Choi M, Ryu DS, *et al.* Efficacy and Safety of Full-endoscopic Decompression *via* Interlaminar Approach for Central or Lateral Recess Spinal Stenosis of the Lumbar Spine: A Meta-analysis. Spine 2018; 43(24): 1756-64.
[http://dx.doi.org/10.1097/BRS.0000000000002708] [PMID: 29794584]

[67] Kim CH, Chung CK, Jahng TA, Yang HJ, Son YJ. Surgical outcome of percutaneous endoscopic interlaminar lumbar diskectomy for recurrent disk herniation after open diskectomy. J Spinal Disord Tech 2012; 25(5): E125-33.
[http://dx.doi.org/10.1097/BSD.0b013e31825bd111] [PMID: 22744610]

[68] Hwang JH, Park WM, Park CW. Contralateral Interlaminar Keyhole Percutaneous Endoscopic Lumbar Surgery in Patients with Unilateral Radiculopathy. World Neurosurg 2017; 101(101): 33-41.
[http://dx.doi.org/10.1016/j.wneu.2017.01.079] [PMID: 28153626]

[69] Song H, Hu W, Liu Z, *et al.* Percutaneous endoscopic interlaminar discectomy of L5-S1 disc herniation: a comparison between intermittent endoscopy technique and full endoscopy technique. J Orthop Surg Res 2017; 12: 162.
[http://dx.doi.org/10.1186/s13018-017-0662-4]

[70] Palliyil NS, Shah S, Rai RR, Dalvie S, Monteiro J. Age - Does it really count? A study of the Perioperative Morbidity and Long-Term Outcome in Patients Above 70 Years of Age Undergoing Spine surgery for Lumbar Degenerative Disorders. Rev Bras Ortop 2020; 55(3): 298-303.
[http://dx.doi.org/10.1055/s-0039-1700833] [PMID: 32616974]

[71] Costa F, Alves OL, Anania CD, *et al.* Decompressive Surgery for Lumbar Spinal Stenosis: WFNS Spine Committee Recommendations. World Neurosurg X 2020; 7: 100076.
[http://dx.doi.org/10.1016/j.wnsx.2020.100076]

[72] Ponkilainen VT, Huttunen TT, Neva MH, *et al.* National trends in lumbar spine decompression and fusion surgery in Finland, 1997-2018. Acta Orthop 2020; 2020: 1-5.
[http://dx.doi.org/10.1080/17453674.2020.1839244] [PMID: 33106074]

[73] Amitkumar M, Singh PK, Singh KJ, *et al.* Surgical Outcome in Spinal Operation in Patients Aged 70 Years and Above. Neurol India 2020; 68(1): 45-51.
[http://dx.doi.org/10.4103/0028-3886.279672] [PMID: 32129242]

[74] Pearson AM, Blood EA, Frymoyer JW, *et al.* SPORT lumbar intervertebral disk herniation and back pain: does treatment, location, or morphology matter? Spine 2008; 33(4): 428-35.

[http://dx.doi.org/10.1097/BRS.0b013e31816469de] [PMID: 18277876]

[75] Weinstein JN, Tosteson AN, Tosteson TD, *et al.* The SPORT value compass: do the extra costs of undergoing spine surgery produce better health benefits? Med Care 2014; 52(12): 1055-63.
[http://dx.doi.org/10.1097/MLR.0000000000000250] [PMID: 25334052]

[76] Weinstein JN, Lurie JD, Tosteson TD, *et al.* Surgical compared with nonoperative treatment for lumbar degenerative spondylolisthesis. four-year results in the Spine Patient Outcomes Research Trial (SPORT) randomized and observational cohorts. J Bone Joint Surg Am 2009; 91(6): 1295-304.
[http://dx.doi.org/10.2106/JBJS.H.00913] [PMID: 19487505]

[77] Weinstein JN, Lurie JD, Tosteson TD, *et al.* Surgical *versus* nonoperative treatment for lumbar disc herniation: four-year results for the Spine Patient Outcomes Research Trial (SPORT). Spine 2008; 33(25): 2789-800.
[http://dx.doi.org/10.1097/BRS.0b013e31818ed8f4] [PMID: 19018250]

[78] Weinstein JN, Lurie JD, Tosteson TD, *et al.* Surgical *vs* nonoperative treatment for lumbar disk herniation: the Spine Patient Outcomes Research Trial (SPORT) observational cohort. JAMA 2006; 296(20): 2451-9.
[http://dx.doi.org/10.1001/jama.296.20.2451] [PMID: 17119141]

[79] Pearson A, Lurie J, Tosteson T, Zhao W, Abdu W, Weinstein JN. Who should have surgery for spinal stenosis? Treatment effect predictors in SPORT. Spine 2012; 37(21): 1791-802.
[http://dx.doi.org/10.1097/BRS.0b013e3182634b04] [PMID: 23018805]

[80] McAfee PC, DeVine JG, Chaput CD, *et al.* The indications for interbody fusion cages in the treatment of spondylolisthesis: analysis of 120 cases. Spine 2005; 30(6) (Suppl.): S60-5.
[http://dx.doi.org/10.1097/01.brs.0000155578.62680.dd] [PMID: 15767888]

[81] Rouben D, Casnellie M, Ferguson M. Long-term durability of minimal invasive posterior transforaminal lumbar interbody fusion: a clinical and radiographic follow-up. J Spinal Disord Tech 2011; 24(5): 288-96.
[http://dx.doi.org/10.1097/BSD.0b013e3181f9a60a] [PMID: 20975594]

[82] Kim CW, Doerr TM, Luna IY, *et al.* Minimally Invasive Transforaminal Lumbar Interbody Fusion Using Expandable Technology: A Clinical and Radiographic Analysis of 50 Patients. World Neurosurg 2016; 90(90): 228-35.
[http://dx.doi.org/10.1016/j.wneu.2016.02.075] [PMID: 26921700]

[83] Försth P, Ólafsson G, Carlsson T, *et al.* A Randomized, Controlled Trial of Fusion Surgery for Lumbar Spinal Stenosis. N Engl J Med 2016; 374(15): 1413-23.
[http://dx.doi.org/10.1056/NEJMoa1513721] [PMID: 27074066]

[84] Qiao G, Feng M, Wang X, *et al.* Revision for Endoscopic Diskectomy: Is Lateral Lumbar Interbody Fusion an Option? World Neurosurg 2020; 133(133): e26-30.
[http://dx.doi.org/10.1016/j.wneu.2019.07.226] [PMID: 31398523]

[85] O'Donnell JA, Anderson JT, Haas AR, *et al.* Treatment of Recurrent Lumbar Disc Herniation With or Without Fusion in Workers' Compensation Subjects. Spine 2017; 42(14): E864-70.
[http://dx.doi.org/10.1097/BRS.0000000000002057] [PMID: 28700387]

[86] Kim JE, Yoo HS, Choi DJ, Park EJ, Jee SM. Comparison of Minimal Invasive *Versus* Biportal Endoscopic Transforaminal Lumbar Interbody Fusion for Single-level Lumbar Disease. Clin Spine Surg 2021; 34(2): E64-71.
[http://dx.doi.org/10.1097/BSD.0000000000001024] [PMID: 33633061]

[87] Dowling Á, Lewandrowski KU, da Silva FHP, Parra JAA, Portillo DM, Giménez YCP. Patient selection protocols for endoscopic transforaminal, interlaminar, and translaminar decompression of lumbar spinal stenosis. J Spine Surg 2020; 6(6) (Suppl. 1): S120-32.
[http://dx.doi.org/10.21037/jss.2019.11.07] [PMID: 32195421]

[88] Reed CC, Wolf WA, Cotton CC, Dellon ES. A visual analogue scale and a Likert scale are simple and responsive tools for assessing dysphagia in eosinophilic oesophagitis. Aliment Pharmacol Ther 2017; 45(11): 1443-8.
[http://dx.doi.org/10.1111/apt.14061] [PMID: 28370355]

[89] Macnab I. Negative disc exploration. An analysis of the causes of nerve-root involvement in sixty-eight patients. J Bone Joint Surg Am 1971; 53(5): 891-903.
[http://dx.doi.org/10.2106/00004623-197153050-00004] [PMID: 4326746]

[90] van Hooff ML, Spruit M, Fairbank JC, van Limbeek J, Jacobs WC. The Oswestry Disability Index (version 2.1a): validation of a Dutch language version. Spine (Phila Pa 1976) 2015; 40(2): E83-90.
[http://dx.doi.org/10.1097/BRS.0000000000000683] [PMID: 25575092]

[91] Fairbank JC, Pynsent PB. The Oswestry Disability Index. Spine (Phila Pa 1976) 2000; 25(22): 2940-52.
[http://dx.doi.org/10.1097/00007632-200011150-00017] [PMID: 11074683]

[92] Fairbank J. Use of Oswestry Disability Index (ODI). Spine (Phila Pa 1976) 1995; 20(13): 1535-7.
[http://dx.doi.org/10.1097/00007632-199507000-00020] [PMID: 8623078]

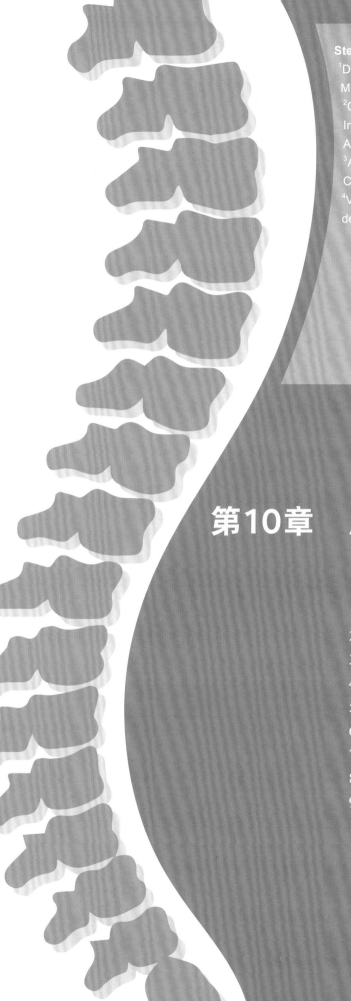

Stefan Hellinger[1], Kai-Uwe lewandrowski[2-4]

[1]Department of Orthopedic and Spine Surgery, Arabellaklinik, Munich, Germany

[2]Center for Advanced Spine Care of Southern Arizona and Surgical Institute of Tucson, Tucson AZ, USA

[3]Associate Professor of Orthopaedic Surgery, Universidad Colsanitas, Bogota, Colombia, USA

[4]Visiting Professor, Department Orthopaedic Surgery, UNIRIO, Rio de Janeiro, Brazil

译者：唐辉

第10章　腰椎小关节囊肿的内镜治疗

10

摘要：

在常规腰椎内镜检查中，伴腰椎小关节退变的囊肿是常见的。当它们呈纤维状附着于神经时，可能增加神经根损伤的风险，因此它们很难解剖。许多囊肿位于硬膜外。在有症状的手术节段，即使囊肿对穿过或出口神经根没有相关的机械压迫，由于它们的高炎症性，也可能与神经根症状相关。滑膜囊肿可引起剧烈疼痛。在临床检查中，其相关症状可能很难与腰椎间盘突出或椎管外侧狭窄引起的症状区分。内镜下，脊柱外科医师经常被迫处理它们以完成神经减压。目前尚不清楚的是，在没有其他临床病理的情况下，如何处理大范围孤立的小关节囊肿。其内镜手术指征及获取良好临床疗效的因素尚不明确。因此，编者对该类临床患者进行了系统分析，这些患者或是在术前高级影像学检查中发现，或是在常规腰椎内镜检查中意外发现。在常规的经椎间孔和椎间内镜检查中，共有48例患者行硬膜外囊肿切除手术其中包括26名女性和22名男性。这些患者手术的主要指征是因椎间孔或侧隐窝狭窄而导致疼痛。$L_{4/5}$节段是关节突囊肿最常见的部位，该部位有26例（72.2%）。其次是L_5/S_1阶段有8例（22.2%），$L_{3/4}$节段有2例（5.6%）〔译者注：原书此处数据与表10-2不符，疑应为$L_{4/5}$节段32例（66.7%），L_5/S_1节段9例（18.8%），$L_{3/4}$节段6例（12.5%），$T_{9/10}$节段1例（2.1%）〕。另外，有1例患者在$T_{9/10}$节段进行了内镜减压。结果分析显示所有患者均有临床改善。根据改良的Macnab标准，19例（39.6%）患者疗效为优，18例（37.5%）疗效良好，11例（22.9%）疗效尚可。观察到的VAS腿痛评分从术前的8.06 ± 1.57下降到术后的1.92 ± 1.49，以及最终随访为1.77 ± 1.32，有显著的统计学意义（$P<0.000$）。1例患者有复发性椎间盘突出，另1例患者没有改善。2例患者在随访期间接受融合治疗。疗效为一般的患者与关节突不稳定有统计学显著相关性（$P<0.001$），通过矢状位T_2加权MRI成像发现：黄韧带增厚、关节突关节肥大和关节间隙$>2\ mm$，其内填充明亮的白色液体。对于技术熟练的外科医师，内镜切除几乎完全来自腰椎小关节退变的硬膜外脊柱囊肿是可行的。关节突不稳定是Macnab预后为一般的预测因素之一。

关键词：

内镜减压术；硬膜外囊肿；腰椎椎间孔狭窄。

1. 引言

腰椎小关节囊肿于腰椎常规内镜检查中常见。由于这些硬膜外囊肿呈现高度炎性，因此可能刺激神经根，导致严重的腰腿痛。虽然与椎间盘突出、椎间孔或侧隐窝狭窄相比，囊肿导致的神经根病问题并不常见，但它往往导致背根神经节炎症、卡压穿过或出口神经根及瘢痕形成。因此，症状似乎与术前MRI上看到的机械压迫不相称[1-3]。当术前MRI检查未发现神经压迫表现，无法解释患者的症状时，应考虑滑膜硬膜外囊肿。临床中常遇到患者主诉为疼痛，而体检可能无法与腰椎间盘突出或神经根管狭窄引起的疼痛区分开来。患者病史中如有非常痛苦的神经根病，却没有神经源性跛行，那么外科医师应怀疑小关节囊肿的存在[4-9]。因此，小关节囊肿引发疼痛的诊断是基于详尽的病史和身体检查，并辅以先进的MRI，其敏感度高达90%，而CT的敏感度高达70%[10-13]。

2. 病因

囊肿的病因和自然病史尚不清楚[13-15]，急性创伤和反复微创伤被认为是囊肿形成的诱因。关节囊肿最常发生在$L_{4/5}$节段，因为此节段活动最多。囊肿与小关节骨关节炎、椎间盘退变和退行性腰椎滑脱呈正相关。大多数囊肿的发生可能是由于关节突关节的异常运动和进行性退变过程的相互作用。腰椎关节突囊肿起源于小关节或黄韧带的退变，是全身性节段性退变过程的一部分。神经根性症状可由近侧囊肿刺激入口或神经根管内的脊神经引起，常与椎间盘突出有关。当观察到滑膜囊肿时，小关节炎可能在X线或MRI上表现明显，但也可能不明显，而在内镜下可观察到。一些滑膜囊肿位于侧隐窝，可通过脊柱内镜观察到。腰椎旁突囊肿是起源于小关节变性（滑膜囊肿）或黄韧带黏液瘤变性（神经节囊肿）的脊柱硬膜外囊肿。同时具有滑膜囊肿和神经节囊肿特征的近侧囊肿已被描述。组织学上可见囊肿内膜钙化和含铁血黄素沉积。

3. 临床过程

临床上，关节突囊肿可引起神经根痛和下腰痛。当脊髓神经因囊肿的慢性压迫而发炎时，就会发生神经根痛。虽然囊肿可能是对神经的重要压迫结构，但同时存在的环状撕裂、椎间盘突出、椎体骨赘和椎间孔狭窄也可能对其产生重要影响。神经根疼痛、神经根病变（反射、运动和感觉改变）和神经源性跛行模式取决于囊肿的大小、形状及与神经的位置关系，而这些因素受到囊肿及神经所在椎管的形状和大小的影响。囊肿可以改变大小，这可以解释临床症状的反复。关节突囊肿本身通常不是慢性腰痛的原因，然而，囊肿通常与退化和过度活动的关节面和椎间盘有关，这可能是疼痛的来源。关节突/椎间盘的过度重复负荷超过其机械强度和修复能力，导致关节囊和关节环应变/撕裂。微小的损伤会刺激炎症和疼痛介质。囊肿是运动节段累及相应关节突和椎间盘的进行性恶化的标志。

4. 鉴别诊断

小关节囊肿也常被称为滑膜囊肿或神经节囊肿[13]，其鉴别诊断包括硬膜外蛛网膜囊肿[14-15]、神经周围囊肿[16-17]、皮样囊肿[18-19]、神经纤维瘤伴囊性变性[20]。关节突囊肿是神经根病、腰痛和神经源性跛行相当少见的病因，常与晚期脊柱退行性疾病相关。滑膜囊肿是迄今为止最常见的椎管内囊肿，在组织学上有别于其他类型的囊肿，被认为与退变的腰椎运动节段不稳定有关（表10-1）。

表10-1　滑膜囊肿与神经节囊肿的病因、临床及组织学比较

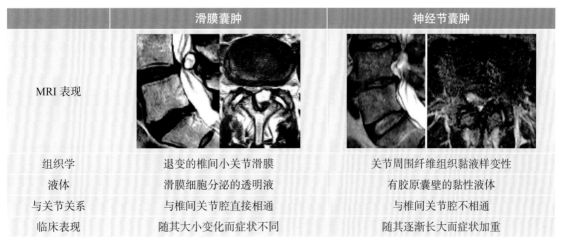

	滑膜囊肿	神经节囊肿
MRI 表现		
组织学	退变的椎间小关节滑膜	关节周围纤维组织黏液样变性
液体	滑膜细胞分泌的透明液	有胶原囊壁的黏性液体
与关节关系	与椎间关节腔直接相通	与椎间关节腔不相通
临床表现	随其大小变化而症状不同	随其逐渐长大而症状加重

这是因为小关节囊肿最常见于最灵活的腰椎活动节段L$_{4/5}$[13, 21-22]，患者经常突发剧烈疼痛。慢性病程也常见，无症状期较长，整体临床病程为良性，有时具有自限性，反复发作后最终自愈。

5. 非手术治疗

大多数小关节囊肿在对症医疗护理下可得到改善，不需要手术治疗。急性神经根痛在无明显进行性神经功能缺损的初期，非手术治疗包括休息、药物治疗、物理治疗、小关节注射和选择性脊神经注射。这些滑膜小关节囊肿可能对非甾体抗炎药和经椎间孔硬膜外类固醇注射反应良好。阿片类药物通常是不必要的，如果患者要求，应该只开一个短期疗程。应告知患者保持轻松的步行计划，进行以核心强化运动为重点的物理治疗，并改变日常活动至少6周，以观察症状性腰椎滑膜小关节囊肿的自然病程，大多数情况下会自行消退。如果患者没有通过这些支持治疗措施得到改善，那么在排除导致患者症状的其他可能因素后，考虑是否应该行手术治疗。外科手术包括：①影像学引导下经皮类固醇注射及囊肿穿刺手术；②椎板切除术、关节突切除术和可见囊肿的切除。需要注意的是，由椎间不稳定所致的疼痛，应排除传染性或未确诊的炎症（类风湿关节炎、强直性脊柱炎、痛风）及肿瘤。

6. 介入手术

影像引导经皮类固醇注射入囊肿是一种短期且不一致的姑息性疗法，它的发病率很低，但经常需要多次注射。类固醇注射/囊肿破裂技术比单独注射类固醇更有效，但结果不如内镜手术切除囊肿。注射技术只针对囊肿，并没有解决常见的压缩病变，包括椎间盘突出、椎体边缘骨赘、肥厚的小关节，所有这些都可能导致神经根病。一些学者提出在CT引导下对受影响的小关节复合体及其相应囊肿进行针吸或注射[23-24]。尽管CT证实关节内置针成功，但小关节囊肿内容物穿刺后症状缓解并不可靠[24]。虽然患者可能报告局部麻醉注射后疼痛立即缓解，但关节内抽吸是否可导致长期疼痛缓解的问题仍存在争议，特别是考虑到整个临床过程是良性的，症状会自行消退[23]。在本章中，编者提出了腰椎小关节囊肿的内镜治疗方法详细地解释了手术方案并分析了临床结果。

7. 外科处置

保守治疗失败或伴有剧烈疼痛的严重神经功能障碍进展快速[3, 8]，开放切除近侧囊肿可有效减压和切除囊肿。然而，开放性手术对软组织（椎旁肌肉、韧带、小关节囊）和骨（椎板、小关节）结构的破坏更大，但不会造成神经损伤。并发症包括硬膜撕裂、积液、血肿、深部感染，以及需要立即或延迟融合的急性/晚期椎间不稳定。尽管开放入路有效，相比之下，经椎间孔入路的手术并发症发生率更低。

8. 内镜管理

替代注射和开放手术的方法是利用已建立的脊柱内镜技术，通过机械、射频和激光消融对脊柱近侧囊肿进行减压。内镜手术已经成为公认的微创标准，用于消融、减压、修复、松解和缩小几乎所有关节的各种异常结构。肩、膝、踝关节内囊肿的内镜减压术已有报道。

关节内镜评估与MRI及其他成像方式是互补的，有时可以发现这些方式未发现的异常。治疗内镜程序可以立即跟随诊断评估。内镜入路的选择可能取决于滑膜小关节囊肿的大小和位置及其与神经元件的关系。通常，滑膜囊肿是多腔的，可反复填充和渗漏到神经上。手术时应注意高度炎性囊肿黏附于神经元，会增加手术分离的风险，它们通常位于神经根管入口及根管之间的腋下。许多囊肿起源于上关节突的尖端，并靠近出口神经根的背根神经节，这个区域也被称为Macnab隐藏区。内镜手术的后遗症和并发症（偶然的硬脊膜切开术）可能发生在这个区域。例如，由于术后感觉、运动功能障碍可能影响术后恢复，但这些症状往往可以自行缓解，无须支持性护理措施（如经椎间孔硬膜外类固醇注射）和使用加巴喷丁或普瑞巴林的医疗处理。

关节突囊肿位于关节突外侧隐窝或关节突尖端内侧靠近关节突孔的穿行神经。当看到囊肿壁时，用内镜下髓核钳夹住囊肿壁，用射频探头或激光热消融。当看不到囊肿时，热消融内侧小关节囊，从椎间孔尾侧的上关节突基部开始，向颅侧扫至小关节出口神经的吻端。然后刺穿囊肿，通过套管取出滑膜样壁。当关节囊不能直接触及或关节突肥大侵犯神经时，可使用侧射激光进行关节突内侧消融。注射Isovie-300与靛蓝胭脂红混合硬膜外注射造影剂可以帮助勾画囊肿轮廓。椎间孔内的骨赘也可以用激光修整。充分的减压取决于患者清醒时术前疼痛的缓解，以及看到现在活动的、搏动的行走神经根和穿行神经根。编者使用了以下两种手术技术。

经椎间孔入路

对于经椎间孔减压术，编者习惯于将患者置于俯卧位，侧卧是另一种体位。对于编者团队而言，术中确定手术平面的最佳进入角度似乎更容易，因为大多数手术都是在前后位透视平面进行的。在以标准手术方式对患者进行准备和俯卧后，解剖标志，包括中线、髂嵴和一条平行于手术椎间盘间隙的线，可以直接在患者/在横向透视投影上标记。长椎板咬骨钳可用于确定从皮肤到椎间盘后侧面两个平面上最合适的进入角度和距离。该方法的规划和细节已在另一章中详细介绍，其由资深编者撰写，介绍了由内向外和由外而外技术的混合，进一步探讨经椎间孔入路这两种方法的使用细节将超出本书这一章的范围。然而，编者建议未来的脊柱内镜外科医师应当考虑熟悉经椎间孔入路的方法以及适应证的细微差别。

患者可以在局部麻醉和镇静下使用监测麻醉护理协议进行内镜手术。或者，如果外科医师在手术过程中高度自信，不过分依赖患者的语言交流，可以考虑全身麻醉。总的来说，当术中疼痛得到很好的控制且苏醒平稳时，患者对手术的满意度似乎更好。在这3卷脊柱内镜文本中有独立的章节，未来的外科医师可以阅读现代增强恢复麻醉协议的应用和术中神经监测的使用。无论如何，在皮肤进入点注射局部麻醉并在引入内镜扩张器和工作套管之前，将其应用于整个手术通道总是一个好主意。术中小关节阻滞加1%布比卡因经椎间孔注射0.5～1 mL也可有效控制围手术期疼痛，提高患者满意度，缩短手术时间。对于导丝的初始放置，将16 G或18 G长的脊柱针推进到目标区域。在上述导丝上方以旋转运动引入系列扩张器。最后，在扩张器上插入工作套管。这些脊柱内镜进入的细节为大多数外科医师所熟知，并在其他编者的许多章节中进行了详细描述。在引入脊柱内镜后，编者倾向于在直视下进行初始椎间孔成形术。有些医师不喜欢为此目的用环钻或手钻盲目扩孔，因为这样的操作往往会在外科医师有机会通过直接可视化评估之前破坏局部解剖。因此，编者认为神经根损伤的可能性较低，因为栓系或分叉神经和滑膜囊肿很容易被识别，而不会引起大量出血。在最初的椎间孔成形术中，可以使用强力刮刀或钻头配合Kerrison咬骨钳、冲子和钩。这些器械在侧隐窝减压术中也很有用。根据外科医师的偏好和技术水平，双相或射频探头可能有助于控制出血和收缩软组织（图10-1）。但是，消融不是强制性的。当滑膜囊肿进入腰椎小关节时，顺着上关节突的喙侧至其尖端，滑膜囊肿很容易被识别。由于退行性小关节大多不稳定，关节间隙变宽，所以这个动作并不太难。滑膜囊肿材料的粘连可能会给将其从神经元件上剥离带来一些挑战。射频也可以谨慎使用在这部分的手术，热损伤的背根神经节应该明确避免燃烧它。

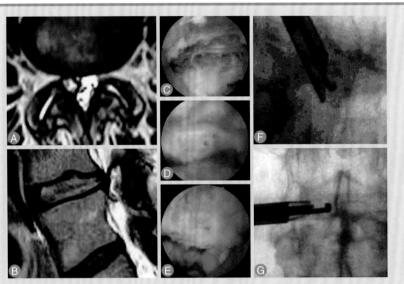

A、B.轴向MRI穿过L$_{4/5}$水平，显示右侧滑膜小关节囊肿压迫穿过L$_5$神经根；C～E.减压后的硬膜囊和在减压的不同阶段穿过L$_5$神经根的视频内镜视图，滑膜小关节囊肿贴附于黄韧带和神经根；F、G.侧位和后前位投影的透视图像显示，在经椎间孔内镜下外侧隐窝减压术和切除上关节突尖端时使用了Kerrison咬骨钳。

图 10-1　内镜下使用 Kerrison 咬骨钳进行减压

此时，外科医师可以选择将工作套管插入椎间盘，在直接显示椎间盘间隙内部的情况下进行由内向外减压。这部分的减压发生在硬膜囊的前下方和内侧。然而，大多数硬膜外滑膜小关节囊肿发生在侧管。完成减压目标需要由外向内的技巧。最终，术者可能会决定同时采用这两种方法，因为滑膜小关节囊肿通常与椎间盘突出和其他相关的椎管狭窄有关。同样，Macnab隐藏区是减压工作最集中的常见部位。如果遇到过度的硬膜外纤维化周围的退出神经根，这种由内向外的技术可能会派上用场。在背根神经节下方形成环形窗口（可能是进入出神经根背根神经节下表面的唯一通道）以剥离粘连，而不会导致神经根过度回缩和偶然的硬脑膜撕裂。在某些情况下，在腋窝区域进行后环切除术并在神经元件上留下一些瘢痕组织可能比不惜一切代价解剖硬脑膜和囊肿之间的间隙更安全。在本章编者进行的一项包括48例患者的研究中，有38例（79.2%）患者采用了该方法。

椎板间入路

有时，椎板间入路可能比经椎间孔入路更可取，尤其是当囊肿位于小关节复合体内侧的外侧隐窝时。最近，当在L$_5$～S$_1$水平发现病变节段时，进入侧椎管以解决该区域的压缩病理，这一方法越来越受欢迎。然而，在其他水平上也是可行的，在后文（临床系列）中，48例患者中有10例（20.8%）选择了该方法。对小关节内侧部分（即下关节突）进行部分切除是进入该区域并切除囊肿的关键。这部分手术有时需要切除部分上椎板和黄韧带，因此附带硬脊膜切开术的风险。高速钻头是有效进行这部分操作的必要条件（图10-2）。

与经椎间孔入路一样，本章的编者更倾向于采用俯卧位进行椎间手术，采用类似的标志，但使用透视明确指出椎间窗，以确认通道的手术高度到椎间盘间隙。X线透视被用来特别勾画出后前位和侧突的小关节面。将工作套管插入序贯扩张器上，将其置于小关节内侧与椎板交界处。工作套管有不同的配置，其中一些是有用的神经根牵开器，将工作套管的斜面转向黄韧带。椎板的下外侧边缘可根据需要用锥状突起或刺状突起切除。首先，小关节内侧下部分应切除。用钝性解剖器切除黄韧带，随后用内镜咬骨钳。任何与硬脑膜或神经根粘连的囊肿都应仔细剥离。切除囊肿很少是可行的，而碎片切除囊肿可能是更有效的。两根神经根的Macnab隐藏区可能被遮盖。对于巨大囊肿，结合椎板间和经椎间孔的全内镜减压可以更好地显示Macnab隐藏区。应用神经钩检查手术区域，以确定神经元件无粘连、栓系和压迫。

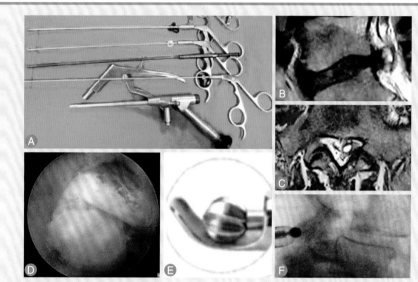

A.椎间内镜减压的器械；B、C.术前轴向和矢状MRI切开L$_5$/S$_1$水平，显示左侧滑膜小关节囊肿压迫横贯S$_1$神经根；D.经内镜下椎间入路确认；E.小关节减压和囊肿切除取决于机动钻头的熟练应用；F.术中使用钻头透视图

图 10-2　采用钻头进行关节突减压以及囊肿切除

9. 临床系列

本研究共48例患者，其中女性26例，男性22例，平均年龄60.58岁，年龄范围在30～91岁（表10-2）。所有患者均诊断为顽固性神经根病，保守治疗至少12周后未见好转，MRI显示小关节囊肿伴或不伴椎间盘突出或侧隐窝狭窄。此外，评估患者的MRI和X线检查是否有不稳定的迹象，包括黄韧带增大、T$_2$WI显示大于2 mm的关节间隙内充满白色液体[25-26]。研究只纳入无活动性脊柱滑脱的患者。在最终随访时[27-28]，使用改良的Macnab标准评估患者的临床改善。平均随访时间为55.46个月，范围为24～129个月。26例（72.2%）患者在L$_{4/5}$节段切除囊肿，另有8例（22.2%）在L$_5$/S$_1$节段切除囊肿。2例患者（5.6%）在L$_{3/4}$节段接受手术，1例患者在T$_{9/10}$节段接受手术（2.1%）〔译者注：原书此处数据与表10-2不符，疑应为L$_{4/5}$节段32例（66.7%），L$_5$/S$_1$节段9例（18.8%），L$_{3/4}$节段6例（12.5%），T$_{9/10}$节段1例（2.1%）〕。

表10-2　内镜下切除滑膜小关节囊肿患者的水平分布

节段	例数	百分比（%）	有效百分比（%）	累计百分比（%）
L$_{3/4}$	6	12.5	12.5	12.5
L$_{4/5}$	32	66.7	66.7	79.2
L$_5$/S$_1$	9	18.8	18.8	97.9
T$_{9/10}$	1	2.1	2.1	100.0
合计	48	100.0	100.0	—

轴向 MRI 图像上关节间隙增宽（＞2 mm）提示小关节不稳定

—	例数	百分比（%）	真实百分比（%）	累计百分比（%）
关节＜2 mm	28	58.3	58.3	58.3
关节＞2 mm	20	41.7	41.7	100.0
合计	48	100.0	100.0	—

38例（79.2%）经椎间孔入路手术，10例（20.8%）经椎间入路手术，其中9例在L_5/S_1节段手术。术中滑膜囊肿常带蒂、红肿，提示含铁血黄素沉积的病灶内出血（图10-3）。

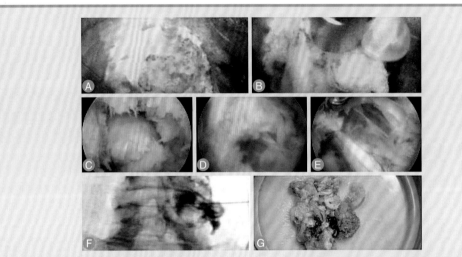

A、B.可以用咬骨钳切除的带蒂炎性滑膜囊肿的各种术中内镜图像；C、D.囊肿材料可以很好地黏附在横贯神经根上；E.摘除囊肿后；F.病灶内注射染料可在术中透视图像上显示囊肿的多腔性，并使外科医师了解囊性病变的大小；G.囊性病变全部切除。

图10-3　通过内镜摘除囊肿

（Images courtesy Dr. Anthony Yeung，Desert Institute of Spine Care，Phoenix Arizona，USA.）

术后感觉异常6例（12.5%）；仅有1例患者出现复发性椎间盘突出（2.1%）；另有1例患者因既往未发现的潜在慢性神经病变而未能改善；2例患者（4.2%）需要小关节切除融合来控制手术结果。在这些患者中，需要融合的原因是复发性椎间盘突出，而在其他患者中则是基础疾病的自然进展。48例研究患者中，20例（41.7%）在常规T_2WI轴向MRI中出现节段不稳的红色标志，提示小关节间隙扩大至黄韧带增厚大于2 mm（表10-2）。临床结果评估显示，19例（39.6%）患者Macnab预后为优，另有18例（37.5%）患者预后为良。其余11例（22.9%）患者的Macnab评分较为一般（表10-3）。最终随访时，腿部疼痛减轻的平均VAS评分有统计学意义，术前8.06±1.57降低到术后即刻的1.92±1.49，最终随访时为1.77±1.32。

表10-3　内镜下切除滑膜小关节囊肿患者的Macnab结果

—	—	例数	百分比（%）	真实百分比（%）	累计百分比（%）
分级	优	19	39.6	39.6	39.6
—	良	18	37.5	37.5	77.1
—	一般	11	22.9	22.9	100.0
—	差	48	100.0	100.0	—

所有患者跛行症状均消失。不幸的是，Macnab预后为良（18/48）和一般（11/48）的患者对残留的机械性下腰痛表示遗憾，Macnab预后为优的患者则没有。然而，通过非甾体抗炎

药、活动修饰和物理治疗，29例患者的机械性下腰痛均得到了成功的非手术治疗，无神经根损伤或术后乏力。经椎间孔入路法和椎间孔入路法治疗的患者在治疗结果或并发症方面没有统计学意义的差异。20例（48例患者中的41.7%）患者的MRI表现提示小关节不稳定，如黄韧带增厚和2 mm以上的小关节复合体增宽（图10–1A）。在这20例患者中有14例发现了Ⅰ级脊柱滑脱，然而，他们的术前动态伸展/屈曲视图未显示任何可识别的运动。

在术前动态侧位图上，2例患者显示屈曲前滑脱3 mm，减少了伸展。这些MRI不稳定性标志物与临床Macnab预后良好具有统计学意义（$P<0.001$，表10–4）。

表10–4　内镜滑膜囊肿切除术与小关节不稳患者Macnab结果的交叉稳定

一		磁共振不稳定标准		一
	结果	关节间隙＜2 mm	关节间隙＞2 mm	合计
Macnab	优	14	5	19
	良	2	9	11
	中	12	6	18
合计	一	28	20	48
卡方检验		9.652	2	0.008
似然比		9.956	2	0.007
有效例数		48	一	一

一个单元（16.7%）预期计数＜5。最小期望计数是4.58。

10. 讨论

内镜治疗腰椎滑膜小关节囊肿是一种合理的替代手术。内镜手术的吸引力在于它的简单性，以及由于小关节复合体的最小骨切除术而暴露相关椎板切除术后综合征和不稳定性的附带损害最小。编者推荐通过在上关节突喙尖处减压小关节间隙来暴露小关节囊肿的初始椎间孔成形术。经椎间孔入路可以充分治疗大多数小关节囊肿。然而，特别是当有中央管狭窄或囊肿延伸至中央管时，如本病例系列中36例患者的情况，椎板间入路及Over-The-Top技术可能会派上用场。然而，内镜治疗有症状的腰椎小关节囊肿最大的优点在于其简单，许多患者可以在1小时内出院回家[29]。

小关节囊肿可大致归类为椎管内囊肿，其病因尚不完全清楚，形成的最常见原因是骨关节炎和退行性腰椎滑脱影响小关节复合体的机械完整性，由此产生的运动过度、运动异常和慢性创伤可能促成这些滑膜囊肿的形成。至于为何会导致症状出现，更无从了解。滑液渗出，周围结缔组织黏液变性，黏附在神经细胞上，会导致严重疼痛。既往减压手术后椎板切除术引起的不稳定也是一个常见的原因，该观点认为机械不稳定是小关节囊肿的核心因素[30]。就发病率而言，当代文献表明椎间盘突出或侧管狭窄患者在显微手术后3～12个月内椎管内小关节囊肿的发病率最高，达8.6%[31]。大多数患者症状会自行缓解，高达70%的病例在6周内消失，其中报告的病例中有一半是无症状的[31-32]。一些研究者发现椎板切除术后的节段性和旋转不稳定将进展为滑脱和椎间盘退变，是症状性小关节囊肿的最重要的预测因素之一[33]。关节囊胶原连接组织的黏液变性和软化、多能间充质细胞的化生、关节周围纤维结缔组织通过不断刺激生长的胚胎滑膜组织，已被发现在细胞水平上发挥作用。由于受到刺激，成纤维细胞增殖，透明质酸产生增加，本质上是新形成组织的良性肿瘤来源，最终参与神经根压迫的发展。不管病因是什么，滑膜囊肿经常被误诊，而且患者的治疗医师经常低估其可能引起的下腰痛和神经根性腿痛的严重程度。可能需要活体组织检查简称（活检）来明确区分滑膜囊肿和神经节囊肿。病史和体格检查或MRI检查可能不足以确定诊断。在极少数情况下，神经节囊肿甚至在滑膜囊肿内被发现。病灶内出血可能导致无法对囊肿内容进行准确的组织学分类。有些人可能会认为，由于临床表现和各自的治疗是相似的，因此囊肿的确切组织病理学定义在临床上是无关紧要的。这两种囊肿（滑膜囊肿和神经节囊肿）都被归类为退行性椎管内囊肿[34]。其他人则提出了关节周围囊肿、关节囊肿、滑膜囊肿或关节旁囊肿的术语[11, 35]。囊内可充满透明、浆液或含有大量黏多糖的黄色素液体[36-37]。与滑膜囊肿相比，神经节囊肿起源于关节周围结缔组织的黏液样变性[10, 26, 33, 38-43]。

什么时候干预，什么时候等待?考虑到大多数出现滑膜囊肿的患者是无症状的，这是许多外科医师必须决定的问题[36-38]。最近的一项MRI研究纳入了852名无症状志愿者，他们识别出50名椎管内腰椎关节突关节囊肿（5，87%）[42]。另一项研究确定，滑膜小关节囊肿可能在短时间内出现症状，强调神经的炎症可能是决定其敏锐度的更重要因素之一。大多数滑膜关节囊肿发生在手、肘、髋关节或膝关节。它们在腰椎相对不常见，在胸椎和颈椎区更为罕见[21]。

起初，大多数患者对硬膜外皮质类固醇注射或关节内局部麻醉剂或类固醇注射反应良好[24-25]。在考虑手术前，应尝试短期卧床休息、支具、物理治疗、非甾体抗炎药，在极少数情况下，使用短期阿片类药物治疗。对于不愿手术的患者，可以考虑CT引导下穿刺。然而，他们应该知道，囊肿穿刺不像手术减压那样有效，也不能提供类似的长期缓解。传统上，建议采用半椎板切除术的显微手术切除，然而，这种经椎板手术要求切除关节突关节内侧的大部和相邻椎板的下部。因此，对于保守治疗无效且临床效果满意的患者，可以考虑内镜切除。根据编者的经验，在尝试整体或碎片化切除囊肿之前，仔细暴露出口神经根和行走神经根可以降低硬脑膜撕裂的风险。该方案的应用在患者中没有产生偶然的硬脊膜切开术。相关的新生血管和炎症细胞浸润可能相当严重并导致粘连，增加了与椎间盘突出类似的完全神经减压的完成难度[44]。应用双极射频探头可以帮助收缩附着和栓系的囊肿组织。切除囊肿是手术治疗的基础[37-38]。本章编者采用经椎间孔或椎间入路在内镜下切除囊肿。其内镜入路作为首选方法，是因为它能最大限度地减少创伤及术后瘢痕节段不稳定，后者的改善可促进脊柱融合[45]。编者的研究结果证明，内镜下切除囊肿可能足以成功治疗症状性滑膜小关节囊肿，77.1%的患者获得优和良的Macnab结果，VAS评分平均下降6.29±1.9证实了Macnab的结果分析。患者Macnab结果评分为良或一般的主要原因是机械性持续性背痛。虽然经手术治疗的小关节复合体的机械不稳定可能是这些持续症状的原因，MRI不稳定标准与小关节退行性变之间的统计学显著相关性证明了这一点，但这些抱怨持续下腰痛的患者大多数在术后恢复期通过额外的非手术支持治疗措施获得了成功的治疗。对这些MRI不稳定性标志物进行更详细的分析似乎可以确定它们是否是病变小关节手术治疗的临床结果的有用预测指标。

11. 结论

肥厚性滑膜炎导致带蒂囊肿可能是偶然发生的关节旁肿块，CT或MRI无证据，也可能是MRI显示的良性椎管内肿块。当临床医师只把椎间盘作为坐骨神经痛的主要原因时，它可能会被误诊，MRI显示存在假阴性率。在退行性腰椎间盘中，神经根症状可能是多因素引起的，包括环状撕裂、椎间盘突出、小关节滑膜炎、关节臼旁囊肿和束缚脊神经的骨赘病。在内镜下椎间盘减压术中可能偶然发现滑膜囊肿。即使是偶然发现的椎间盘突出或环状撕裂，也应切除滑膜囊肿，以避免失败的背部手术综合征。内镜下观察椎间孔时，射频消融近小关节突囊肿可改善手术结果。对症状性腰椎小关节囊肿损害的神经元件进行内镜减压术是一种有吸引力的选择，可用于开放性经椎板或显微手术切除这种经常高度炎症和疼痛的病理。其最显著的优点是暴露相关损伤较少，术后不稳定率较低。任何小关节囊肿的直接内镜显示可能有助于减少所需的关节切除，以减少疾病进展引起的脊柱融合的需要。

发表声明

不适用。

利益声明

编者声明无任何利益、资金及其他方面的冲突。

致谢

无。

参考文献

[1] Yeung A, Yeung CA. Endoscopic Identification and Treating the Pain Generators in the Lumbar Spine that Escape Detection by Traditional Imaging Studies. J Spine 2017; 6(2): 369.
[http://dx.doi.org/10.4172/2165-7939.1000369]

[2] Kouyialis AT, Boviatsis EJ, Korfias S, Sakas DE. Lumbar synovial cyst as a cause of low back pain and acute radiculopathy: a case report. South Med J 2005; 98(2): 223-5.
[http://dx.doi.org/10.1097/01.SMJ.0000129792.92433.B6] [PMID: 15759954]

[3] Reddy P, Satyanarayana S, Nanda A. Synovial cyst of lumbar spine presenting as disc disease: a case report and review of literature. J La State Med Soc 2000; 152(11): 563-6.
[PMID: 11125509]

[4] Howington JU, Connolly ES, Voorhies RM. Intraspinal synovial cysts: 10-year experience at the Ochsner Clinic. J Neurosurg 1999; 91(2) (Suppl.): 193-9.
[PMID: 10505504]

[5] Kono K, Nakamura H, Inoue Y, Okamura T, Shakudo M, Yamada R. Intraspinal extradural cysts communicating with adjacent herniated disks: imaging characteristics and possible pathogenesis. AJNR Am J Neuroradiol 1999; 20(7): 1373-7.
[PMID: 10473000]

[6] Trummer M, Flaschka G, Tillich M, Homann CN, Unger F, Eustacchio S. Diagnosis and surgical management of intraspinal synovial cysts: report of 19 cases. J Neurol Neurosurg Psychiatry 2001; 70(1): 74-7.
[http://dx.doi.org/10.1136/jnnp.70.1.74] [PMID: 11118251]

[7] Kurz LT, Garfin SR, Unger AS, Thorne RP, Rothman RH. Intraspinal synovial cyst causing sciatica. J Bone Joint Surg Am 1985; 67(6): 865-71.
[http://dx.doi.org/10.2106/00004623-198567060-00006] [PMID: 4019534]

[8] Baum JA, Hanley EN Jr. Intraspinal synovial cyst simulating spinal stenosis. A case report. Spine 1986; 11(5): 487-9.
[http://dx.doi.org/10.1097/00007632-198606000-00018] [PMID: 3750088]

[9] Banning CS, Thorell WE, Leibrock LG. Patient outcome after resection of lumbar juxtafacet cysts. Spine 2001; 26(8): 969-72.
[http://dx.doi.org/10.1097/00007632-200104150-00024] [PMID: 11317123]

[10] Hemminghytt S, Daniels DL, Williams AL, Haughton VM. Intraspinal synovial cysts: natural history and diagnosis by CT. Radiology 1982; 145(2): 375-6.
[http://dx.doi.org/10.1148/radiology.145.2.7134440] [PMID: 7134440]

[11] Kao CC, Uihlein A, Bickel WH, Soule EH. Lumbar intraspinal extradural ganglion cyst. J Neurosurg 1968; 29(2): 168-72.
[http://dx.doi.org/10.3171/jns.1968.29.2.0168] [PMID: 5673315]

[12] Jackson DE Jr, Atlas SW, Mani JR, Norman D. Intraspinal synovial cysts: MR imaging. Radiology 1989; 170(2): 527-30.
[http://dx.doi.org/10.1148/radiology.170.2.2911681] [PMID: 2911681]

[13] Boviatsis E J, Stavrinou L C, Kouyialis A T, et al. 2008; Spinal synovial cysts: pathogenesis, diagnosis and surgical treatment in a series of seven cases and literature review. Eur Spine J 17(6): 831-837. 10.

[14] Liu JK, Cole CD, Kan P, Schmidt MH. Spinal extradural arachnoid cysts: clinical, radiological, and surgical features. Neurosurg Focus 2007; 22(2): E6.
[http://dx.doi.org/10.3171/foc.2007.22.2.6] [PMID: 17608349]

[15] Choi JY, Kim SH, Lee WS, Sung KH. Spinal extradural arachnoid cyst. Acta Neurochir (Wien) 2006; 148(5): 579-85.
[http://dx.doi.org/10.1007/s00701-006-0744-2] [PMID: 16505968]

[16] Voyadzis JM, Bhargava P, Henderson FC. Tarlov cysts: a study of 10 cases with review of the literature. J Neurosurg 2001; 95(1) (Suppl.): 25-32.
[PMID: 11453427]

[17] Mitra R, Kirpalani D, Wedemeyer M. 2008; Conservative management of perineural cysts. Spine 33(16): E565-8. 10.1097.
[http://dx.doi.org/10.1097/BRS.0b013e31817e2cc9]

[18] Kanev PM, Park TS. Dermoids and dermal sinus tracts of the spine. Neurosurg Clin N Am 1995; 6(2): 359-66.
[http://dx.doi.org/10.1016/S1042-3680(18)30468-6] [PMID: 7620359]

[19] Baker JK, Hanson GW. Cyst of the ligamentum flavum. Spine 1994; 19(9): 1092-4.
[http://dx.doi.org/10.1097/00007632-199405000-00019] [PMID: 8029749]

[20] Métellus P, Fuentes S, Dufour H, Do L, Figarella-Branger D, Grisoli F. An unusual presentation of a lumbar synovial cyst: case report. Spine 2002; 27(11): E278-80.
[http://dx.doi.org/10.1097/00007632-200206010-00021] [PMID: 12045529]

[21] Shah RV, Lutz GE. Lumbar intraspinal synovial cysts: conservative management and review of the world's literature. Spine J 2003; 3(6): 479-88.
[http://dx.doi.org/10.1016/S1529-9430(03)00148-7] [PMID: 14609693]

[22] Sabo RA, Tracy PT, Weinger JM. A series of 60 juxtafacet cysts: clinical presentation, the role of spinal instability, and treatment. J Neurosurg 1996; 85(4): 560-5.
[http://dx.doi.org/10.3171/jns.1996.85.4.0560] [PMID: 8814156]

[23] Sabers S R, Ross S R, Grogg B E, Lauder T D. 2005; Procedure-based nonsurgical management of lumbar zygapophyseal joint cyst-induced radicular pain Arch Phys Med Rehabil 86(9): 1767-71.
[http://dx.doi.org/10.1016/j.apmr.2004.11.051]

[24] Bjorkengren AG, Kurz LT, Resnick D, Sartoris DJ, Garfin SR Sr. Symptomatic intraspinal synovial cysts: opacification and treatment by percutaneous injection. AJR Am J Roentgenol 1987; 149(1): 105-7.
[http://dx.doi.org/10.2214/ajr.149.1.105] [PMID: 3495967]

[25] Snoddy MC, Sielatycki JA, Sivaganesan A, Engstrom SM, McGirt MJ, Devin CJ. Can facet joint fluid on MRI and dynamic instability be a predictor of improvement in back pain following lumbar fusion for degenerative spondylolisthesis? Eur Spine J 2016; 25(8): 2408-15.
[http://dx.doi.org/10.1007/s00586-016-4525-1] [PMID: 27106489]

[26] Khan AM, Girardi F, Park JH, Suh SW, Lee SH. Spinal lumbar synovial cysts. Diagnosis and management challenge. Eur Spine J 2006; 15(8): 1176-82.
[http://dx.doi.org/10.1007/s00586-005-0009-4] [PMID: 16440202]

[27] Lyons MK, Atkinson JL, Wharen RE, Deen HG, Zimmerman RS, Lemens SM. Surgical evaluation and management of lumbar synovial cysts: the Mayo Clinic experience. J Neurosurg 2000; 93(1) (Suppl.): 53-7.
[PMID: 10879758]

[28] Macnab I. Negative disc exploration. An analysis of the causes of nerve-root involvement in sixty-eight patients. J Bone Joint Surg Am 1971; 53(5): 891-903.
[http://dx.doi.org/10.2106/00004623-197153050-00004] [PMID: 4326746]

[29] Lewandrowski KU. Readmissions After Outpatient Transforaminal Decompression for Lumbar Foraminal and Lateral Recess Stenosis. Int J Spine Surg 2018; 12(3): 342-51.
[http://dx.doi.org/10.14444/5040] [PMID: 30276091]

[30] Oertel MF, Ryang Y-M, Gilsbach JM, Rohde V. Lumbar foraminal and far lateral juxtafacet cyst of intraspinal origin. Surg Neurol 2006; 66(2): 197-9.
[http://dx.doi.org/10.1016/j.surneu.2005.11.026] [PMID: 16876628]

[31] Sehati N, Khoo L, Holly L. Treatment of lumbar synovial cysts using minimally invasive surgical techniques, Neurosurg. Focus 2006; 20(3): E2 1-6.

[32] Yasuma T, Arai K, Yamauchi Y. The histology of lumbar intervertebral disc herniation. The significance of small blood vessels in the extruded tissue. Spine 1993; 18(13): 1761-5.
[http://dx.doi.org/10.1097/00007632-199310000-00008] [PMID: 7694378]

[33] Wildi LM, Kurrer MO, Benini A, Weishaupt D, Michel BA, Brühlmann P. Pseudocystic degeneration of the lumbar ligamentum flavum: a little known entity. J Spinal Disord Tech 2004; 17(5): 395-400.
[http://dx.doi.org/10.1097/01.bsd.0000109837.59382.0e] [PMID: 15385879]

[34] Shima Y, Rothman SL, Yasura K, Takahashi S. Degenerative intraspinal cyst of the cervical spine: case report and literature review. Spine 2002; 27(1): E18-22.
[http://dx.doi.org/10.1097/00007632-200201010-00029] [PMID: 11805654]

[35] Kao CC, Winkler SS, Turner JH. Synovial cyst of spinal facet. Case report. J Neurosurg 1974; 41(3): 372-6.
[http://dx.doi.org/10.3171/jns.1974.41.3.0372] [PMID: 4416019]

[36] Kjerulf TD, Terry DW Jr, Boubelik RJ. Lumbar synovial or ganglion cysts. Neurosurgery 1986; 19(3): 415-20.
[http://dx.doi.org/10.1227/00006123-198609000-00013] [PMID: 3489903]

[37] Abdullah AF, Chambers RW, Daut DP. Lumbar nerve root compression by synovial cysts of the ligamentum flavum. Report of four cases. J Neurosurg 1984; 60(3): 617-20.
[http://dx.doi.org/10.3171/jns.1984.60.3.0617] [PMID: 6699708]

[38] Khan AM, Synnot K, Cammisa FP, Girardi FP. Lumbar synovial cysts of the spine: an evaluation of surgical outcome. J Spinal Disord Tech 2005; 18(2): 127-31.
[http://dx.doi.org/10.1097/01.bsd.0000156830.68431.70] [PMID: 15800428]

[39] Christophis P, Asamoto S, Kuchelmeister K, Schachenmayr W. "Juxtafacet cysts", a misleading name for cystic formations of mobile spine (CYFMOS). Eur Spine J 2007; 16(9): 1499-505.
[http://dx.doi.org/10.1007/s00586-006-0287-5] [PMID: 17203271]

[40] Ikuta K, Tono O, Oga M. Prevalence and clinical features of intraspinal facet cysts after decompression surgery for lumbar spinal stenosis. J Neurosurg Spine 2009; 10(6): 617-22.
[http://dx.doi.org/10.3171/2009.2.SPINE08769] [PMID: 19558297]

[41] Niggemann P, Kuchta J, Hoeffer J, Grosskurth D, Beyer H-K, Delank K-S. Juxtafacet cysts of the lumbar spine: a positional MRI study. Skeletal Radiol 2011.
[http://dx.doi.org/10.1007/s00256-011-1186-3] [PMID: 21560008]

[42] Phuong LK, Atkinson JLD, Thielen KR. Far lateral extraforaminal lumbar synovial cyst: report of two cases. Neurosurgery 2002; 51(2): 505-7.
[http://dx.doi.org/10.1097/00006123-200208000-00038] [PMID: 12182792]

[43] Salmon B L, Deprez M P, Stevenaert A E, Martin D H. The extraforaminal juxtafacet cyst as a rare cause of L5 radiculopathy: a case report. Spine 2003; 28(19): E405-7.
[http://dx.doi.org/10.1097/01.BRS.0000085101.37990.4C]

[44] Pendeton P, Carl B, Pollay M. Spinal extradural bengin synovial or ganglion cyst: case report. Neurosurgery 1983; 13: 322-6.
[http://dx.doi.org/10.1227/00006123-198309000-00021] [PMID: 6621847]

[45] Min , et al. Endoscopically managed synovial cyst of the lumbar spine. Korean Spine J 2006; 3: 242-5.

Jorge Felipe Ramírez León[1-2], José Gabriel Rugeles Ortíz[1-2], Carolina Ramírez Martínez[1-2], Nicolás Prada Ramírez[3], Gabriel Oswaldo Alonso Cuéllar[4]

[1]Clínica Reina Sofía, Bogotá, Colombia, USA

[2]Centro de Columna Cirugía Mínima Invasión Latinamerican Endoscopic Spine Surgeons LESS Invasiva Group Fundación Universitaria Sanitas. Bogotá, D.C., Colombia, USA

[3]Clínica Foscal, Bucaramanga, Colombia Latinamerican Endoscopic Spine Surgeons LESS Invasiva Group Universidad Autónoma de Bucaramanga, Bucaramanga, Colombia, USA

[4]Doctor in Veterinary Medicine. Director of Education and Research Latinamerican Endoscopic Spine Surgeons LESS Invasiva Group Bogotá, D.C., Colombia, USA

译者：唐辉

第11章 经椎间孔内镜腰椎间孔切开术治疗80岁以上腰椎管狭窄

11

摘要：

椎间盘突出、椎管狭窄、不稳或畸形引起的神经源性跛行是老年人的典型症状。当保守治疗失败，患者因残疾无法维持健康的生活方式时，通常建议手术治疗。在老年患者群体中，开放性脊柱手术存在多种问题，包括医疗并发症以及对开放手术出血多、手术时间长缺乏耐受。内镜椎间孔减压术已经获得了广泛的欢迎，现在通过将治疗重点放在有效的疼痛来源上，与开放减压和融合手术公开竞争。这种简化的治疗通常包括有针对性的单节段和单侧神经间孔减压。显然，要使这种脊柱内镜手术方案在老年人中发挥作用，需要适当的患者选择和诊断检查，并采用有效的预后预测。在本章中，编者描述了他们的患者选择算法和首选的手术技术。在他们的经验中，当使用他们的临床方案时，患者的满意度可能会很高。

关键词：

老年患者；神经源性跛行；椎管狭窄。

1. 引言

医学的进步极大地提高了平均预期寿命。一些最近的人口研究预计，到2030年，美国65岁及以上的人口将达到20%[1]，英国预计也会有类似的数据（22%）。在欧洲其他地区和全世界，到2050年，80岁的人口数量将达到4.26亿，是2019年数据（1.43亿）的3倍，这一不断增长的老年人口为医疗领域带来了新的挑战，包括所有退行性疼痛相关疾病，这些疾病也在发展中国家上升，现在也相当流行[2-5]。例如，肌肉骨骼疼痛在老年人中的全球患病率为65%~85%[1]，与生活质量下降、抑郁和不良健康影响呈正相关[5]。具体来说，腰痛的患病率为24%~36%，骨关节病和腰椎管狭窄是最常见的病理[1]。研究发现，80岁患者慢性和严重腰痛的患病率和发病率比50岁患者高3倍[6-8]。

腰痛强度和残疾更为严重，是患者就医的主要原因。由于相关的合并症及并发症风险高、费用高、预后差和功能障碍，老年人群的治疗具有挑战性，因此，许多老年患者的椎管狭窄没有得到充分的治疗甚至根本没有得到治疗。虽然首选的治疗方案必须是非手术治疗，但在某些情况下，手术治疗已被证明是缓解老年患者疼痛的良好选择[4]。近年来，随着新技术的发展，脊柱内镜手术已成为治疗老年腰痛（low back pain，LBP）和神经根病变的一种良好而安全的选择。尽管如此，使用全内镜椎间孔减压治疗老年人群（80岁以上）的报道仍然很少。脊柱内镜手术为更复杂的病例提供了新的治疗选择，寻求最大限度地减少对邻近组织的损伤，并保留腰椎运动节段的自然结构和功能[9-12]。本章将介绍微创经椎间孔内镜腰椎间孔切开术治疗80岁以上腰椎管狭窄症的应用。

2. 神经根病

老年患者最常见的脊柱疼痛病理是神经根压迫[6]。许多退行性脊柱结构可导致腰椎管狭窄和随后的神经根病伴放射性疼痛[1]。腰椎管狭窄定义为伴有腰椎管狭窄和神经受压的综合征。它可能有两个起源：退行性改变和发育或先天性现象[13]。退行性椎体滑移型主要发生在老年人，年龄在50岁或60岁左右[1, 9, 12]，通常与骨结构的关节炎改变有关，如椎间盘（高度下降）、关节面（肥大）、相邻椎通道韧带或腰椎滑脱的存在。在实施任何外科手术之前，必须尝试所有的医疗方案，包括减肥。一旦决定对这种病理进行手术治疗，建议首先进行尽可能保留相邻组织正常解剖和功能的手术，即微创技术，包括全内镜手术[12, 14-16]。尽管许多传统手术方案已被证明是安全有效的[4, 17]，但开放式减压存在着严重损害周围组织、延长住院时间、需要全身麻醉、恢复较慢等缺点[9]。如今，治疗老年患者椎间孔狭窄的较低侵略性和最安全的选择是经椎间孔内镜下腰椎间孔切开术，以前称为内镜下激光椎间孔成形术[18]。

3. 经椎间孔内镜下腰椎间孔切开术

经椎间孔内镜下腰椎间孔切开术被定义为"通过内镜器械扩大椎间孔的过程"[18]。这种全镜手术可在微创的情况下进行椎间孔减压、神经根活动和神经松解、骨赘消融、椎间盘胶原纤维拉伸、硬膜外瘢痕组织松解，并通过对椎间孔、椎间孔外区域、硬膜外和椎间盘内间隙的良好探查来去除隔离和突出的椎间盘突出物[19]。由于其固有的好处，经椎间孔内镜下腰椎间孔切开术是治疗腰椎管狭窄的一个极好的选择。然而，在老年人群中使用它的报道很少。有必要更好地了解进化的基本方面、适应证、优势、手术技术，当然，在报告相关研究者结果的同时还需与其他报告进行比较。

4. 经椎间孔内镜下腰椎间孔切开术发展

脊柱内镜技术在过去30年经历了显著的发展，这使得其适应证范围增加。至于它的起源，我们必须强调Kambin，他在1991年描述了安全三角[20]。随后，1994年，英国的Knight[21]、德国的Siebert[22]和Hoogland[23]，以及美国的Yeung[24-25]首次采用经椎间孔入路行PELD[26]。Martin Knight在1994年[27]描述了内镜下激光椎间孔成形术：包括骨和椎间盘组织减压，从而改善了椎管可视化和手术野的进入方式。这种方法是通过将椎间孔窗口向内侧延伸至脊髓通道来完成的。Knight的系统使用了一个带有横向触发器的钬激光光纤，并用盐水溶液灌溉。

相比之下，最近，我们使用高速磨钻在椎间孔区进行打磨，这与温度升高无关。此外，由于打磨时患者处于镇静和局部麻醉清醒状态，这些方面大大减少了医源性损伤的可能性，并确保了神经根的完整性。最近，包括编者团队的一名研究人员在内的一个全球关键意见领袖小组提出了一项国际共识，以统一每种手术的基本原理和目标下的条款。我们将内镜下椎间孔减压术定义为经椎间孔内镜下腰椎间孔切开术[18]。

5. 经椎间孔内镜下腰椎间孔切开术适应证

80岁以上患者行经椎间孔内镜下腰椎间孔切开术的适应证有：侧隐窝狭窄、硬膜外纤维化、骨赘病、腰椎滑脱、固定滑脱、椎间盘突出或椎间盘碎片隔离、背部手术失败综合征。候选人是因神经根压迫和神经根刺激而遭受神经根病变的患者、医学治疗失败的腰椎神经根病变和跛行者（至少12周）。相反，不推荐对这些情况使用经椎间孔内镜下腰椎间孔切除术：中央型椎间盘突出、节段性不稳定、马尾综合征、无痛性糖尿病运动神经病变、肿瘤或任何与退行性椎间盘疾病病理不同的临床表现。

6. 经椎间孔内镜下腰椎间孔切开术的优点和缺点

在80岁以上的患者中，经椎间孔内镜下腰椎间孔切开术具有一系列值得考虑的优点，如对邻近组织的创伤小、出血量少、切口小、感染发生率低、术后疼痛少、可快速恢复日常生活、手术在门诊完成和具有更好的成本效益。手术增加椎间孔体积是经椎间孔内镜下腰椎间孔切开术的目标[21, 27]。从技术角度来看，它为外科医师提供了手术区域的直接和更广泛的内镜可视化，并允许充分的减压。该技术的缺点之一是修复硬脑膜撕裂困难，学习曲线相对较长，需要专门的工具和设备，这就需要初始的基础设施投资。最后，有一个训练有素的手术团队是必要的[28]。

7. 手术技术

经椎间孔内镜下腰椎间孔切开术治疗侧隐窝狭窄的切口位置与经椎间孔入路相同。该入路的优点包括保护后侧韧带和骨性结构，术后不稳定、关节小关节病变和椎间盘间隙变窄的发生率较小。患者俯卧位于透光手术台上，需要双平面透视C臂[28-29]。髋部应呈60°～90°屈曲。外科医师位于患处有症状的一侧，助手在其旁边。在透视下于手术干预水平的皮肤中线上做一个标记。根据患者的体质情况，进入点设置在距中线8～12 cm处。我们可以在MRI轴向视图上获取一个更合适的位点，从而测量到达椎间孔的最佳角度。脊柱针以45°～60°的角度插入到水平面上，指向椎间盘后1/3。在正位透视图中，针尖必须位于椎弓根中线和外侧椎弓根后椎线。这个部位与Kambin的安全三角相对应。对于L_5～S_1椎体，如果髂嵴过高，针入点在髂嵴内侧与椎间盘成10°～30°角（图11-1）。

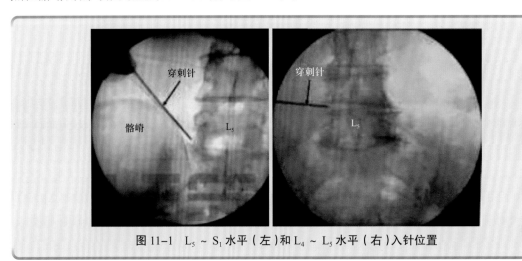

图 11-1 L_5～S_1水平（左）和L_4～L_5水平（右）入针位置

一旦放置针头并检查其位置，就可以注射造影剂和亚甲蓝以获得椎间盘造影术。在手术中做此测试的目的是评估椎间盘退变的放射学模式。此外，亚甲蓝染色允许内镜鉴别健康椎间盘和退变椎间盘。将针更换为导引针，然后用直径5.6～6.9 mm的扩张器穿过针。扩张器使从皮肤到椎间盘的肌肉组织轻轻扩张成为可能，并将出神经根从手术区域推开（图11-2）。

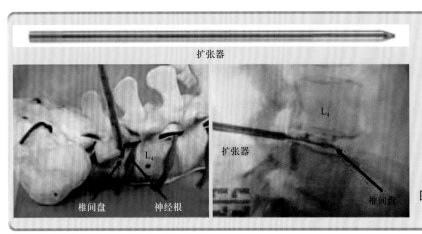

图 11-2 扩张器通过安全三角放置在环上

将直径7～8 mm、长度145～185 mm的工作套管（套筒）穿过扩张器。切割工具（环钻、打磨和咬骨钳）和内镜通过套管进入通道（图11-3）。

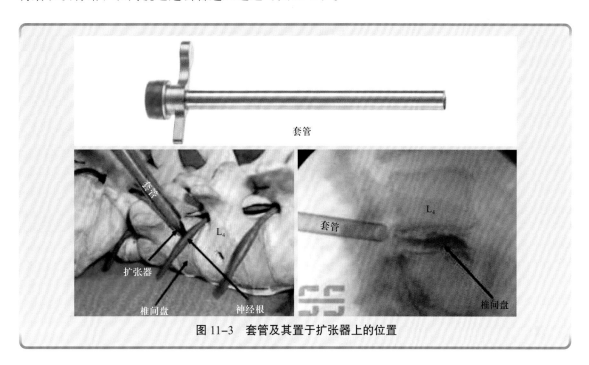

图 11-3　套管及其置于扩张器上的位置

小心地取出扩张器后，将内镜通过套管导入。此时，第二名外科医师的协助至关重要，他必须牢牢地抓住套管，以免失去通道或损伤邻近结构（图11-4A）。市面上可用于脊柱手术的内镜系统多种多样。编者使用了Elliquence经椎间孔脊柱内镜TR100（Elliquence LLC，NYC），30º镜面，长181 mm，直径7.0 mm，内部工作通道4.3 mm（图11-4B）。

一旦置入内镜，有必要记住，由于出血和覆盖椎间盘的脂肪层，视野受到限制。必须去除这一层，并用打孔钳和射频探头使其血管凝固。这种手法使切除椎间盘突出成为可能，椎间盘突出很容易被亚甲蓝染色识别。一旦视野清洁无出血，放置内镜，就可以识别出Kambin安全三角（图11-4）。它对应于允许安全切除椎间盘的工作区域，因为它建立后，可以永久观察硬膜囊、神经根、神经环和椎间盘（图11-5）。

确定安全三角后，用打孔器将突出的椎间盘取出，这一过程被称为机械椎间盘切除术，包括通过椎间孔和椎间孔外取出椎间盘突出物。在内镜和放射学辅助下切除退变椎间盘至关重要。随后，需要对神经根进行减压，彻底清除神经周围纤维化。

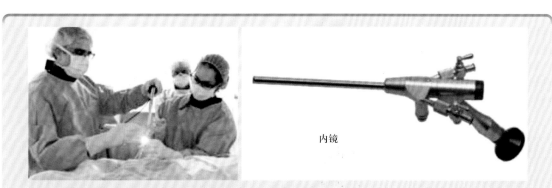

A.通过套管放置内镜；B.带工作通道的Elliquence经椎间孔脊柱内镜TR100（Elliquence LLC，NYC）。

图 11-4　采用 TR100 内镜系统进行手术

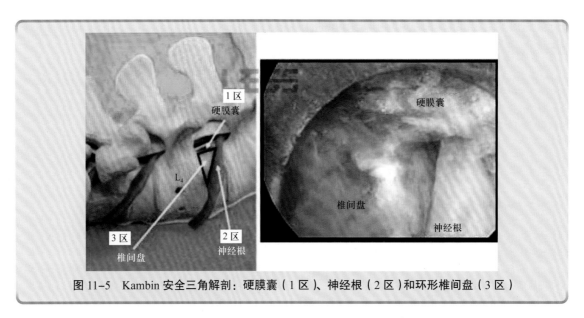

图 11-5　Kambin 安全三角解剖：硬膜囊（1 区）、神经根（2 区）和环形椎间盘（3 区）

　　最初的椎间孔外区清洁是用射频进行的，直到到达椎间孔为止。必须确保所有引起神经压迫、牵引或刺激的因素都在内镜下切除。如今，作为一种使用激光的原始Knight技术的变体[30]，编者更喜欢在内镜下通过钻孔机械骨切除术进行椎间孔切开术。这种对原始技术的修改是由激光达到的高温及其所潜在的更大的伤害风险所驱动的。采用磨钻头或者金刚石钻头对椎间孔进行减压，这些金刚石尖在商业上有些有保护神经结构的罩，有些则没有。磨头与控制电机连接，转速可达到6000～16 000 rpm（图11-6）。

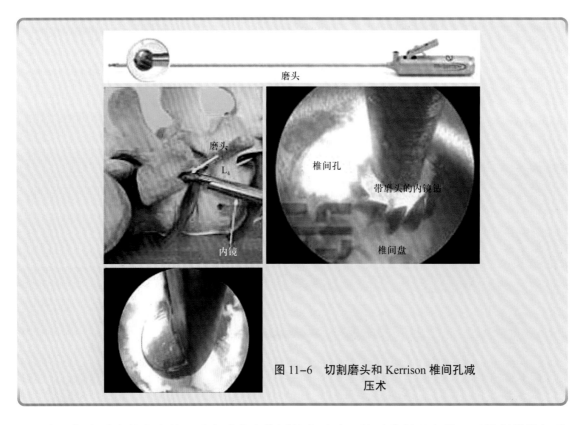

图 11-6　切割磨头和 Kerrison 椎间孔减
压术

　　为了提高手术的安全性，手术过程中使用盐水冲洗，除了降低温度外，还能提供椎间孔结构的清晰图像。上、下关节面用毛刺、环钻和Kerrison咬骨钳切开，直至内镜进入硬膜外腔。骨赘存在于硬膜外间隙、小关节和椎体，必须去除。神经必须从神经周围和硬膜外的纤维化中解放出来，黄韧带和上椎间孔韧带必须被移除以解放被压缩的结构。一些研究者描述了两种类型的椎间孔切开术[31]：传统的和扩大内镜腰椎间孔切开术。后者用于当椎间盘碎片与内侧椎弓根壁密切接触时伴有严重尾侧移位的椎间盘突出。有必要切除椎弓根更广泛的部分，建议使用环钻进行截骨术。

最后，建议检查行走神经根和出口神经根，确保它们沿其走行方向的内侧和外侧得到充分的减压（图11-7）。

撤回器械。要求患者移动脚踝以确认没有神经损伤。硬膜外/椎间孔区被局麻药和皮质类固醇沉积浸润。皮肤切口用不可吸收的缝线缝合。

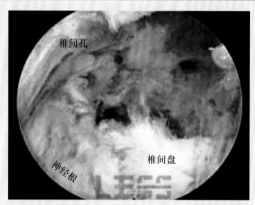

图 11-7　减压神经根的内镜视图

8. 经椎间孔内镜下腰椎间孔切开术手术后护理

手术完成后，进行神经系统检查，特别是评估手术前受放射性疼痛影响的肢体的敏感性和灵活性。患者术后约6小时出院。第二天，在门诊场所对患者重新检查，并建立物理治疗协议。术后疼痛可以用常见的止痛剂如对乙酰氨基酚或其他非甾体抗炎药来治疗。

9. 临床系列

下肢跛行伴腰椎疼痛是内镜手术的主要指征，应对患者进行检查以排除血管跛行。在神经源性跛行中，改变体位和休息后症状可有所改善，患者能够继续行走。血管性跛行需要患者平躺，抬高下肢以减轻疼痛。它也与皮肤和软组织的营养变化有关。神经根性疼痛、感觉异常和感觉障碍是其他需要彻底探索的症状，以确定和精确定位有症状的神经压迫区域。在编者所在中心，采用如下决策算法（图11-8）。

1998—2018年，采用此决策算法，选择了163例患者进行手术，对他们进行了301次经椎间孔内镜下腰椎间孔切开术。年龄在80 ~ 99岁，平均85.2岁。诊断是由临床检查、平片和先进的影像学研究（如MRI）所确定的。此外，应记录症状、并发症、既往治疗和手术的持续时间和起病情况。采用下肢疼痛VAS评分和ODI对患者的功能进行分级。

大多数患者有全身性多节段退行性脊柱疾病，最常见的手术节段为$L_{4/5}$。最常见的并发症是高血压，有记录的患者有72%。在我们的研究中，92%的患者在多个场合接受了多个水平的治疗，强调了下面的分级管理概念。主要诊断为椎间孔狭窄124例（76%），其次为侧隐窝狭窄（24%）。所有老年患者的内镜手术均在门诊手术中心进行。通常情况下，患者会在手术后恢复意识并需要观察大约6小时。在随后的两年里，临床结果显示VAS评分平均下降了

5分，平均ODI下降了35%。90%的患者对治疗非常满意。有12个患者再次入院。其中4例采用药物治疗，8例因治疗失败而再次手术（5%）。在一名老年患者中，由于血流动力学不稳定，手术不得不在完成前终止（2.5%）。

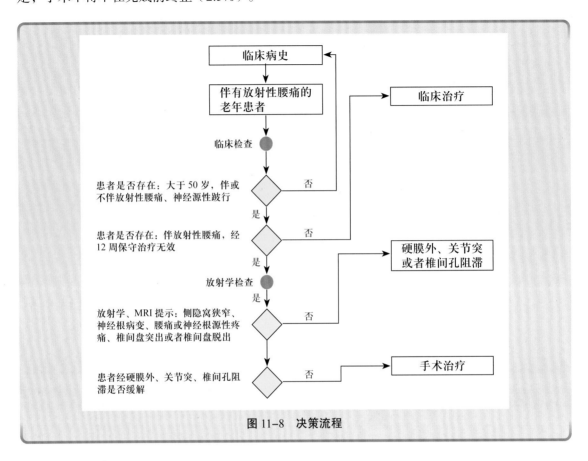

图11-8　决策流程

10. 讨论

内镜下腰椎手术在精心挑选的老年患者中明显具有优势，切口更小，手术时间通常也更短，因为暴露受影响的手术部位或缝合伤口所花费的时间没有那么多。因此，采用局部硬膜外麻醉与监测麻醉护理相结合的方法可以缩短麻醉时间，使患者顺利完成手术[32]。麻醉后并发症也较少，如尿潴留、肺不张、恶心和呕吐[33-37]。对于普通读者而言，显而易见，在脊柱内镜手术程序中，对患者进行何种手术取决于患者的选择以及术前协议，从而决定对何种病变进行手术，更重要的是，哪些病变可以忽略[38]。传统训练有素的脊柱外科医师在确定手术指征时习惯使用基于图像的医疗必要性标准[39]。然而，微创脊柱内镜手术的整个概念围绕着简化和最小化减压手术的范围，以减少与传统脊柱手术相关的并发症，同时仍然提供显著的临床改善，以满足患者的期望，并以较高的患者满意度获得他们对手术结果的认可[40]。那么该治疗什么，该忽略什么呢？

到目前为止，这个问题并不是微不足道的，而是临床研究的课题。Dowling等发表了采用现代MRI放射学[41-45]和CT[46]分类系统（侧重于侧隐窝狭窄、椎间孔入口区、中间区和出口区[39, 47-48]）及辅助使用诊断性脊柱注射的术前诊断方案[49]。其研究了在对不同手术类型的患者进行分层时应使用的相应放射学标准。总之，手术入路的选择基于对受压病理位置的分析：经椎间孔内镜入路可能更适合神经椎间孔狭窄，椎间减压可能最适合位于中央的[38]狭窄。然而，这种分层方案给脊柱内镜外科医师留下了一个问题：当多个节段病变时，应选择哪个节段进行内镜减压。这个问题看起来微不足道，但事实上远非如此。例如，L₅神经根病变可由来自L₄/₅水平的穿过神经根压迫综合征或来自L₅/S₁水平的退出L₅神经根引起。正如Lewandrowski等证明的那样，仅使用利多卡因的诊断性注射方案可能有助于提高从MRI复查检索到的诊断信息的质量[49]。在预测经椎间孔内镜减压的良好结果方面，MRI的阳性预测价值实际上约为65%。在患者有机会向医师描述神经根疼痛发出的位置时，增加诊断性注射可以改善到84%[50-51]。使用这些协议将患者和外科医师的互动变成一个共享的决策场景，双方决定主要的疼痛来源和其他哪些MRI发现可以忽略。事实上，应用这些诊断协议，使用阶段管理风格，这将导致当今约80%的患者满意度较高[40]。其余20%的患者可能需要额外的手术，其中许多是在另一侧或相邻节段的位置进行额外的内镜减压[52-53]。采用该入路内镜下术后5年内需要进行融合手术的比率为2.6%～8.9%[52-53]。因此，与传统的开放性脊柱手术相比，这一数字非常低[54-55]。

　　大多数老年患者对这种针对椎管狭窄相关问题的临床管理方式感到满意，因为它可以简化手术治疗，同时提供有意义的功能改善，并且避免了相关的手术后遗症和并发症的风险（在老年患者中可导致更高的再入院率和医疗服务使用率）[56-57]。简而言之，成功的脊柱内镜手术有两个要素。首先，临床的成功取决于简化手术治疗策略，以减少经常患有多种医学并发症的老年患者的围手术期风险和术后恢复负担，这通常会使他们成为高风险的手术候选人。其次，临床的成功还取决于脊柱内镜外科医师的技术水平和有效部署最新内镜设备的能力。这些工具包括内镜电动部件、钻头和Kerrison咬骨钳和抓钳。后者明确强调需要对外科医师进行培训，使其掌握高端脊柱内镜手术减压技术的陡峭学习曲线[58-63]。为了使本章的读者能够复制编者在老年人中使用这些先进的脊柱内镜手术技术的临床结果，编者团队建议增加老年人内镜手术应用的复杂性水平，以适应他们的设备和技术水平。

11. 结论

　　经椎间孔内镜下腰椎间孔切开术是一种安全有效的治疗老年人下腰痛的方法。麻醉类型和较少的组织损伤可能是该技术安全性的决定因素。像许多其他微创脊柱技术一样，成功的经椎间孔内镜下腰椎间孔切开术与良好的患者选择呈正相关。这意味着应根据临床病史、诊断图像和心理状况来制定严格的术前方案。当然，实施适当的手术培训是另一个高度相关的技术成功的因素。编者在其患者系列中遇到的并发症非常少。报道的并发症包括椎间盘受压不足、神经根损伤、手术水平错误、血肿、血管损伤、邻近脏器损伤、脑脊液漏、硬脑膜损伤和过度镇静[30]。

发表声明

不适用。

利益声明

编者声明无任何利益、资金及其他方面的冲突。

致谢

无。

● 参考文献 ●

[1] Wong AY, Karppinen J, Samartzis D. Low back pain in older adults: risk factors, management options and future directions Scoliosis Spinal Disord 2017; 12: 14.
[http://dx.doi.org/10.1186/s13013-017-0121-3]

[2] Ament JD, Thaci B, Yang Z, et al. Postoperative direct health care costs of lumbar discectomy are reduced with the use of a novel annular closure device in high-risk patients. Spine J 2019; 19(7): 1170-9.
[http://dx.doi.org/10.1016/j.spinee.2019.02.010] [PMID: 30776485]

[3] Khanna K, Padegimas EM, Zmistowski B, Howley M, Verma K. Drivers of Medicare Reimbursement for Thoracolumbar Fusion: An Analysis of Data From The Centers For Medicare and Medicaid Services. Spine 2017; 42(21): 1648-56.
[http://dx.doi.org/10.1097/BRS.0000000000002171] [PMID: 28338572]

[4] McGirt MJ, Parker SL, Hilibrand A, et al. Lumbar Surgery in the Elderly Provides Significant Health Benefit in the US Health Care System: Patient-Reported Outcomes in 4370 Patients From the N2QOD Registry. Neurosurgery 2015; 77(77) (Suppl. 4): S125-35.
[http://dx.doi.org/10.1227/NEU.0000000000000952] [PMID: 26378350]

[5] Williamson E, Sanchez Santos MT, Morris A, et al. The Prevalence of Back and Leg Pain and the Cross-sectional Association With Adverse Health Outcomes in Community Dwelling Older Adults in England. Spine 2021; 46(1): 54-61.
[http://dx.doi.org/10.1097/BRS.0000000000003719] [PMID: 33315364]

[6] Stewart Williams J, Ng N, Peltzer K, et al. Risk Factors and Disability Associated with Low Back Pain in Older Adults in Low- and Middle-Income Countries. Results from the WHO Study on Global AGEing and Adult Health (SAGE). PLoS One 2015; 10: e0127880.
[http://dx.doi.org/10.1371/journal.pone.0127880]

[7] Vancampfort D, Stubbs B, Koyanagi A. Physical chronic conditions, multimorbidity and sedentary behavior amongst middle-aged and older adults in six low- and middle-income countries. Int J Behav Nutr Phys Act 2017; 14: 147.
[http://dx.doi.org/10.1186/s12966-017-0602-z]

[8] Vancampfort D, Stubbs B, Veronese N, Mugisha J, Swinnen N, Koyanagi A. Correlates of physical activity among depressed older people in six low-income and middle-income countries: A community-based cross-sectional study. Int J Geriatr Psychiatry 2018; 33(2): e314-22.
[http://dx.doi.org/10.1002/gps.4796] [PMID: 28994143]

[9] Lin YP, Wang SL, Hu WX, et al. Percutaneous Full-Endoscopic Lumbar Foraminoplasty and Decompression by Using a Visualization Reamer for Lumbar Lateral Recess and Foraminal Stenosis in Elderly Patients. World Neurosurg 2020; 136(136): e83-9.
[http://dx.doi.org/10.1016/j.wneu.2019.10.123] [PMID: 31866456]

[10] Nellensteijn J, Ostelo R, Bartels R, Peul W, van Royen B, van Tulder M. Transforaminal endoscopic surgery for lumbar stenosis: a systematic review. Eur Spine J 2010; 19(6): 879-86.
[http://dx.doi.org/10.1007/s00586-009-1272-6] [PMID: 20087610]

[11] Abbas J, Hamoud K, May H, et al. Degenerative lumbar spinal stenosis and lumbar spine configuration. Eur Spine J 2010; 19(11): 1865-73.
[http://dx.doi.org/10.1007/s00586-010-1516-5] [PMID: 20652366]

[12] Abbas J, Hamoud K, Peled N, et al. Lumbar Schmorl's Nodes and Their Correlation with Spine Configuration and Degeneration Biomed Res Int 2018; 2018: 1574020.
[http://dx.doi.org/10.1155/2018/1574020]

[13] Nellensteijn J, Ostelo R, Bartels R, Peul W, van Royen B, van Tulder M. Transforaminal endoscopic surgery for symptomatic lumbar disc herniations: a systematic review of the literature. Eur Spine J 2010; 19(2): 181-204.
[http://dx.doi.org/10.1007/s00586-009-1155-x] [PMID: 19756781]

[14] Li H, Ou Y, Xie F, et al. Linical efficacy of percutaneous endoscopic lumbar discectomy for the treatment of lumbar spinal stenosis in elderly patients: a retrospective study. J Orthop Surg Res 2020; 15: 441.
[http://dx.doi.org/10.1186/s13018-020-01968-0]

[15] Chen X, Qin R, Hao J, et al. Percutaneous endoscopic decompression via transforaminal approach for lumbar lateral recess stenosis in geriatric patients. Int Orthop 2019; 43(5): 1263-9.
[http://dx.doi.org/10.1007/s00264-018-4051-3] [PMID: 30027353]

[16] Chung J, Kong C, Sun W, Kim D, Kim H, Jeong H. Percutaneous Endoscopic Lumbar Foraminoplasty for Lumbar Foraminal Stenosis of Elderly Patients with Unilateral Radiculopathy: Radiographic Changes in Magnetic Resonance Images. J Neurol Surg A Cent Eur Neurosurg 2019; 80(4): 302-11.
[http://dx.doi.org/10.1055/s-0038-1677052] [PMID: 30887488]

[17] Ulrich NH, Kleinstück F, Woernle CM, *et al.* Clinical outcome in lumbar decompression surgery for spinal canal stenosis in the aged population: a prospective Swiss multicenter cohort study. Spine 2015; 40(6): 415-22.
[http://dx.doi.org/10.1097/BRS.0000000000000765] [PMID: 25774464]

[18] Hofstetter CP, Ahn Y, Choi G, *et al.* AOSpine Consensus Paper on Nomenclature for Working-Channel Endoscopic Spinal Procedures. Global Spine J 2020; 10(2) (Suppl.): 111S-21S.
[http://dx.doi.org/10.1177/2192568219887364] [PMID: 32528794]

[19] Ramírez León JF. The motivators to endoscopic spine surgery implementation in Latin America. J Spine Surg 2020; 6(6) (Suppl. 1): S45-8.
[http://dx.doi.org/10.21037/jss.2019.09.12] [PMID: 32195414]

[20] Kambin P. Arthroscopic microdiscectomy of the lumbar spine. Clin Sports Med 1993; 12(1): 143-50.
[http://dx.doi.org/10.1016/S0278-5919(20)30463-4] [PMID: 8418975]

[21] Knight MT, Vajda A, Jakab GV, Awan S. Endoscopic laser foraminoplasty on the lumbar spine--early experience. Minim Invasive Neurosurg 1998; 41(1): 5-9.
[http://dx.doi.org/10.1055/s-2008-1052006] [PMID: 9565957]

[22] Siebert W. Percutaneous laser discectomy of cervical discs: preliminary clinical results. J Clin Laser Med Surg 1995; 13(3): 205-7.
[http://dx.doi.org/10.1089/clm.1995.13.205] [PMID: 10150647]

[23] Hoogland T. Percutaneous endoscopic discectomy. J Neurosurg 1993; 79(6): 967-8.
[PMID: 8246070]

[24] Yeung AT. Minimally Invasive Disc Surgery with the Yeung Endoscopic Spine System (YESS). Surg Technol Int 1999; 8(8): 267-77.
[PMID: 12451541]

[25] Yeung AT. The evolution of percutaneous spinal endoscopy and discectomy: state of the art. Mt Sinai J Med 2000; 67(4): 327-32.
[PMID: 11021785]

[26] Yeung AT. The Evolution and Advancement of Endoscopic Foraminal Surgery: One Surgeon's Experience Incorporating Adjunctive Techologies. SAS J 2007; 1(3): 108-17.
[http://dx.doi.org/10.1016/S1935-9810(07)70055-5] [PMID: 25802587]

[27] Knight MT, Goswami A, Patko JT, Buxton N. Endoscopic foraminoplasty: a prospective study on 250 consecutive patients with independent evaluation. J Clin Laser Med Surg 2001; 19(2): 73-81.
[http://dx.doi.org/10.1089/104454701750285395] [PMID: 11443793]

[28] Martínez CR, Lewandrowski KU, Rugeles Ortíz JG, Alonso Cuéllar GO, Ramírez León JF. Transforaminal Endoscopic Discectomy Combined With an Interspinous Process Distraction System for Spinal Stenosis. Int J Spine Surg 2020; 14(s3): S4-S12.
[http://dx.doi.org/10.14444/7121] [PMID: 33122183]

[29] Kim HS, Adsul N, Kapoor A, *et al.* A Mobile Outside-in Technique of Transforaminal Lumbar Endoscopy for Lumbar Disc Herniations. J Vis Exp 2018; 2018(138)
[http://dx.doi.org/10.3791/57999] [PMID: 30148483]

[30] Chiu JC, Negron F, Clifford T, Greenspan M, Princethal RA. Microdecompressive percutaneous endoscopy: spinal discectomy with new laser thermodiskoplasty for non-extruded herniated nucleosus pulposus. Surg Technol Int 1999; 8(8): 343-51.
[PMID: 12451548]

[31] Kambin P, Vaccaro A. Arthroscopic microdiscectomy. Spine J 2003; 3(3) (Suppl.): 60S-4S.
[http://dx.doi.org/10.1016/S1529-9430(02)00558-2] [PMID: 14589219]

[32] Abrão J. Anesthesia For Endoscopic Spine Surgery Of The Spine In An Ambulatory Surgery Center. Global Journal of Anesthesia & Pain Medicine 2020; 2020(3): 326-36. [GJAPM].
[http://dx.doi.org/10.32474/GJAPM.2020.03.000174]

[33] Vural C, Yorukoglu D. Comparison of patient satisfaction and cost in spinal and general anesthesia for lumbar disc surgery. Turk Neurosurg 2014; 24(3): 380-4.
[http://dx.doi.org/10.5137/1019-5149.JTN.8575-13.0] [PMID: 24848178]

[34] Ulutas M, Secer M, Taskapilioglu O, *et al.* General *versus* epidural anesthesia for lumbar microdiscectomy. J Clin Neurosci 2015; 22(8): 1309-13.
[http://dx.doi.org/10.1016/j.jocn.2015.02.018] [PMID: 26067543]

[35] McLain RF, Bell GR, Kalfas I, Tetzlaff JE, Yoon HJ. Complications associated with lumbar laminectomy: a comparison of spinal *versus* general anesthesia. Spine 2004; 29(22): 2542-7.
[http://dx.doi.org/10.1097/01.brs.0000144834.43115.38] [PMID: 15543071]

[36] Finsterwald M, Muster M, Farshad M, Saporito A, Brada M, Aguirre JA. Spinal *versus* general anesthesia for lumbar spine surgery in high risk patients: Perioperative hemodynamic stability, complications and costs. J Clin Anesth 2018; 46(46): 3-7.
[http://dx.doi.org/10.1016/j.jclinane.2018.01.004] [PMID: 29316474]

[37] De Rojas JO, Syre P, Welch WC. Regional anesthesia *versus* general anesthesia for surgery on the lumbar spine: a review of the modern literature. Clin Neurol Neurosurg 2014; 119(119): 39-43.
[http://dx.doi.org/10.1016/j.clineuro.2014.01.016] [PMID: 24635923]

[38] Dowling Á, Lewandrowski KU, da Silva FHP, Parra JAA, Portillo DM, Giménez YCP. Patient selection protocols for endoscopic transforaminal, interlaminar, and translaminar decompression of lumbar spinal stenosis. J Spine Surg 2020; 6(6) (Suppl. 1): S120-32.
[http://dx.doi.org/10.21037/jss.2019.11.07] [PMID: 32195421]

[39] Lewandrowski K-U. Pre-operative planning for endoscopic lumbar foraminal decompression–A prospective study. Eur Musculoskelet Rev 2008; 3: 46-51.

[40] Yeung A, Lewandrowski KU. Early and staged endoscopic management of common pain generators in the spine. J Spine Surg 2020; 6(6) (Suppl. 1): S1-5.
[http://dx.doi.org/10.21037/jss.2019.09.03] [PMID: 32195407]

[41] Lee GY, Lee JW, Choi HS, Oh KJ, Kang HS. A new grading system of lumbar central canal stenosis on MRI: an easy and reliable method. Skeletal Radiol 2011; 40(8): 1033-9.
[http://dx.doi.org/10.1007/s00256-011-1153-z] [PMID: 21286714]

[42] Lee S, Lee JW, Yeom JS, *et al.* A practical MRI grading system for lumbar foraminal stenosis. AJR Am J Roentgenol 2010; 194(4): 1095-8.
[http://dx.doi.org/10.2214/AJR.09.2772] [PMID: 20308517]

[43] Lønne G, Ødegård B, Johnsen LG, Solberg TK, Kvistad KA, Nygaard ØP. MRI evaluation of lumbar spinal stenosis: is a rapid visual assessment as good as area measurement? Eur Spine J 2014; 23(6): 1320-4.
[http://dx.doi.org/10.1007/s00586-014-3248-4] [PMID: 24573778]

[44] Sher I, Daly C, Oehme D, *et al.* Novel Application of the Pfirrmann Disc Degeneration Grading System to 9.4T MRI: Higher Reliability Compared to 3T MRI. Spine 2018; 2018(12/13)
[http://dx.doi.org/10.1097/BRS.0000000000002967] [PMID: 31205169]

[45] Yuan S, Zou Y, Li Y, Chen M, Yue Y. A clinically relevant MRI grading system for lumbar central canal stenosis. Clin Imaging 2016; 40(6): 1140-5.
[http://dx.doi.org/10.1016/j.clinimag.2016.07.005] [PMID: 27519125]

[46] Milette PC. Classification, diagnostic imaging, and imaging characterization of a lumbar herniated disk. Radiol Clin North Am 2000; 38(6): 1267-92.
[http://dx.doi.org/10.1016/S0033-8389(08)70006-X] [PMID: 11131632]

[47] Lee CK, Rauschning W, Glenn W. Lateral lumbar spinal canal stenosis: classification, pathologic anatomy and surgical decompression. Spine 1988; 13(3): 313-20.
[http://dx.doi.org/10.1097/00007632-198803000-00015] [PMID: 3388117]

[48] Lewandrowski KU. "Outside-in" technique, clinical results, and indications with transforaminal lumbar endoscopic surgery: a retrospective study on 220 patients on applied radiographic classification of foraminal spinal stenosis Int J Spine Surg 2014; 8
[http://dx.doi.org/10.14444/1026]

[49] Lewandrowski KU. Successful outcome after outpatient transforaminal decompression for lumbar foraminal and lateral recess stenosis: The positive predictive value of diagnostic epidural steroid injection. Clin Neurol Neurosurg 2018; 173(173): 38-45.
[http://dx.doi.org/10.1016/j.clineuro.2018.07.015] [PMID: 30075346]

[50] Lewandrowski KU. Retrospective analysis of accuracy and positive predictive value of preoperative lumbar MRI grading after successful outcome following outpatient endoscopic decompression for lumbar foraminal and lateral recess stenosis. Clin Neurol Neurosurg 2019; 179(179): 74-80.
[http://dx.doi.org/10.1016/j.clineuro.2019.02.019] [PMID: 30870712]

[51] Yeung AT, Lewandrowski KU. Retrospective analysis of accuracy and positive predictive value of preoperative lumbar MRI grading after successful outcome following outpatient endoscopic decompression for lumbar foraminal and lateral recess stenosis Clin Neurol Neurosurg 2019; 181: 52.
[http://dx.doi.org/10.1016/j.clineuro.2019.03.011]

[52] Lewandrowski KU, Ransom NA. Five-year clinical outcomes with endoscopic transforaminal outside-in foraminoplasty techniques for symptomatic degenerative conditions of the lumbar spine. J Spine Surg 2020; 6(6) (Suppl. 1): S54-65.
[http://dx.doi.org/10.21037/jss.2019.07.03] [PMID: 32195416]

[53] Yeung A, Lewandrowski KU. Five-year clinical outcomes with endoscopic transforaminal foraminoplasty for symptomatic degenerative conditions of the lumbar spine: a comparative study of *inside-out* versus *outside-in* techniques. J Spine Surg 2020; 6(6) (Suppl. 1): S66-83.
[http://dx.doi.org/10.21037/jss.2019.06.08] [PMID: 32195417]

[54] Sebai MA, Kerezoudis P, Alvi MA, Yoon JW, Spinner RJ, Bydon M. Need for arthrodesis following facetectomy for spinal peripheral nerve sheath tumors: an institutional experience and review of the current literature. J Neurosurg Spine 2019; 31(1): 112-22.
[http://dx.doi.org/10.3171/2019.1.SPINE181057] [PMID: 30952137]

[55] Yuan X, Wei C, Xu W, *et al.* Comparison of laminectomy and fusion vs laminoplasty in the treatment of multilevel cervical spondylotic myelopathy: A meta-analysis. Medicine (Baltimore) 2019; 98: e14971.
[http://dx.doi.org/10.1097/MD.0000000000014971]

[56] Lewandrowski KU. Readmissions After Outpatient Transforaminal Decompression for Lumbar Foraminal and Lateral Recess Stenosis. Int J Spine Surg 2018; 12(3): 342-51.
[http://dx.doi.org/10.14444/5040] [PMID: 30276091]

[57] Modhia U, Takemoto S, Braid-Forbes MJ, Weber M, Berven SH. Readmission rates after decompression surgery in patients with lumbar spinal stenosis among Medicare beneficiaries. Spine 2013; 38(7): 591-6.
[http://dx.doi.org/10.1097/BRS.0b013e31828628f5] [PMID: 23324923]

[58] Morgenstern R, Morgenstern C, Yeung AT. The learning curve in foraminal endoscopic discectomy: experience needed to achieve a 90% success rate. SAS J 2007; 1(3): 100-7.
[http://dx.doi.org/10.1016/S1935-9810(07)70054-3] [PMID: 25802586]

[59] Chaichankul C, Poopitaya S, Tassanawipas W. The effect of learning curve on the results of percutaneous transforaminal endoscopic lumbar discectomy. J Med Assoc Thai 2012; 95(95) (Suppl. 10): S206-12.
[PMID: 23451464]

[60] Hsu HT, Chang SJ, Yang SS, Chai CL. Learning curve of full-endoscopic lumbar discectomy. Eur Spine J 2013; 22(4): 727-33.
[http://dx.doi.org/10.1007/s00586-012-2540-4] [PMID: 23076645]

[61] Wang H, Huang B, Li C, *et al.* Learning curve for percutaneous endoscopic lumbar discectomy depending on the surgeon's training level of minimally invasive spine surgery. Clin Neurol Neurosurg 2013; 115(10): 1987-91.
[http://dx.doi.org/10.1016/j.clineuro.2013.06.008] [PMID: 23830496]

[62] Xu H, Liu X, Liu G, Zhao J, Fu Q, Xu B. Learning curve of full-endoscopic technique through interlaminar approach for L5/S1 disk herniations. Cell Biochem Biophys 2014; 70(2): 1069-74.
[http://dx.doi.org/10.1007/s12013-014-0024-3] [PMID: 24839114]

[63] Sharif S, Afsar A. Learning Curve and Minimally Invasive Spine Surgery. World Neurosurg 2018; 119(119): 472-8.
[http://dx.doi.org/10.1016/j.wneu.2018.06.094] [PMID: 29935319]

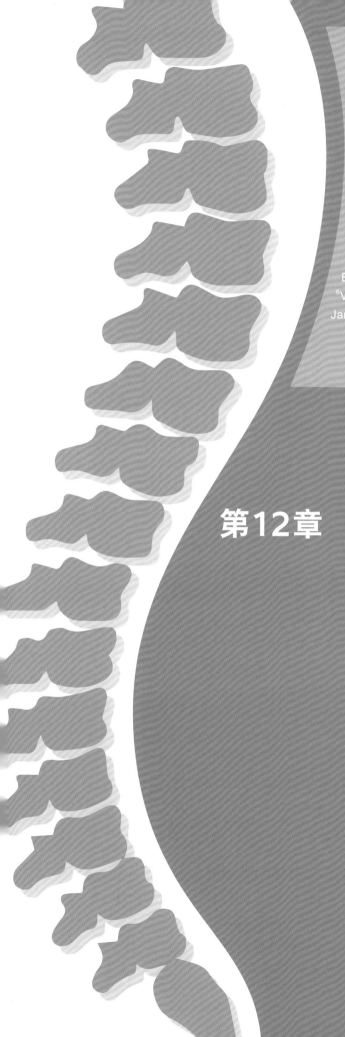

Ralf rothoer[1], Stefan Hellinger[2], Anthony yeun[3], Kai-Uwe lewandrowski[4-6]

[1]Department of Neurosurgery, Isar Clinic, Munich, Germany

[2]Department of Orthopedic and Spine Surgery, Arabellaklinik, Munich, Germany

[3]Clinical Professor, University of New Mexico School of Medicine, Albuquerque, New Mexico Desert Institute for Spine Care, Phoenix, AZ, USA

[4]Center for Advanced Spine Care of Southern Arizona and Surgical Institute of Tucson, Tucson AZ, USA

[5]Associate Professor of Orthopaedic Surgery, Universidad Colsanitas, Bogota, Colombia, USA

[6]Visiting Professor, Department Orthopaedic Surgery, UNIRIO, Rio de Janeiro, Brazil

译者：唐辉

第12章　内镜下神经根切断术治疗慢性下腰痛相关方面的安全性和有效性

12

摘要：

腰椎小关节可能是慢性腰痛的重要来源，据报道患病率为7.7%～75%。临床上被称为腰椎关节突关节综合征。然而，这种综合征及其治疗方法仍然存在争议，因为其治疗的临床证据被评为薄弱。关节内或关节周围注射已被接受为一种诊断工具。其病因可能是多因素的，关节软骨的退行性病变可能是主要原因。这一过程引发炎症反应，涉及合成促炎细胞因子和金属蛋白酶。因此，局部注射糖皮质激素已成为一种公认的短期治疗方案，但长期效益较弱。在本章中，编者回顾了他们在治疗脊柱小关节综合征引起的慢性下腰痛时使用内镜下神经根切断术的临床经验。对84例患者进行了安全性和有效性评价，其中女性48例，男性36例，平均年龄65岁（年龄范围为52～82岁）。如果患者报告在两个不同的场合使用罗哌卡因腰内侧支阻滞后疼痛缓解超过80%，则纳入研究。主要的临床观察指标是VAS BACK评分和ODI。除1例患者术后血肿经保守治疗后痊愈外，无不良事件和并发症。在最后6个月随访时，VAS评分显著降低（术后VAS 2.3，范围为0～4；术前VAS评分为平均6.4；范围为4～7；$P < 0.05$）。术后ODI评分为24（范围为12～48），明显低于术前的52（范围为42～67）。编者的结论是，内镜下背侧神经根切断术治疗下腰痛相关方面是安全有效的。

关键词：

腰痛；小关节痛；神经切除；神经根切断术。

1. 引言

随着人口老龄化，慢性下腰痛给社会带来的负担正在增加。年化患病率在3%～10%。在老年人中，慢性下腰痛导致了其他看似不相关领域的医疗支出，例如抑郁症的治疗，以及因固定效果不佳导致的医疗并发症[1]。由于薪资降低而导致慢性下腰痛管理不善的额外间接成本对企业及其员工而言是相关联的。由于退行性小关节疾病引起的慢性下腰痛常常被忽视，特别是当高级影像学研究不支持椎间盘突出压迫神经元件和中央或外侧椎管狭窄的标准治疗时[2]。腰椎小关节退变引起的慢性下腰痛的病因可能与脊神经背侧支内侧分支神经末梢对腰椎关节滑膜和关节囊的丰富神经支配有关[3]。当脊神经从腰椎神经孔出来时，后内侧分支在下椎体横突的上边缘和上关节突的外侧，在这里它进入了位于乳头突和副突之间的骨纤维管。从那里，它产生了小关节纤维，小关节附着在它上面的肌肉[4]。已经规定关节突退变会增加关节突关节间隙的应力。据报道，撞击滑膜褶皱可刺激关节囊的感觉受体，导致炎症[5]和疼痛通过内侧分支[4]。患者可主诉放射性疼痛，而非特定的皮节或局部机械性腰痛。从每个腰椎神经孔出的脊神经后支也产生外侧支，外侧支可支配下方的小关节复合体，从而形成丰富的交叉神经支配[4, 6]。因此，消融位于下椎体横突上缘和上关节突外侧的后内侧分支可能导致疼痛缓解不充分[7]。内侧分支阻滞已被用于诊断确定疑似小关节复合体是否是患者相关的疼痛来源[8]。不幸的是，这些诊断模块不是很准确，假阳性率为22%～32%[9]。许多临床研究人员建议至少进行两次短效和长效局部麻醉药诊断注射，以确认诊断并减少假阳性反应的机会，而假阳性反应可能导致不必要的干预。一些研究者甚至认为，只有当患者在注射后的疼痛缓解持续时间与短效或长效局部麻醉药物的半衰期一样长，才是真实阳性反应[10]。如果反应一致且确诊，可以考虑非甾体抗炎药、改变活动方式、物理治疗和其他治疗方式以外的额外治疗。反复内侧支阻滞可缓解短期疼痛而无长期益处[11]。通常情况下，介入性疼痛治疗医师进行针刺经皮射频消融治疗，由于内侧分支再生和关节突复合体的神经再生，其疗效平均为3个月[12]。在本章中，编者介绍了他们在内镜辅助下的小关节切断术的临床经验，这是一种手术直接可视化的小关节去神经，同时机械射频消融有症状的小关节。

2. 前、后柱去神经支配的解剖学基础

与前柱退变相关的慢性下腰痛与终板和椎体[13]的Modic改变有关。Ⅰ型Modic改变多与临床症状相关[14-16]，通过椎体神经供应去神经已成功治疗。1963年Sherman等对椎体的神经支配进行了研究，他们报道了一个"巨大的孤立神经干"进入后方椎体皮质，并与窦椎神经交联，后者来自脊神经腹支或脊神经灰交通支[17]。1997年，Antonacci等在更大的人类椎体样本中通过证实基底椎孔内的神经血管束证实了这一观察结果，并首次使用术语"椎基底神经[18]"。后来发现它们与椎体骨结构的微损伤相关，并通过组织病理学标志物证实了它们的存在[19]。Bailey等研究了终板痛觉感受器与椎基底神经干之间的神经通路。他们的结论是，椎体的神经支配丰富，沿着椎间血管从椎分支向终板延伸到椎体中心。椎体终板和椎间盘之间密切的结构相互作用，使腰椎运动节段内多个疼痛源产生的轴向背部疼痛可能由椎基底神经传递[20-22]。椎基底神经伴随其静脉和动脉[16]通过大的、通常成对的神经血管孔，经后皮层中线进入椎体骨，这些孔彼此相对，通常与每个终板相距相同的距离[23]。速激肽家族的神经递质（如P物质）对椎基底神经的致敏作用与疼痛信号的传递有关[17, 24]。经椎弓根和椎弓根外入路已用于射频消融该神经[16, 21]。激光已在硬膜外镜下经椎间孔入路应用。无论是有意还是无意，许多外科医师都可以通过手术暴露的根状切开术为患者提供后柱去神经支配的益处。当手术暴露涉及从后侧关节、小关节、横突剥离任何软组织附件的骨头时，可以使用机械工具或单极电切进行无意的根切断术。研究提示应避免广泛使用单极电炙，以减少对神经根动脉[25]和脊神经节[26]的损伤。因此，近几十年来，双极连续脉冲射频消融背支一直是标准的治疗方法[27-31]。内侧支起源于脊神经背侧支，在下椎上关节突外侧向后方、内侧和尾部延伸，并与下横突根的背侧相连。背支的内侧支进入骨纤维管，骨纤维管是由副韧带与乳突连接形成的[32]。在内侧分支消融过程中，以上关节突的侧面和横突的根部为目标[33]。解剖学研究表明，背侧支有内侧支、外侧支和中间支。中间支可能与侧支共享一个共同的短主干[32-34]然而，L_5神经根背支缺少外侧支[33-34]。也有人认为中间支是侧支的一个分支[35]；附着于小关节外侧面的皮肤、肌肉和韧带受外侧支的支配，外侧支向下横突下侧、后侧和尾侧延伸；内侧分支在由下横突和上关节突形成的沟中，并从尾部和后方进入骨纤维管。在L_5/S_1处，S_1上关节突和骶翼形成了一条沟，L_5背侧支在这里走行，然后产生外侧支和内侧支[35]。通常，每个腰椎小关节由两个相邻的脊柱运动节段的内侧支支配。有时，多达3个运动节段为同时进行2~3个节段的神经切除提供了理论基础。经内侧支神经切开术的后柱消融是本章的主题。

3. 诊断性封闭治疗结果可作为预测因子

既往文献中支持治疗性使用关节内或关节周围注射类固醇和局部麻醉的临床证据的强度被评为弱[2, 8-9, 11, 36-38]，然而，这种注射仍然是主要的临床实践[1, 8, 39-40]，它们的诊断价值已经得到了充分的认可[41]。对于小关节注射或关节周围浸润后3小时内疼痛缓解超过50%的患者，通常将其作为诊断标准，以对同样疼痛的小关节复合体进行热射频消融治疗[42]。最近的一项荟萃分析进一步证实了这一建议，在控制混杂变量的情况下，采用回归模型评估诊断性内侧

支阻滞的反应与同一关节的射频损伤之间的相关性[43]。Lee等在他们的荟萃分析中纳入了7项共454例患者的良好对照临床试验[43]。将射频去神经治疗（231例患者）的结果与硬膜外类固醇注射（223例患者）的结果进行了比较，作为1年随访的对照，表明在背部疼痛相关的结果指标方面有更显著的改善。诊断性注射应答者的亚组分析一致显示其在整个随访期间比对照组有更好的背部疼痛评分。研究者的回归模型表明，对诊断性内侧分支阻滞程序的反应是治疗效果的一个很好的统计预测指标。

4. 射频神经根切断术

腰椎小关节神经根切断术采用连续射频和脉冲射频切断背支内侧支[44-45]。非外科医师通常在办公室或门诊手术中心进行这种介入性手术，试图治疗关节突介导的轴向性背部疼痛。这种透视引导的射频损伤可能缺乏准确性，因此疼痛缓解可能是短暂的[43]。Lim等证实，与20名接受关节内类固醇注射治疗的对照组患者相比，20名接受脉冲射频消融腰椎小关节复合体的患者获得了益处[31]。研究者对其进行了解释：经皮脉冲射频消融是关节内类固醇注射，同时避免类固醇的有害副作用。2020年，经美国区域麻醉和疼痛医学学会理事会批准，一个多专业的国际工作组制定了腰椎小关节疼痛干预的共识实践指南[46]。一个指导委员会向12个疼痛学会及美国退伍军人事务部和国防部发送了信件。内部委员会进行讨论后，决定使用改良的Delphi法，并在17个问题上达成了100%的共识，但对于射频消融术之前进行封闭和神经切断的次数，有1个团队有异议。尽管如此，后者也批准了整个最终文件，文件中详细讨论了病史和体检的价值、影像学研究的表现、保守治疗的方法、影像学进行关节突阻滞的必要性、内侧支阻滞和关节内注射的诊断和预后价值、镇静作用和注射量对患者选择的影响。额外的问题涉及关节突阻滞的治疗价值、具有高预测价值的阳性阻滞的理想切断值、施行射频前需要的阻滞程度、电极定位和刺激的使用，以及限制并发症的方案。最后，受试者被问及重复射频消融的临床实践标准是否应该改变。共识分析显示，腰椎内侧支射频消融术可能对精心选择的个体有益。与关节内注射相比，射频消融的内侧支阻滞被认为具有较高的临床预后预测价值。共识分析指出，使用严格的选择标准可以改善临床结果，并产生更高比例的逃避适当治疗的假阴性患者[46]。

5. 内镜下小关节去神经

有资深研究者进行了细致的新鲜尸体解剖以确定内侧支直接内镜显示的可行性，显示背侧支分为内侧支、中间支和外侧支（图12-1）[6]。此外，他的解剖发现得到了其他人的证实。具体来说，背支及其分支支配小关节、周围软组织和椎旁肌肉，从而导致对内侧支阻滞和根切断术引起的非椎间盘源性轴性背痛[35]。

内镜下根切开术可在患者俯卧位进行。将无菌悬垂的透视设备带入现场，用于前后位和侧位投影，以确定手术平面（图12-2）。在横突和小关节的连接处放置脊髓穿刺针，注入0.5~1 mL1%罗哌卡因后，导丝通过脊髓穿刺针引入。然后在导丝周围做一个6~11 mm的皮肤切口。然后引入系列扩张器，并将其推入横突，直接将内镜工作套管放置在腰椎小关节连接处。然后引入内镜以直接显示小关节囊和横突交界处。注意不要向前或向侧面前进。为了保护神经孔处的神经根或避免腹膜后间隙的穿透性损伤，应避免横突滑动。下一步手术包括通过打开关节囊，冲洗和射频消融关节，在内镜直接观察下射频消融背侧支内侧支传导疼痛的神经，去除肥大和炎症组织。同样的射频也用于止血。内镜机械钻可用于磨耗骨纤维管内侧分支，该分支位于上关节突外侧，由乳突-副韧带连接至下横突根背侧的乳突-副韧带形成[32]。机械消融术和射频消融术可以同时使用（图12-3）。

　　手术完成后，取下内镜工作套管后，用3-0可吸收单丝缝合皮肤小切口。如果诊断检查提示疼痛综合征有多节段累及，则在去神经手术中包括相邻节段，以处理相邻颈椎疼痛节段的交叉神经支配[47-53]。

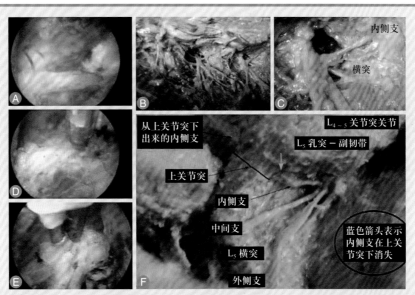

A.背支与横突和上关节突关系的内镜可视化；B.L$_{2~4}$左侧的关节突关节和横突；C.内侧支和横突；D.射频消融内侧支时的内镜图像；E.机械切断外侧支时的内镜图像；F.L$_5$横突、关节突及周围结构。

图 12-1　小关节与神经解剖

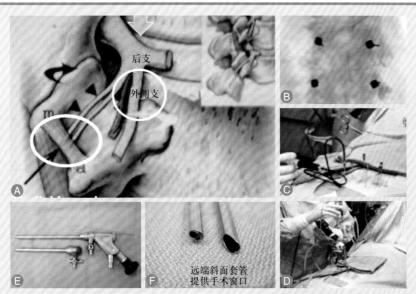

A.内侧支和外侧支来自背支的图像描述：内侧支在下椎骨上关节突的外侧向后方、内侧和尾部延伸并与下横突根部的背侧相接，背侧支的内侧支进入骨纤维管，骨纤维管由乳突-副韧带与乳突连接形成；B、C.在横突的底部放置脊髓穿刺针；F.斜面工作套管连续扩张导丝；E.腰椎根切开式内镜；D.在内镜下显示小关节的侧面。

图 12-2 小关节突去神经化内镜显露操作

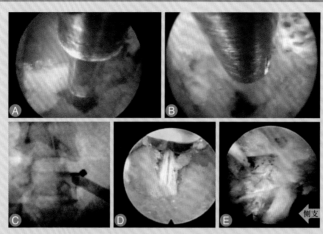

A、B.使用射频探针和侧射钛，YAG激光消融内侧支；C.内镜显像；D、E.侧支的切断可以用咬骨钳或射频热机械完成。

图 12-3　内镜小关节突去神经

6. 临床系列

2016—2018年，纳入了84例诊断为腰椎相关慢性腰痛的患者（女性48例，男性36例，平均年龄65岁，年龄在52～82岁）。采用两个诊断性阻滞进行诊断（表12-1）。

表12-1　接受腰椎内镜辅助根切开术的患者统计资料

年龄	—	平均 65 岁	52 ～ 82 岁
性别	女	48	57%
	男	36	43%
累及节段	L$_{2/3}$	7.5%	-
	L$_{3/4}$	87%	-
	L$_{4/5}$	100%	-
	L$_5$/S$_1$	100%	-
Grogan 分型	1 型	0	-
	2 型	12%	-
	3 型	49%	-
	4 型	39%	-

如果患者使用罗哌卡因进行两个腰椎内侧支阻滞，疼痛缓解＞50%，他们就会被纳入研究。分析比较患者术前和术后的VAS评分、疼痛缓解率、ODI，并记录可能的并发症。内镜下腰椎根切开术的入选标准：①腰痛3个月以上；②经6周物理治疗和非甾体抗炎药保守治疗失败；③无明显的神经功能缺损；④先进的影像学研究显示腰椎早期退行性改变；⑤用0.5 mL罗哌卡因（浓度为5 mg/mL）行诊断性内侧支阻滞后，疼痛减轻50%以上。

如果患者有以下情况，则被排除在研究之外：①感染进程中；②骨折或其他外伤；③椎管或椎间孔的严重狭窄；④包括控制不良的心肺和血液系统疾病、糖尿病和胃肠道溃疡等医学合并症；⑤年龄＜18岁；⑥怀孕的女性。

编者建立了一套临床方案，主要是选择那些根据传统基于图像的脊柱融合术临床治疗指南认为"不够糟糕"的患者，进行机械根切开术与小关节囊开放和灌洗联合治疗，然后脉冲射频消融至少一个但更多的是两个层次的去神经手术。由于他们被认为是物理治疗、非甾体抗炎药和慢性疼痛管理的候选者，这些患者通常在没有确定治疗方案的情况下不知所措。编者观察到，许多患者对缺乏更明确的治疗感到沮丧。因此，如果患者有诊断性内侧支阻滞，疼痛缓解率至少为50%，则提供本文所述的去神经手术。编者的患者选择很可能存在后见之明[54-55]和选择偏差[56-58]，他们试图提供一些富有同情心的治疗，特别是对那些有严重残疾、慢性疼痛、无法工作、需要麻醉药来控制疼痛的患者。虽然根据纳入/排除标准选择患者，但编者并没有试图区分实际的面相关或椎间盘源性轴性腰痛与放射至臀区（可能是腿部）的腰神经根炎症或受损（其延伸仅限于腰部，没有大量放射至腿部）引起的根性疼痛。现实中，将此区分是不切实际的[59]，不过这并不重要，因为在其他脊柱区域的观察和报告显示，具有足够疼痛缓解的诊断性注射有望获得较高的准确性和阳性预测价值。

采用Grogan的小关节病变评分标准进行如下分级[60]。1级，软骨均匀增厚完全覆盖双关节面；皮质骨均匀的薄带。2级，软骨覆盖整个表面的被侵蚀或不规则区域；皮质骨的薄带从关节面延伸到空隙中。3级，软骨不完全覆盖关节面，下位骨暴露于关节间隙；致密的骨延伸到关节间隙，但覆盖不到关节面的一半。4级，除了关节表面有明显的痕迹外，完全没有软骨；存在骨赘或密实的皮质骨覆盖超过小关节的一半。

该研究中无腰神经根损伤，无伤口并发症，无术后过度疼痛。1例患者患有保守治疗的血肿，所有患者于次日出院。主要观察指标分析结果显示，内镜下根管切开术后疼痛VAS评分明显低于术前［术前VAS评分平均6.4分，范围4~7；术后VAS评分平均2.3分，范围0~4；<0.05（译者注：$P<0.05$）］。12个月随访时ODI明显低于术前（术前平均52分，范围42~67；术后平均24分，范围12~48）（表12-2）。除1例血肿保守治疗外，未观察到其他并发症（图12-4）。

表12-2　腰椎内镜辅助根切开术治疗患者的临床结果资料

—	术前	1年随访
VAS Back	6.4（4~7）	2.3（0~4）
ODI	52（42~67）	24（12~48）

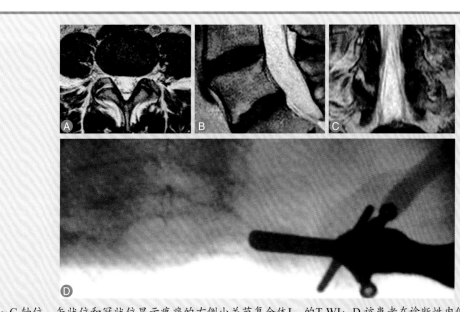

A~C.轴位、矢状位和冠状位显示疼痛的右侧小关节复合体$L_{4/5}$的T_2WI；D.该患者在诊断性内侧支阻滞后，采用腰椎间孔镜进行了内镜辅助下的根切开术，与L_5/S_1水平的病例类似。

图 12-4　内镜下小关节神经根切断术

7. 讨论

慢性腰痛，无论是否对臀肌或下肢进行放射治疗，都可能使老年患者致残并使他们感到沮丧[61]，他们被告知在先进的影像学研究中没有结构相关性来解释他们的症状[62]。在这些病例中，编者的内镜联合机械和射频去神经手术是一个有吸引力的替代重复的物理治疗、非甾体抗炎药、介入性和医学疼痛管理。真正与之相关的下腰痛可能相当严重，并可能辐射到臀肌、大腿、肌肉间隔和肌筋膜平面[62]。

相当一部分成年人在人生的某个阶段会有急性下腰痛。尽管在大多数患者中，通过保守治疗或不进行任何治疗，症状往往会消失，但仍有相当一部分患者会出现慢性疼痛[63]。在大多数情况下，这种慢性疼痛综合征的病因仍不清楚，也没有具体的治疗方法。在很大比例的患者中，退变的椎间盘似乎是慢性腰痛的来源。神经阻滞研究显示，慢性腰痛患者中，腰椎关节突关节痛的患病率为15% ~ 40%[64]。1911年，医学文献首次将腰椎小关节描述为下腰痛的来源[65]。自首次报道以来，所谓的腰椎关节突关节综合征已经成为公认的诊断，尽管在文献中仍然是一个有争议的综合征[1, 8, 66-71]。腰椎关节突关节综合征不能通过临床或放射学诊断，但可以通过使用安慰剂控制的局部麻醉阻断供应疼痛关节的神经来确诊。

证据来自于研究报告，在关节内或关节周围注射后成功缓解了背痛[72]。根据单一诊断性注射封闭，腰椎小关节疼痛导致的腰椎疼痛在报告背痛的患者中患病率为7.7% ~ 75%[73]。小关节综合征是关节软骨的退行性过程，这一过程涉及免疫系统通过启动局部炎症反应。这样的反应之后是促炎细胞因子和金属蛋白酶的合成[74]。由于该综合征的炎症性，在受影响的关节内局部注射糖皮质激素已成为一种标准的治疗选择。但各种研究结果表明，这些注射剂对慢性腰痛患者的长期治疗价值有限[75]。一项对照试验表明，皮质激素关节内注射对颈关节突关节的慢性疼痛没有显著影响[28]。另一种被提倡的治疗是经皮射频去神经。自从Shealy在1975年发表了他的第一篇关于腰椎关节突关节射频去神经的文章后[76]，该技术得到了改进和应用，并取得了不同的结果[77-81]。虽然发表的随机对照试验是专门针对腰椎和颈椎疼痛的，但射频去神经也被用于治疗骶髂关节疼痛[82-83]、胸椎关节突疼痛[84]、三叉神经痛[85-87]、交感神经痛[88-89]、颈源性头痛[90]和肋间神经痛[91]。

在Cochrane的一篇综述中，研究者纳入了几个关于慢性关节突关节疼痛的随机对照试验[9, 92-93]。Van Kleef研究表明，对于持续时间超过12个月的慢性下腰痛患者（n=31），通过诊断性背侧支神经阻滞使用局部麻醉溶液至少可获得50%的疼痛缓解率[92]。Leclaire研究的纳入标准（n=70）为持续时间超过3个月的慢性下腰痛患者，在关节内小关节注射后一周内疼痛明显缓解至少24小时[93]。Van Kleef和Leclaire采用改良的Shealy技术[76]，但他们都在80℃下诱导了60 ~ 90秒的射频损伤。对照组射频损伤组引入电极，未发生射频损伤。所有研究都报告了疼痛强度。Van Kleef和Leclaire评估了疾病特异度结果，而Van Kleef也评估了一般功能状态。Jacobson改良了传统的射频技术，采用沿小关节后囊或小关节边缘平行放置，两个电极对小关节囊内异常的神经末梢形成双极损伤[94]。这些额外的病变可以与复发支的常规射频消融一起进行，也可以单独进行。这是一个简单的步骤，具有显著的优势，没有额外的副作用，并且在初步病例中，初始和随访结果更好。

在本章中，编者介绍了其使用的内镜技术，一种经Jacobson验证的机械和改进的射频技术[94]，Jacobson详细回顾了颈椎小关节和关节囊的解剖和神经支配，表明与传统射频损伤的重点，复发的内侧感觉分支提供的神经相比，有更弥散和广泛的神经供应延伸到颈椎小关节囊。本章编者规定，脊柱内镜的直接可视化通过允许外科医师在视频屏幕上观察消融过程，增加了手术的安全性。此外，内镜磨损工具的额外使用，包括打磨或钻孔，由于更彻底的机械去神经作用，可能提供更持久的疼痛缓解。

内镜去神经治疗方案在诊断性注射后，患者症状至少减少了50%，成功地应用于所有84例患者，症状显著减少。术后疼痛VAS评分明显低于术前（术前VAS评分平均6.4分，范围4~7；术后VAS评分平均2.3分，范围0~4分；$P<0.05$）。患者的残疾程度很低。只发生了1例血肿，并接受了保守治疗。编者将内镜下机械射频消融技术与脉冲射频消融技术相结合，期望内镜下射频消融的治疗效果优于经皮射频消融，这已被Xue等最近证实。这些研究者的结论是，在内镜手术中直接显示内侧分支可以提供更有针对性的消融，同时降低神经根损伤的风险，从而在相应的分组中降低感觉丧失[95]。Yeung等已经证明这种更激进的长节段去神经术更持久，神经再生率更低，长期疗效更好[6]。内镜下机械和射频消融小关节复合体比经皮小关节根切开术更有效，但可能比经皮小关节复合体需要更长的时间，由于切口的关系，恢复时间更长，且前期成本更高。但是，必须对后者进行正式调查，以确定长期结果分析是否与后期成本节约有关。本病例系列研究最显著的局限性是编者无法确定他们的患者是否患有轴突相关的下腰痛或神经根痛，或两者兼有。治疗效益的持久性不言自明，无须在任何研究患者中进行额外的去神经或减压融合手术。内镜下腰椎小关节根切开术能更可靠地缓解疼痛，最有可能的原因是小关节囊神经支配的彻底破坏。从内侧到外侧及相邻的水平对小关节囊进行剥离和冲洗，目的是消融任何交叉神经支配。除了持久有效的疼痛缓解外，编者在连续两年的病例研究中采用直接后路内镜联合机械和射频去神经手术是极其安全的，没有损伤神经根或脊旁软组织。虽然编者还不完全了解疼痛缓解的确切机制，但可以想象，神经根和关节突症状的结合导致了患者所有的症状，在理论研究早期观察到，附加椎板切开术的疼痛可得到缓解。因此，无论是否完全了解去神经手术的额外步骤提供额外好处的方式，编者仍在使用中。

8. 结论

编者在本章中提出的手术方案在他们手中是经过时间证明的。在更广泛的临床试验中，正式的临床验证表明，内镜联合机械和根切开术的腰椎小关节复合体去神经是主流的。

发表声明
不适用。

利益声明
编者声明无任何利益、资金及其他方面的冲突。

致谢
无。

● 参考文献 ●

[1]   Manchikanti L, Boswell MV, Singh V, *et al.* Prevalence of facet joint pain in chronic spinal pain of cervical, thoracic, and lumbar regions. BMC Musculoskelet Disord 2004; 5: 15.
      [http://dx.doi.org/10.1186/1471-2474-5-15]

[2]   Cohen SP, Huang JH, Brummett C. Facet joint pain--advances in patient selection and treatment. Nat Rev Rheumatol 2013; 9(2): 101-16.
      [http://dx.doi.org/10.1038/nrrheum.2012.198] [PMID: 23165358]

[3]   Li ZZ, Hou SX, Shang WL, Song KR, Wu WW. Evaluation of endoscopic dorsal ramus rhizotomy in managing facetogenic chronic low back pain. Clin Neurol Neurosurg 2014; 126(126): 11-7.
[http://dx.doi.org/10.1016/j.clineuro.2014.08.014] [PMID: 25194305]

[4]   Saito T, Steinke H, Hammer N, *et al.* Third primary branch of the posterior ramus of the spinal nerve at the thoracolumbar region: a cadaveric study. Surg Radiol Anat 2019; 41(8): 951-61.
[http://dx.doi.org/10.1007/s00276-019-02258-z] [PMID: 31119410]

[5]   Mattei TA, Goulart CR, McCall TD. Pathophysiology of regression of synovial cysts of the lumbar spine: the 'anti-inflammatory hypothesis'. Med Hypotheses 2012; 79(6): 813-8.
[http://dx.doi.org/10.1016/j.mehy.2012.08.034] [PMID: 23021571]

[6]   Yeung A, Gore S. Endoscopically guided foraminal and dorsal rhizotomy for chronic axial back pain based on cadaver and endoscopically visualized anatomic study. Int J Spine Surg 2014; 8
[http://dx.doi.org/10.14444/1023]

[7]   Cohen I, Rittenberg JD. Factors Associated with Successful Outcomes with Lumbar Medial Branch Radiofrequency Neurotomy. Curr Phys Med Rehabil Rep 2015; 3(2): 173-80.
[http://dx.doi.org/10.1007/s40141-015-0088-z]

[8]   Manchikanti L, Kaye AD, Boswell MV, *et al.* A Systematic Review and Best Evidence Synthesis of the Effectiveness of Therapeutic Facet Joint Interventions in Managing Chronic Spinal Pain. Pain Physician 2015; 18(4): E535-82.
[http://dx.doi.org/10.36076/ppj.2015/18/E535] [PMID: 26218948]

[9]   Lakemeier S, Lind M, Schultz W, *et al.* A comparison of intraarticular lumbar facet joint steroid injections and lumbar facet joint radiofrequency denervation in the treatment of low back pain: a randomized, controlled, double-blind trial. Anesth Analg 2013; 117(1): 228-35.
[http://dx.doi.org/10.1213/ANE.0b013e3182910c4d] [PMID: 23632051]

[10]   Hafezi-Nejad N, Guermazi A, Roemer FW, Eng J, Zikria B, Demehri S. Long term use of analgesics and risk of osteoarthritis progressions and knee replacement: propensity score matched cohort analysis of data from the Osteoarthritis Initiative. Osteoarthritis Cartilage 2016; 24(4): 597-604.
[http://dx.doi.org/10.1016/j.joca.2015.11.003] [PMID: 26564576]

[11]   Sae-Jung S, Jirarattanaphochai K. Outcomes of lumbar facet syndrome treated with oral diclofenac or methylprednisolone facet injection: a randomized trial. Int Orthop 2016; 40(6): 1091-8.
[http://dx.doi.org/10.1007/s00264-016-3154-y] [PMID: 26987980]

[12]   Kim MH, Kim SW, Ju CI, Chae KH, Kim DM. Effectiveness of Repeated Radiofrequency Neurotomy for Facet joint Syndrome after Microscopic Discectomy. Korean J Spine 2014; 11(4): 232-4.
[http://dx.doi.org/10.14245/kjs.2014.11.4.232] [PMID: 25620983]

[13]   Kääpä E, Luoma K, Pitkäniemi J, Kerttula L, Grönblad M. Correlation of size and type of modic types 1 and 2 lesions with clinical symptoms: a descriptive study in a subgroup of patients with chronic low back pain on the basis of a university hospital patient sample. Spine 2012; 37(2): 134-9.
[http://dx.doi.org/10.1097/BRS.0b013e3182188a90] [PMID: 21415809]

[14]   Rahme R, Moussa R. The modic vertebral endplate and marrow changes: pathologic significance and relation to low back pain and segmental instability of the lumbar spine. AJNR Am J Neuroradiol 2008; 29(5): 838-42.
[http://dx.doi.org/10.3174/ajnr.A0925] [PMID: 18272564]

[15]   Albert HB, Sorensen JS, Christensen BS, Manniche C. Antibiotic treatment in patients with chronic low back pain and vertebral bone edema (Modic type 1 changes): a double-blind randomized clinical controlled trial of efficacy. Eur Spine J 2013; 22(4): 697-707.
[http://dx.doi.org/10.1007/s00586-013-2675-y] [PMID: 23404353]

[16]   Becker S, Hadjipavlou A, Heggeness MH. Ablation of the basivertebral nerve for treatment of back pain: a clinical study. Spine J 2017; 17(2): 218-23.
[http://dx.doi.org/10.1016/j.spinee.2016.08.032] [PMID: 27592808]

[17]   Antonacci MD, Mody DR, Heggeness MH. Innervation of the human vertebral body: a histologic study. J Spinal Disord 1998; 11(6): 526-31.
[http://dx.doi.org/10.1097/00002517-199812000-00013] [PMID: 9884299]

[18]   Antonacci MD, Hanson DS, Leblanc A, Heggeness MH. Regional variation in vertebral bone density and trabecular architecture are influenced by osteoarthritic change and osteoporosis. Spine 1997; 22(20): 2393-401.
[http://dx.doi.org/10.1097/00007632-199710150-00014] [PMID: 9355221]

[19]   Antonacci MD, Mody DR, Rutz K, Weilbaecher D, Heggeness MH. A histologic study of fractured human vertebral bodies. J Spinal Disord Tech 2002; 15(2): 118-26.
[http://dx.doi.org/10.1097/00024720-200204000-00005] [PMID: 11927820]

[20]   Bailey JF, Liebenberg E, Degmetich S, Lotz JC. Innervation patterns of PGP 9.5-positive nerve fibers within the human lumbar vertebra. J Anat 2011; 218(3): 263-70.
[http://dx.doi.org/10.1111/j.1469-7580.2010.01332.x] [PMID: 21223256]

[21] Khalil JG, Smuck M, Koreckij T, et al. A prospective, randomized, multicenter study of intraosseous basivertebral nerve ablation for the treatment of chronic low back pain. Spine J 2019; 19(10): 1620-32.
[http://dx.doi.org/10.1016/j.spinee.2019.05.598] [PMID: 31229663]

[22] Truumees E, Macadaeg K, Pena E, et al. A prospective, open-label, single-arm, multi-center study of intraosseous basivertebral nerve ablation for the treatment of chronic low back pain. Eur Spine J 2019; 28(7): 1594-602.
[http://dx.doi.org/10.1007/s00586-019-05995-2] [PMID: 31115683]

[23] Kim HS, Adsul N, Yudoyono F, et al. Transforaminal Epiduroscopic Basivertebral Nerve Laser Ablation for Chronic Low Back Pain Associated with Modic Changes: A Preliminary Open-Label Study. Pain Res Manag 2018.
[http://dx.doi.org/10.1155/2018/6857983]

[24] Hirsch C, Ingelmark BE, Miller M. The anatomical basis for low back pain. Studies on the presence of sensory nerve endings in ligamentous, capsular and intervertebral disc structures in the human lumbar spine. Acta Orthop Scand 1963; 33(33): 1-17.
[http://dx.doi.org/10.3109/17453676308999829] [PMID: 13961170]

[25] Aydin MD, Yildirim OS, Gundogdu C, Onder A, Okur A. Thrombogenetic effect of facet denervation using in disc surgery on spinal radicular arteries: an experimental study. Minim Invasive Neurosurg 2006; 49(6): 328-30.
[http://dx.doi.org/10.1055/s-2006-954825] [PMID: 17323257]

[26] Aydin MD, Dane S, Gundogdu C, Gursan N. Neurodegenerative effects of monopolar electrocauterization on spinal ganglia in lumbar disc surgery. Acta Neurochir (Wien) 2004; 146(10): 1125-9.
[http://dx.doi.org/10.1007/s00701-004-0300-x] [PMID: 15744848]

[27] Chang MC. Effect of bipolar pulsed radiofrequency on refractory chronic cervical radicular pain: A report of two cases. Medicine (Baltimore) 2017; 96: e6604.
[http://dx.doi.org/10.1097/MD.0000000000006604]

[28] Choi GS, Ahn SH, Cho YW, Lee DG. Long-term effect of pulsed radiofrequency on chronic cervical radicular pain refractory to repeated transforaminal epidural steroid injections. Pain Med 2012; 13(3): 368-75.
[http://dx.doi.org/10.1111/j.1526-4637.2011.01313.x] [PMID: 22296730]

[29] Choi GS, Ahn SH, Cho YW, Lee DK. Short-term effects of pulsed radiofrequency on chronic refractory cervical radicular pain. Ann Rehabil Med 2011; 35(6): 826-32.
[http://dx.doi.org/10.5535/arm.2011.35.6.826] [PMID: 22506211]

[30] Ding Y, Li H, Hong T, et al. Efficacy of Pulsed Radiofrequency to Cervical Nerve Root for Postherpetic Neuralgia in Upper Extremity. Front Neurosci 2020; 14: 377.
[http://dx.doi.org/10.3389/fnins.2020.00377]

[31] Lim JW, Cho YW, Lee DG, Chang MC. Comparison of Intraarticular Pulsed Radiofrequency and Intraarticular Corticosteroid Injection for Management of Cervical Facet Joint Pain. Pain Physician 2017; 20(6): E961-7.
[PMID: 28934800]

[32] Bogduk N, Long DM. The anatomy of the so-called "articular nerves" and their relationship to facet denervation in the treatment of low-back pain. J Neurosurg 1979; 51(2): 172-7.
[http://dx.doi.org/10.3171/jns.1979.51.2.0172] [PMID: 156249]

[33] Bogduk N, Wilson AS, Tynan W. The human lumbar dorsal rami. J Anat 1982; 134(Pt 2): 383-97.
[PMID: 7076562]

[34] Bogduk N. The innervation of the lumbar spine. Spine 1983; 8(3): 286-93.
[http://dx.doi.org/10.1097/00007632-198304000-00009] [PMID: 6226119]

[35] Shuang F, Hou S-X, Zhu J-L, et al. Clinical Anatomy and Measurement of the Medial Branch of the Spinal Dorsal Ramus. Medicine (Baltimore) 2015; 94(52): e2367-7.
[http://dx.doi.org/10.1097/MD.0000000000002367] [PMID: 26717379]

[36] Boswell MV, Shah RV, Everett CR, et al. Interventional techniques in the management of chronic spinal pain: evidence-based practice guidelines. Pain Physician 2005; 8(1): 1-47.
[http://dx.doi.org/10.36076/ppj.2006/9/1] [PMID: 16850041]

[37] Lee DW, Huston C. Fluoroscopically-Guided Cervical Zygapophyseal Therapeutic Joint Injections May Reduce the Need for Radiofrequency. Pain Physician 2018; 21(6): E661-5.
[PMID: 30508997]

[38] Mazmudar A, Nayak R, Patel AA. Therapeutic Facet Joint Interventions in the Lumbar Spine: An Economic Value Perspective. Clin Spine Surg 2020; 33(10): 411-7.
[http://dx.doi.org/10.1097/BSD.0000000000001046] [PMID: 32657844]

[39] Snidvongs S, Taylor RS, Ahmad A, et al. Facet-joint injections for non-specific low back pain: a feasibility RCT. Health Technol Assess 2017; 21(74): 1-130.

[http://dx.doi.org/10.3310/hta21740] [PMID: 29231159]

[40]   Wu T, Zhao WH, Dong Y, Song HX, Li JH. Effectiveness of Ultrasound-Guided *Versus* Fluoroscopy or Computed Tomography Scanning Guidance in Lumbar Facet Joint Injections in Adults With Facet Joint Syndrome: A Meta-Analysis of Controlled Trials. Arch Phys Med Rehabil 2016; 97(9): 1558-63.
[http://dx.doi.org/10.1016/j.apmr.2015.11.013] [PMID: 26705882]

[41]   Boswell MV, Colson JD, Sehgal N, Dunbar EE, Epter R. A systematic review of therapeutic facet joint interventions in chronic spinal pain. Pain Physician 2007; 10(1): 229-53.
[http://dx.doi.org/10.36076/ppj.2007/10/229] [PMID: 17256032]

[42]   Walter SG, Schildberg FA, Rommelspacher Y. Endoscopic Sacrolumbar Facet Joint Denervation in Osteoarthritic and Degenerated Zygapophyseal Joints. Arthrosc Tech 2018; 7(12): e1275-9.
[http://dx.doi.org/10.1016/j.eats.2018.08.014] [PMID: 30591874]

[43]   Lee CH, Chung CK, Kim CH. The efficacy of conventional radiofrequency denervation in patients with chronic low back pain originating from the facet joints: a meta-analysis of randomized controlled trials. Spine J 2017; 17(11): 1770-80.
[http://dx.doi.org/10.1016/j.spinee.2017.05.006] [PMID: 28576500]

[44]   Rimmalapudi VK, Kumar S. Lumbar Radiofrequency Rhizotomy in Patients with Chronic Low Back Pain Increases the Diagnosis of Sacroiliac Joint Dysfunction in Subsequent Follow-Up Visits. Pain Res Manag > 2017.
[http://dx.doi.org/10.1155/2017/4830142]

[45]   Leon JF, Ortiz JG, Fonseca EO, Martinez CR, Cuellar GO. Radiofrequency Neurolysis for Lumbar Pain Using a Variation of the Original Technique. Pain Physician 2016; 19(3): 155-61.
[http://dx.doi.org/10.36076/ppj/2019.19.155] [PMID: 27008289]

[46]   Cohen SP, Bhaskar A, Bhatia A, *et al.* Consensus practice guidelines on interventions for lumbar facet joint pain from a multispecialty, international working group. Reg Anesth Pain Med 2020; 45(6): 424-67.
[http://dx.doi.org/10.1136/rapm-2019-101243] [PMID: 32245841]

[47]   Kallakuri S, Li Y, Chen C, Cavanaugh JM. Innervation of cervical ventral facet joint capsule: Histological evidence. World J Orthop 2012; 3(2): 10-4.
[http://dx.doi.org/10.5312/wjo.v3.i2.10] [PMID: 22470845]

[48]   Yin W, Willard F, Dixon T, Bogduk N. Ventral innervation of the lateral C1-C2 joint: an anatomical study. Pain Med 2008; 9(8): 1022-9.
[http://dx.doi.org/10.1111/j.1526-4637.2008.00493.x] [PMID: 18721172]

[49]   Zhou HY, Chen AM, Guo FJ, Liao GJ, Xiao WD. Sensory and sympathetic innervation of cervical facet joint in rats. Chin J Traumatol 2006; 9(6): 377-80.
[PMID: 17096935]

[50]   Casatti CA, Frigo L, Bauer JA. Origin of sensory and autonomic innervation of the rat temporomandibular joint: a retrograde axonal tracing study with the fluorescent dye fast blue. J Dent Res 1999; 78(3): 776-83.
[http://dx.doi.org/10.1177/00220345990780031001] [PMID: 10096453]

[51]   Yoshida N, Nishiyama K, Tonosaki Y, Kikuchi S, Sugiura Y. Sympathetic and sensory innervation of the rat shoulder joint: a WGA-HRP tracing and CGRP immunohistochemical study. Anat Embryol (Berl) 1995; 191(5): 465-9.
[http://dx.doi.org/10.1007/BF00304431] [PMID: 7625615]

[52]   Wiberg M, Widenfalk B. An anatomical study of the origin of sympathetic and sensory innervation of the elbow and knee joint in the monkey. Neurosci Lett 1991; 127(2): 185-8.
[http://dx.doi.org/10.1016/0304-3940(91)90790-Z] [PMID: 1881630]

[53]   Widenfalk B, Wiberg M. Origin of sympathetic and sensory innervation of the temporo-mandibular joint. A retrograde axonal tracing study in the rat. Neurosci Lett 1990; 109(1-2): 30-5.
[http://dx.doi.org/10.1016/0304-3940(90)90533-F] [PMID: 1690367]

[54]   Zwaan L, Monteiro S, Sherbino J, Ilgen J, Howey B, Norman G. Is bias in the eye of the beholder? A vignette study to assess recognition of cognitive biases in clinical case workups. BMJ Qual Saf 2017; 26(2): 104-10.
[http://dx.doi.org/10.1136/bmjqs-2015-005014] [PMID: 26825476]

[55]   Henriksen K, Kaplan H. Hindsight bias, outcome knowledge and adaptive learning. Qual Saf Health Care 2003; 12(12) (Suppl. 2): ii46-50.
[http://dx.doi.org/10.1136/qhc.12.suppl_2.ii46] [PMID: 14645895]

[56]   Noseworthy PA, Attia ZI, Brewer LC, *et al.* Assessing and Mitigating Bias in Medical Artificial Intelligence: The Effects of Race and Ethnicity on a Deep Learning Model for ECG Analysis. Circ Arrhythm Electrophysiol 2020; 13: e007988.
[http://dx.doi.org/10.1161/CIRCEP.119.007988]

[57]   Sibbald M, Sherbino J, Ilgen JS, *et al.* Correction to: Debiasing *versus* knowledge retrieval checklists

to reduce diagnostic error in ECG interpretation. Adv Health Sci Educ Theory Pract 2019; 24(3): 441-2.
[http://dx.doi.org/10.1007/s10459-019-09884-7] [PMID: 30915640]

[58] Sibbald M, Cavalcanti RB. The biasing effect of clinical history on physical examination diagnostic accuracy. Med Educ 2011; 45(8): 827-34.
[http://dx.doi.org/10.1111/j.1365-2923.2011.03997.x] [PMID: 21752079]

[59] Ahn Y, Lee SH. Outcome predictors of percutaneous endoscopic lumbar discectomy and thermal annuloplasty for discogenic low back pain. Acta Neurochir (Wien) 2010; 152(10): 1695-702.
[http://dx.doi.org/10.1007/s00701-010-0726-2] [PMID: 20607314]

[60] Grogan J, Nowicki BH, Schmidt TA, Haughton VM. Lumbar facet joint tropism does not accelerate degeneration of the facet joints. AJNR Am J Neuroradiol 1997; 18(7): 1325-9.
[PMID: 9282864]

[61] Mehling WE, Gopisetty V, Bartmess E, et al. The prognosis of acute low back pain in primary care in the United States: a 2-year prospective cohort study. Spine 2012; 37(8): 678-84.
[http://dx.doi.org/10.1097/BRS.0b013e318230ab20] [PMID: 22504516]

[62] Schwarzer AC, Aprill CN, Derby R, Fortin J, Kine G, Bogduk N. The prevalence and clinical features of internal disc disruption in patients with chronic low back pain. Spine 1995; 20(17): 1878-83.
[http://dx.doi.org/10.1097/00007632-199509000-00007] [PMID: 8560335]

[63] Croft PR, Macfarlane GJ, Papageorgiou AC, Thomas E, Silman AJ. Outcome of low back pain in general practice: a prospective study. BMJ 1998; 316(7141): 1356-9.
[http://dx.doi.org/10.1136/bmj.316.7141.1356] [PMID: 9563990]

[64] Schwarzer AC, Aprill CN, Derby R, Fortin J, Kine G, Bogduk N. The false-positive rate of uncontrolled diagnostic blocks of the lumbar zygapophysial joints. Pain 1994; 58(2): 195-200.
[http://dx.doi.org/10.1016/0304-3959(94)90199-6] [PMID: 7816487]

[65] Goldthwait JE. The lumbosacral articulation. An explanation of many cases of lumbago, sciatica, and paraplegia. Boston Med Surg J 1911; 164(11): 365-72.
[http://dx.doi.org/10.1056/NEJM191103161641101]

[66] Badgley CE. The articular facets in relation to low-back pain and sciatic radiation. 1941; 23: 481-96.

[67] Carrera GF, Haughton VM, Syvertsen A, Williams AL. Computed tomography of the lumbar facet joints. Radiology 1980; 134(1): 145-8.
[http://dx.doi.org/10.1148/radiology.134.1.7350594] [PMID: 7350594]

[68] Helbig T, Lee CK. The lumbar facet syndrome. Spine 1988; 13(1): 61-4.
[http://dx.doi.org/10.1097/00007632-198801000-00015] [PMID: 3381141]

[69] Manchikanti L, Helm Ii S, Singh V, Hirsch JA. Accountable interventional pain management: a collaboration among practitioners, patients, payers, and government. Pain Physician 2013; 16(6): E635-70.
[http://dx.doi.org/10.36076/ppj.2013/16/E635] [PMID: 24284849]

[70] Nachemson AL. Newest knowledge of low back pain. A critical look. Clin Orthop Relat Res 1992; 279: 8-20.
[http://dx.doi.org/10.1097/00003086-199206000-00003] [PMID: 1534725]

[71] Raskin SP. Degenerative changes of the lumbar spine: assessment by computed tomography. Orthopedics 1981; 4(2): 186-95.
[http://dx.doi.org/10.3928/0147-7447-19810201-13] [PMID: 24822600]

[72] Lewinnek GE, Warfield CA. Facet joint degeneration as a cause of low back pain. Clin Orthop Relat Res 1986; 213(&NA;): 216-22.
[http://dx.doi.org/10.1097/00003086-198612000-00031] [PMID: 2946505]

[73] Dreyer SJ, Dreyfuss PH. Low back pain and the zygapophysial (facet) joints. Arch Phys Med Rehabil 1996; 77(3): 290-300.
[http://dx.doi.org/10.1016/S0003-9993(96)90115-X] [PMID: 8600875]

[74] Igarashi A, Kikuchi S, Konno S, Olmarker K. Inflammatory cytokines released from the facet joint tissue in degenerative lumbar spinal disorders. Spine 2004; 29(19): 2091-5.
[http://dx.doi.org/10.1097/01.brs.0000141265.55411.30] [PMID: 15454697]

[75] Carette S, Marcoux S, Truchon R, et al. A controlled trial of corticosteroid injections into facet joints for chronic low back pain. N Engl J Med 1991; 325(14): 1002-7.
[http://dx.doi.org/10.1056/NEJM199110033251405] [PMID: 1832209]

[76] Shealy CN. Percutaneous radiofrequency denervation of spinal facets. Treatment for chronic back pain and sciatica. J Neurosurg 1975; 43(4): 448-51.
[http://dx.doi.org/10.3171/jns.1975.43.4.0448] [PMID: 125787]

[77] Andersen KH, Mosdal C, Vaernet K. Percutaneous radiofrequency facet denervation in low-back and extremity pain. Acta Neurochir (Wien) 1987; 87(1-2): 48-51.

[http://dx.doi.org/10.1007/BF02076015] [PMID: 2960131]

[78]   Cho J, Park YG, Chung SS. Percutaneous radiofrequency lumbar facet rhizotomy in mechanical low back pain syndrome. Stereotact Funct Neurosurg 1997; 68(1-4 Pt 1): 212-7.
[http://dx.doi.org/10.1159/000099926] [PMID: 9711719]

[79]   Dreyfuss P, Halbrook B, Pauza K, Joshi A, McLarty J, Bogduk N. Efficacy and validity of radiofrequency neurotomy for chronic lumbar zygapophysial joint pain. Spine 2000; 25(10): 1270-7.
[http://dx.doi.org/10.1097/00007632-200005150-00012] [PMID: 10806505]

[80]   Göçer AI, Cetinalp E, Tuna M, Ildan F, Bağdatoğlu H, Haciyakupoğlu S. Percutaneous radiofrequency rhizotomy of lumbar spinal facets: the results of 46 cases. Neurosurg Rev 1997; 20(2): 114-6.
[http://dx.doi.org/10.1007/BF01138194] [PMID: 9226670]

[81]   Mehta M, Sluijter ME. The treatment of chronic back pain. A preliminary survey of the effect of radiofrequency denervation of the posterior vertebral joints. Anaesthesia 1979; 34(8): 768-75.
[http://dx.doi.org/10.1111/j.1365-2044.1979.tb06410.x] [PMID: 160757]

[82]   Ferrante FM, King LF, Roche EA, et al. Radiofrequency sacroiliac joint denervation for sacroiliac syndrome. Reg Anesth Pain Med 2001; 26(2): 137-42.
[http://dx.doi.org/10.1053/rapm.2001.21739] [PMID: 11251137]

[83]   Vallejo R, Benyamin RM, Kramer J, Stanton G, Joseph NJ. Pulsed radiofrequency denervation for the treatment of sacroiliac joint syndrome. Pain Med 2006; 7(5): 429-34.
[http://dx.doi.org/10.1111/j.1526-4637.2006.00143.x] [PMID: 17014602]

[84]   Stolker RJ, Vervest AC, Groen GJ. Percutaneous facet denervation in chronic thoracic spinal pain. Acta Neurochir (Wien) 1993; 122(1-2): 82-90.
[http://dx.doi.org/10.1007/BF01446991] [PMID: 8333313]

[85]   Kanpolat Y, Berk C, Savas A, Bekar A. Percutaneous controlled radiofrequency rhizotomy in the management of patients with trigeminal neuralgia due to multiple sclerosis. Acta Neurochir (Wien) 2000; 142(6): 685-9.
[http://dx.doi.org/10.1007/s007010070113] [PMID: 10949444]

[86]   Mathews ES, Scrivani SJ. Percutaneous stereotactic radiofrequency thermal rhizotomy for the treatment of trigeminal neuralgia. Mt Sinai J Med 2000; 67(4): 288-99.
[PMID: 11021779]

[87]   Kanpolat Y, Savas A, Bekar A, Berk C. Percutaneous controlled radiofrequency trigeminal rhizotomy for the treatment of idiopathic trigeminal neuralgia: 25-year experience with 1,600 patients. Neurosurgery 2001; 48(3): 524-32.
[http://dx.doi.org/10.1097/00006123-200103000-00013] [PMID: 11270542]

[88]   Rocco AG. Radiofrequency lumbar sympatholysis. The evolution of a technique for managing sympathetically maintained pain. Reg Anesth 1995; 20(1): 3-12.
[PMID: 7727325]

[89]   Manchikanti L. The role of radiofrequency in the management of complex regional pain syndrome. Curr Rev Pain 2000; 4(6): 437-44.
[http://dx.doi.org/10.1007/s11916-000-0067-6] [PMID: 11060589]

[90]   Sjaastad O, Stolt-Nielsen A, Blume H, Zwart JA, Fredriksen TA. Cervicogenic headache. Long-term results of radiofrequency treatment of the planum nuchale. Funct Neurol 1995; 10(6): 265-71.
[PMID: 8837990]

[91]   Stolker RJ, Vervest AC, Groen GJ. The treatment of chronic thoracic segmental pain by radiofrequency percutaneous partial rhizotomy. J Neurosurg 1994; 80(6): 986-92.
[http://dx.doi.org/10.3171/jns.1994.80.6.0986] [PMID: 8189279]

[92]   van Kleef M, Barendse GA, Kessels A, Voets HM, Weber WE, de Lange S. Randomized trial of radiofrequency lumbar facet denervation for chronic low back pain. Spine 1999; 24(18): 1937-42.
[http://dx.doi.org/10.1097/00007632-199909150-00013] [PMID: 10515020]

[93]   Leclaire R, Fortin L, Lambert R, Bergeron YM, Rossignol M. Radiofrequency facet joint denervation in the treatment of low back pain: a placebo-controlled clinical trial to assess efficacy. Spine 2001; 26(13): 1411-6.
[http://dx.doi.org/10.1097/00007632-200107010-00003] [PMID: 11458140]

[94]   Jacobson RE, Palea O, Granville M. Bipolar Radiofrequency Facet Ablation of the Lumbar Facet Capsule: An Adjunct to Conventional Radiofrequency Ablation for Pain Management. Cureus 2017; 9: e1635.
[http://dx.doi.org/10.7759/cureus.1635]

[95]   Xue Y, Ding T, Wang D, et al. Endoscopic rhizotomy for chronic lumbar zygapophysial joint pain J Orthop Surg Res 2020; 15: 4.
[http://dx.doi.org/10.1186/s13018-019-1533-y]

Pang Hung Wu[1-2], Hyeun Sung Kim[1], Il-Tae Jang[1]
[1]Department of Neurosurgery, Nanoori Hospital, Gangnam, Seoul, South Korea
[2]National University Health System, Jurong Health Campus, Orthopaedic Surgery, Singapore

译者：徐帅

第13章　可视化内镜射频消融窦椎神经和椎基底神经治疗慢性椎间盘源性下腰痛

13

摘要：

慢性椎间盘源性下腰痛是人类行动不便的首要病因。椎间盘退行性疾病及其相关的窦椎神经和椎基底神经的病理性神经异生是下腰痛的发病机制之一。而有报道称针对窦椎神经和椎基底神经使用射频消融来消除神经病理性敏化，能够减轻椎间盘退行性疾病患者的疼痛。射频系统可以借助于透视和/或内镜技术通过由内向外和由外向内技术进入窦椎神经和椎基底神经区域。本章讨论了内镜下应用由外向内步骤对窦椎神经和椎基底神经进行射频消融的方法。

关键词：

椎基底神经；慢性椎间盘源性下腰痛；椎间盘退行性疾病；神经异生；射频能量系统；窦椎神经。

1. 引言

下腰痛能影响70%~85%的人群，而其复发率高达85%[1]。该症状可由多种因素诱发，包括椎间盘退行性疾病、小关节炎、腰椎间盘突出、脊柱炎和腰椎滑脱，多数情况下，下腰痛由多种因素并存所致。椎间盘退行性疾病的治疗方式包括保守治疗、康复治疗、支具治疗和手术治疗[2]；对于正常椎间盘来说，其周围走行生理性的血管和神经，且生物机制是稳定的。

正常椎间盘的解剖和生物力学结构的破坏，会导致细胞因子和血管因子分泌产生炎症反应，从而导致椎间盘的神经异生[3]。这种病理性神经异生会导致椎间盘周围窦椎神经和椎基底神经疼痛易感性增加：病理性神经会向中枢神经系统发送疼痛信号，导致痛觉过敏或超敏并增加受累椎间盘的载荷[4]。而下腰痛患者可以通过射频消融病变神经来缓解持续性疼痛[5]。

2. 射频消融原理

2.1 腰椎间盘退变的病理解剖和病理生理学因素

髓核中软骨细胞样细胞以一定速率（出生时的2%至成年后的50%）坏死是一个自然进程，该退变和坏死进程会在病理变化过程中加速，如椎间盘突出。脊柱病理性结构变化包括韧带骨赘形成、关节突关节增生、椎间隙高度丢失及椎间盘的硬化[5]。椎间盘退行性疾病是由结构改变、遗传、创伤、环境因素和衰老等复杂的多因素病因相互作用引起。

在文献报道中，加速退变的一些触发因素由退行性椎间盘病变进程所致，如：①冠状面和矢状面参数的改变；②韧带的松弛和肌肉失衡；③过度载荷或重复性、慢性高载荷；④遗传性易感脆性；⑤吸烟、肥胖和糖尿病；⑥营养缺乏[5]。

2.2 椎间盘的炎症级联反应、神经元敏化和病理性神经异生

炎症反应在椎间盘源性疼痛中起着至关重要的作用。动物实验表明，破裂髓核的暴露会导致周围炎症增加[4]，在退变的椎间盘、窦椎神经和椎基底神经周围会有明显的血管再生和组织粘连。

2.3 窦椎神经和椎基底神经的解剖

1850年，解剖学家Hubert von Luschka首次描述了窦椎神经为源自脊神经的交感神经，

该处存在广泛的节段间血管交通支，并延伸至纤维环后方。窦椎神经是由来自腹侧支的躯体神经根和来自灰交通支的自主神经根合并而成，它包含了本体感受和疼痛纤维并汇入灰交通支。并入交通支后，窦椎神经穿出椎间孔又重返椎管，沿着椎弓根下方走行到相应的椎间盘。窦椎神经发出升支，在骨内穿行并与椎弓根上内侧附近的椎基底神经汇合[5-6]。椎基底神经是由窦椎神经分出的成对神经，为终板传递疼痛信号，该神经由终板周围的中央血管孔进入椎体。窦椎神经还发出降支供给邻近的后纵韧带和椎间盘。图13-1显示了拟针对窦椎神经进行射频消融的区域[7]。

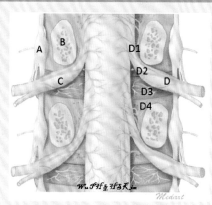

A：交感神经节；B：椎弓根；C：背根神经节；D：窦椎神经发出的分支（D1：升支，在骨内穿行并与椎弓根D4附近的椎基底神经汇合；D2：降支，供给邻近的后纵韧带和椎间盘；D3：进入椎间盘的横支）。

图 13-1　沿腰椎椎弓根中段的冠状切面

2.4 当前射频消融去神经化的方法

针对病理敏化的窦椎神经和椎基底神经，通常有两种射频消融入路：盘内入路（intradiscal method）和盘外入路（extra-discal approach）。盘内入路是沿椎间孔透视入路切开椎间盘，去除少量椎间盘（手动切除）以便为射频探针创造通路。在透视下，射频消融通过探针在特定部位进行（髓核消融和纤维环塑形）[8]。盘外入路由Kim和Wu等普及，该方法在内镜引导下到达窦椎神经和椎基底神经的椎间盘附近区域，窦椎神经和椎基底神经附近具有血管再生和不同程度粘连的典型特征，射频消融触及该区域早期，患者会出现臀部和腿的抽动（Kim's抽搐）。射频消融完成后，即使在该部位再次应用射频消融，也不会再出现腿抽搐。该技术细节将在下一节中详述[5]，该过程分为两部分：首先为进入椎管提供空间和通路，以对窦椎神经和椎基底神经区域进行适当显露；其次是对椎间盘膨出或突出进行热收缩。

2.5 病理神经射频消融适用患者的诊断程序

下腰痛常由多种因素所致，因此谨慎细致地选择合适患者是成功的关键。椎间盘源性腰痛患者通常会出现典型的机械下腰痛，并会放射到臀部，甚至会累及皮肤，但没有神经受压所出现的麻木征象。MRI显示存在椎间盘退行性变化，伴或不伴有纤维环撕裂所致高信号区，不伴有显著的神经受压，可通过椎间盘造影明确椎间盘源性腰痛为疼痛的首要因素。在该章节中，编者排除了椎间盘突出和椎管狭窄的病例。

2.6 麻醉和体位

患者进行全身麻醉，并给予一定剂量的抗生素静脉注射。患者的脸置于麻醉枕泡沫中，并为眼睛、鼻子和嘴腾出空间。患者俯卧于可透视手术床顶部的Wilson体位架上，使得胸腔和腹部免受额外压力。患者的胳膊被手术单包裹并固定在身体两侧，而髋膝关节略微弯曲。

3. 手术步骤

3.1 经椎间孔入路

术者站在患者腰腿痛的同侧，于正侧位透视下，对应目标椎间盘水平在腰椎皮肤表面进行标记。通过手触和透视结合的方式在体表选择入路点，所选择的皮肤切口应瞄准目标椎间盘上Kambin三角的最远端和背侧端，即穿刺针针尾侧（操作侧）头部倾斜5°~10°、与冠状面方向成25°~35°斜向下、距离腰椎棘突中线旁开12~14 cm（图13-2），透视中显示的穿刺针轨迹的投影应落在MRI所示高信号区上。在监测镇静下严格进行局部麻醉，若进行椎间盘切除术，此前可能会使用靛蓝胭脂红，但如果仅行射频消融，则靛蓝胭脂红可选用。手术采取移动式由外向内技术[9]。首先，逐级扩张皮肤切口并与开放的斜面工作套管对接。使用具有30°视角、7.3 mm外径、4.7 mm工作通道、251 mm长度的经椎间孔内镜。手术全程用生理盐水作为介质，水压不超过25 mmHg。术中尽可能减少内镜下椎间孔成形的体积，除非合并椎间孔区或侧隐窝狭窄。到达Kambin三角的最远端和背侧点后，通过透视引导在镜下切除少量椎间盘，以便为进入窦椎神经和椎基底神经区域提供空间。要充分显露窦椎神经，需要在纤维环远端中心尾侧3~5 mm处创造空间。

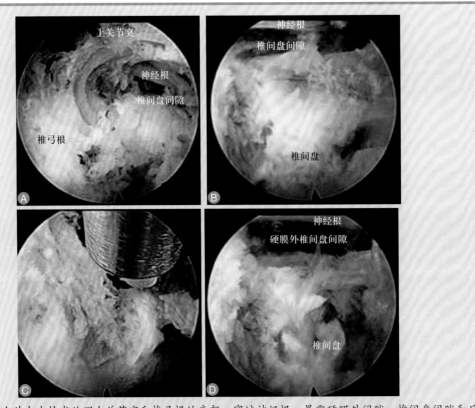

A.经可移动由外向内技术处理上关节突和椎弓根的底部，穿过神经根，暴露硬膜外间隙、椎间盘间隙和后纵韧带；B.在椎弓根上侧内缘可见以肉芽组织和新生血管为特征的椎基底神经区；C.射频消融在椎弓根上内侧椎基底神经区；D.射频消融后，镜下可见游离于神经根搏动的肉芽组织在静水压力下消融。

图13-2　经椎间孔射频消融窦椎神经和椎基底神经

对窦椎神经进行射频消融，需要去除高信号区中退变的椎间盘背侧部分纤维环[10]，在纤维环切开时应完整保留后纵韧带。窦椎神经区域通常就是从尾端到纤维环中心的区域，确定窦椎神经后就可以进行射频消融。窦椎神经射频消融完成后，继续前往椎基底神经区域，即椎弓根内上部的位置，该过程通常需要在背侧切开部分纤维环才能进入椎弓根的内上侧。通常，窦椎神经和椎基底神经区域均会显示新血管形成和粘连性炎症肉芽组织。在射频消融开始阶段可以观察Kim's抽搐，而完成窦椎神经射频消融后，Kim's抽搐消失，患者的下肢也不再因射频消融而抽搐[5]。术中无须放置引流，患者当天即可下床活动。

3.2 椎板间入路

该步骤在区域阻滞或全麻下进行，在透视引导下，内镜置于椎间盘与位于小关节内侧的浅层黄韧带的交界处。逐级扩张完成后，置入开放性斜面工作套管，使用具有30°视角、7.3 mm外径和4.7 mm工作通道及251 mm长的内镜，也可使用具有直径更小、长度更短的内镜。为了尽量减少韧带断裂，可使用钝头探针分离黄韧带，并通过工作套管将黄韧带维持在分离状态（图13-3）。借助工作套管将神经结构进行阻挡避让以安全到达窦椎神经和椎基底神经区域。当试图阻挡行走神经根和出口神经根时，通常在左侧和右侧分别以逆时针和顺时针方向推进和旋转工作套管。一旦成功阻挡神经根并且显露位于椎间盘尾侧区的窦椎神经后，就可以轻轻将工作套管向内侧移动。当窦椎神经射频消融完成后，可以将工作套管移至椎弓根内上侧的椎基底神经区域，完成椎基底神经射频消融。在过程中同样可以看到新血管形成、粘连组织及Kim's抽搐，以确认窦椎神经和椎基底神经的位置。与经椎间孔入路不同，该术式无须进行纤维环切开术。

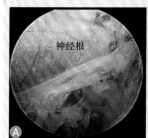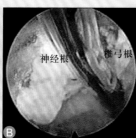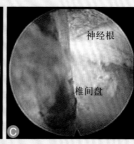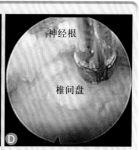

A.与行走神经根相邻的侧隐窝中的硬膜外脂肪；B.工作套管牵拉阻挡行走神经根以暴露椎弓根内上区域进行基底神经射频消融；C.向内侧牵开行走神经根，显露椎间盘以进行膨出椎间盘的热收缩；D.射频消融应用于椎间盘间隙尾侧的窦椎神经区域。

图 13-3　椎板间隙入路射频消融

3.3 退行性椎间盘膨出的热收缩

当完成窦椎神经和椎基底神经的射频消融后，热量继续作用于退行性椎间盘的纤维环，以进行退行性膨出椎间盘的热收缩。

3.4 伤口关闭和术后康复流程

手术无须引流，逐层关闭伤口，皮肤可用组织胶闭合。患者可佩戴支具，可以增加舒适度并促进软组织恢复。当天即可下床活动并办理出院手续。

3.5 射频消融的主要特征

与既往普遍描述的经皮射频消融相比，内镜下对窦椎神经和椎基底神经进行射频消融主要有如下3个不同点。

- 与经皮射频消融的椎间盘内入路相比，经椎间孔或椎板间入路的射频消融是经硬膜外间隙，于椎间盘的背侧和尾侧，到达纤维环后侧进行窦椎神经和椎弓根附近的椎基底神经的射频消融。

- 窦椎神经和椎基底神经区域的肉芽组织、新生血管和粘连组织的直接可视化。
- 对窦椎神经和椎基底神经实施射频消融起始阶段可见Kim's抽搐，在窦椎神经和椎基底神经消融后消失。

4. 潜在风险

该手术的潜在风险包括手术节段错误、经椎间孔入路过度切除椎间盘导致节段失稳、经椎间孔入路出口神经根损伤（感觉迟钝、运动和感觉障碍）、硬膜破裂、两种入路直接损伤神经根、窦椎神经和椎基底神经的复发性疼痛及加速退变。

5. 病例报道

在2016年6月1日至2018年6月1日，韩国首尔江南区Nanoori医院神经外科对30例患者（共36节段）实施内镜下窦椎神经和椎基底神经射频消融，其中11例患者行$L_{4/5}$单节段射频消融，15例患者行L_5/S_1单节段射频消融，4例患者行多节段射频消融，6例患者行经椎间孔入路射频消融，其余患者采用经椎板间入路。对患者行术前、术后1周、6个月和末次随访，其中有两例术中未出现Kim's抽搐，这两例术后VAS评分和ODI改善程度较低。第一例患者术前、术后1周、6个月和末次随访VAS评分和ODI评分分别为6-4-4-4和64-42-38-38；第二例患者分别为8-4-3-4和80-36-32-38，两例患者Macnab疗效评定标准均为一般。整体来讲，纳入患者术前、术后1周、6个月和末次随访VAS评分分别为7.37（6~8）、2.96（2~4）、1.97（1~4）和1.67（1~4）；通过配对t检验，得出术后1周、6个月和末次随访的VAS评分改善值分别为4.4±1.0、5.5±1.2和5.7±1.3（$P<0.001$）。纳入患者术前、术后1周、6个月和末次随访ODI评分分别为73.83（62~86）、28.07（20~42）、23.47（18~38）和21.13（2~38）；对比术前，术后1周、6个月和末次随访的ODI改善值分别为45.8±8.7、50.4±8.2和52.7±10.3（$P<0.001$）。Macnab标准提示17例患者疗效为优，11例疗效为良，2例疗效为一般。

6. 讨论

慢性下腰痛是全世界主要的致残原因之一[11]。下腰痛的病因可以来自小关节退变、椎间盘退行性疾病、椎间盘源性或Modic改变相关性腰痛、腰椎管狭窄和脊柱失稳等[2]。选择合适患者是手术成功的关键。当考虑患者存在劳动补偿、精神病病史、伤残补偿，或者患者疑似存在Waddell征（非器质性下腰痛）时，应尽量避免行内镜下射频消融。术前诊断性椎间盘造影将有助于机械性椎间盘源性腰痛的患者，对于椎间盘造影阳性且保守治疗无效并已充分获知手术风险和受益者，则行窦椎神经或椎基底神经的射频消融较为适合[2]。

在高信号区和相邻区域行经皮射频消融可获得良好的临床疗效[8]。但是，穿刺针正确轨迹是该操作成功的关键，并且仅在透视下是否在精确位置行射频消融存在一定的不确定性。因此，外科医师或疼痛医师会倾向于在比预期区域更广泛的区域进行射频消融，以尽可能实现有效操作。内镜下射频消融已应用于骶髂关节并取得了良好的临床疗效，该关节相对于硬膜外间隙更表浅、更靠外，是内镜射频消融的优选区域[12]。

本章介绍的内镜下射频消融，为窦椎神经和椎基底神经目标区域的操作提高了可视化和临床疗效。对于不合并减压的射频消融，为最大限度地减少对骨质和软组织的损伤，建议在椎间孔入路中尽量减少椎间孔成形的体积、在椎板间入路时采用韧带钝性分离的方法。尽可能少地去除骨与软组织，有助于保护骨结构完整并防止硬膜外瘢痕的发生。通过神经结构的清晰可视化，就可以借助开放性斜角工作套管牵开并保护神经根，使得射频消融可以安全有效地作用于特定区域。通过观察到Kim's抽搐，射频消融便可以直接作用于预计的窦椎神经和椎基底神经区域。上述过程具有一致性和可重复性。

该术式的主要局限性在于缺乏长期随访数据和相关文献报道。尽管编者通过平均随访时间14.9（6～31）个月获得了长期随访的满意结果，而且在进行骶髂关节及内侧支行射频消融中积累了成功经验，但在成功实施射频消融后数月至数年内，仍有疼痛复发的可能[13]。因此，针对窦椎神经和椎基底神经病理生理学、神经异生及病理解剖等方面，需要有更多的研究和更科学的理解。射频消融后病理性神经再生的机制还需进一步探究，以便更好地对这一病理过程进行治疗。

7. 技术总结

在编者看来，该术式的技术要点主要如下。

• 术前评估应根据退行性椎间盘疾病所致椎间盘源性腰痛或Modic变性相关疼痛进行疼痛区域的定位。MRI发现退行性椎间盘疾病存在Modic变性和高信号区。椎间盘造影阳性的患者是内镜下射频消融的适应证患者。

• 针对椎管狭窄和椎间盘突出症等腰椎疾病的治疗先于窦椎神经和椎基底神经的射频消融，该疾病可以在内镜条件下进行同期内镜下减压和椎间盘切除术。

• 脊柱失稳是窦椎神经和椎基底神经-射频消融的相对禁忌证，该类患者将在融合手术中获益。

• 内镜下磨除或关节突成形术不要过度，以避免出现射频消融后不稳。可移动由外向内或直接由内向外技术是经椎间孔入路的首选方案。

• 窦椎神经分支于椎间盘的区域即射频消融的定位区域，该处位于纤维环旁中央部位的背侧远端。

• 椎基底神经分支来自于窦椎神经的升支部分，并靠近椎弓根的内上侧。

• 开放性斜面工作套管应该用于阻挡并保护神经以免受医源性损伤。

• 在窦椎神经和椎基底神经的病理性神经异生区域可见肉芽肿和新生血管，可直接在该处进行射频消融。

8. 结论

针对窦椎神经和椎基底神经病理性敏化所致的椎间盘源性腰痛，内镜下射频消融是一种微创、精准、安全的治疗策略。

发表声明
不适用。

利益声明
编者声明无任何利益、资金及其他方面的冲突。

致谢
无。

—————————•参考文献•—————————

[1] Fritzell P, Hägg O, Jonsson D, Nordwall A. Cost-effectiveness of lumbar fusion and nonsurgical treatment for chronic low back pain in the Swedish Lumbar Spine Study: a multicenter, randomized, controlled trial from the Swedish Lumbar Spine Study Group. Spine 2004; 29(4): 421-34.
[http://dx.doi.org/10.1097/01.BRS.0000102681.61791.12] [PMID: 15094539]

[2] Wu PH, Kim HS, Jang I-T. Intervertebral Disc Diseases PART 2: A Review of the Current Diagnostic and Treatment Strategies for Intervertebral Disc Disease. Int J Mol Sci 2020; 21(6): 2135.
[http://dx.doi.org/10.3390/ijms21062135] [PMID: 32244936]

[3] Simon J, McAuliffe M, Shamim F, Vuong N, Tahaei A. Discogenic low back pain. Phys Med Rehabil Clin N Am 2014; 25(2): 305-17.
[http://dx.doi.org/10.1016/j.pmr.2014.01.006] [PMID: 24787335]

[4] Risbud MV, Shapiro IM. Role of cytokines in intervertebral disc degeneration: pain and disc content. Nat Rev Rheumatol 2014; 10(1): 44-56.
[http://dx.doi.org/10.1038/nrrheum.2013.160] [PMID: 24166242]

[5] Kim HS, Wu PH, Jang I-T. Lumbar Degenerative Disease Part 1: Anatomy and Pathophysiology of Intervertebral Discogenic Pain and Radiofrequency Ablation of Basivertebral and Sinuvertebral Nerve Treatment for Chronic Discogenic Back Pain: A Prospective Case Series and Review of Literature. Int J Mol Sci 2020; 21(4): 1483.
[http://dx.doi.org/10.3390/ijms21041483] [PMID: 32098249]

[6] Fischgrund JS, Rhyne A, Franke J, et al. Intraosseous Basivertebral Nerve Ablation for the Treatment of Chronic Low Back Pain: 2-Year Results From a Prospective Randomized Double-Blind Sham-Controlled Multicenter Study. Int J Spine Surg 2019; 13(2): 110-9.
[http://dx.doi.org/10.14444/6015] [PMID: 31131209]

[7] Cavanaugh JM, Ozaktay AC, Yamashita T, Avramov A, Getchell TV, King AI. Mechanisms of low back pain: a neurophysiologic and neuroanatomic study. Clin Orthop Relat Res 1997; 335: 166-80.
[http://dx.doi.org/10.1097/00003086-199702000-00016] [PMID: 9020216]

[8] Kumar N, Kumar A, Siddharth MS, et al. Annulo-nucleoplasty using Disc-FX in the management of lumbar disc pathology: early results. International journal of spine surgery 2014.
[http://dx.doi.org/10.14444/1018]

[9] Kim HS, Adsul N, Kapoor A, et al. A Mobile Outside-in Technique of Transforaminal Lumbar Endoscopy for Lumbar Disc Herniations. J Vis Exp 2018; (138):
[http://dx.doi.org/10.3791/57999] [PMID: 30148483]

[10] Kim HS, Kashlan ON, Singh R, et al. Percutaneous Transforaminal Endoscopic Radiofrequency Ablation of the Sinuvertebral Nerve in an Olympian with a Left L5 Pedicle/Pars Interarticularis Fracture-Associated Left L5-S1 Disk Desiccation. World Neurosurg X 2019; 3: 100032.
[http://dx.doi.org/10.1016/j.wnsx.2019.100032] [PMID: 31225524]

[11] Vos T, Flaxman ADP, Naghavi M, et al. Years lived with disability (YLDs) for 1160 sequelae of 289 diseases and injuries 1990-2010: a systematic analysis for the Global Burden of Disease Study 2010. Lancet 2012; 380(9859): 2163-96.
[http://dx.doi.org/10.1016/S0140-6736(12)61729-2] [PMID: 23245607]

[12] Ibrahim R, Telfeian AE, Gohlke K, Decker O. Endoscopic Radiofrequency Treatment of the Sacroiliac Joint Complex for Low Back Pain: A Prospective Study with a 2-Year Follow-Up. Pain Physician 2019; 22(2): E111-8.
[PMID: 30921988]

[13] Choi EJ, Choi YM, Jang EJ, et al. Neural Ablation and Regeneration in Pain Practice. Korean J Pain 2016; 29: 3-11.
[http://dx.doi.org/10.3344/kjp.2016.29.1.3]

Yan Yuqu[1], Bu Rongqiang[1], Zhang Xifeng[1], An Sixing[1]

[1] Department of Orthopedics, First Medical Center, PLA General Hospital, Beijing, 100853, China

译者：郭辰

第14章　腰大肌内神经鞘瘤的内镜下切除

14

摘要：

　　对于脊柱良性肿瘤，积极的手术治疗是必要的。虽然这类肿瘤很少引起全身症状，并且生长速度较慢，同时转变为恶性或发生转移的可能性也较小，但其手术难度仍与恶性肿瘤的根治性手术相当。这主要是因为手术过程中的暴露、术中失血及术后瘢痕都可能造成严重的组织损伤。而脊柱内镜技术为我们提供了更佳的治疗选择。通过内镜，医生能够直接观察到脊柱深部区域，这些区域通常需要复杂的前路、后路，甚至是前后联合入路才能实现减压。此外，微创技术还能有效避免传统开放手术可能引起的医源性脊柱失稳。本章中，我们将介绍1例腰椎良性神经鞘瘤的典型病例，该病例通过内镜技术成功治疗。

关键词：

　　良性肿瘤；内镜下减压；腰椎神经受压。

1. 引言

　　脊柱外科疾病中，退行性疾病是导致患者寻求治疗的最常见病因。脊柱手术的核心是减压，并且在一些情况下，当潜在的疾病或减压过程导致脊柱不稳定时，需要良好的固定[1]。随着技术的进展，脊柱内镜手术正从治疗退行性疾病[2-13]逐渐推广到感染和肿瘤等其他疾病中。在本章中，编者介绍了一个椎旁肿瘤的全程内镜下治疗的案例。

2. 典型病例

　　患者为76岁女性，主诉为左下肢放射性疼痛和麻木3年，加重3个月，就诊于我院，麻木、疼痛由臀部放射至左踝。既往行针灸、按摩和理疗等中医治疗，疗效欠佳。休息时症状明显，站立或走动后症状缓解。体格检查未见明显异常。病理征阴性。腰椎MRI提示椎管内未见明显异常；$L_{3\sim4}$水平的左侧腰大肌内可见圆形混杂信号，与左侧椎管相连（图14-1、图14-2）。鉴于患者保守治疗无效，且病变性质待定，拟行病灶切除活检术。为尽量减少对腰大肌的损伤，计划在局部麻醉下行内镜下活检术。

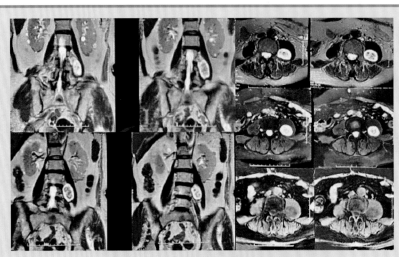

可见$L_{3\sim4}$水平左侧腰大肌的神经鞘瘤。

图14-1　患者的冠状位和轴位 MRI（T_1WI、T_2WI）

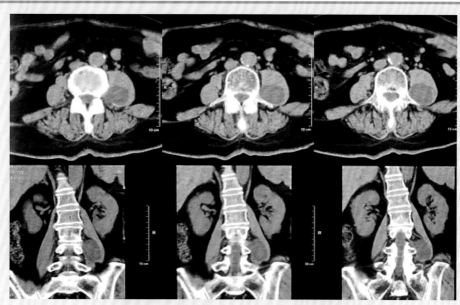

提示L$_{3\sim4}$水平左侧腰大肌可见占位性病变。

图 14-2　腰椎 CT

3. 手术步骤

患者俯卧位，常规消毒铺单。术中透视确定L$_4$的位置并标记，在距离其中线左侧5～6 cm处行局部浸润麻醉（2%利多卡因20 mL稀释于0.9%氯化钠溶液40 mL中）。透视下，将穿刺针垂直插入L$_4$横突左侧约6 cm处。通过穿刺针插入导丝，然后将其移除。连续扩张通道后，将工作套管置于L$_4$横突，置入内镜可直视左侧腰大肌内的占位性病变。初步探查和分离后，可见一2.5 cm×3 cm的肿块，边界清晰，质地柔软，呈浅黄色。在内镜直视下，使用射频和髓核钳分离肿块周围的肌肉组织。切除活检组织后，彻底冲洗伤口，撤出内镜，缝合伤口。典型图片见图14-3～图14-5。

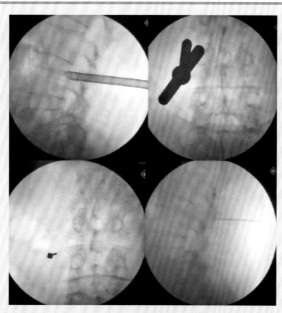

定位像、套管位置和L$_{3\sim4}$水平左侧腰大肌的占用性病变。

图 14-3　术中透视图像

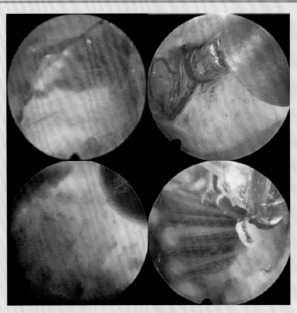

肿块呈黄色，射频分离其周围的肌肉组织。

图 14-4　L$_{3 \sim 4}$ 水平左侧腰大肌占位性病变

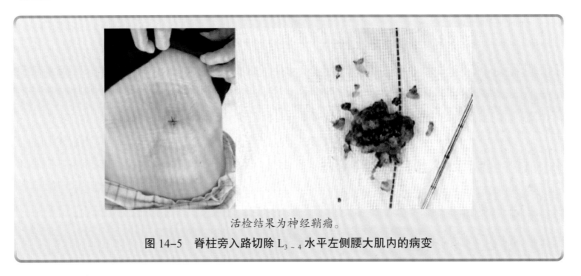

活检结果为神经鞘瘤。

图 14-5　脊柱旁入路切除 L$_{3 \sim 4}$ 水平左侧腰大肌内的病变

　　左侧腰大肌占位的病理学诊断为神经源性肿瘤，考虑为神经鞘瘤，大小为 1.8 cm×1.5 cm×0.5 cm。免疫组化染色：CD34（－）、CD117（－）、SOX-10（＋）、S-100（＋）、Bcl-2（＋）、CD99（＋）、CD68（＋）、Desmin（－）、SMA（－）、Ki-67（＋，＜5%）。患者术后症状缓解，未出现严重并发症。术后即刻 MRI 显示先前占位区域水肿（图 14-6），术后 3 个月 MRI 显示水肿明显缩小（图 14-7）。

4. 讨论

　　左侧腰大肌内引起疼痛和神经症状的占位性病变被证实为神经鞘瘤[14-15]。过去，此类患者通常需要行开放手术[16]，如今，如本例所示，脊柱内镜可用于切除活检组织进行分期和病理诊断。对于良性病变，内镜技术也可作为一种治疗手段。该病例凸显了脊柱内镜技术的广泛性和实用性，它不仅可用于治疗退行性疾病，也可用于肿瘤或感染性疾病[14, 17-19]。此外，该病例可行内镜下的培养和灌洗来鉴别椎旁脓肿，在感染性病变中，可行内镜下灌洗和双 J 管引流，有学者也已将其用于脊柱结核的诊疗[20-22]。

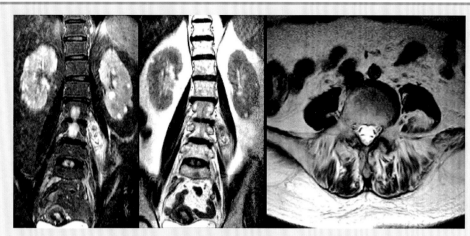

在L₃~₄水平处左侧腰大肌占位区域内见高信号。

图 14-6　术后即刻的矢状位（左）和轴位（右）MRI

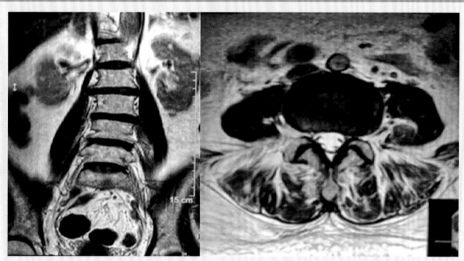

在冠状位（左）和轴位（右）像中，左侧腰大肌区域的高信号区域显著减少。

图 14-7　内镜下切除 L₃~₄ 水平左侧椎旁神经鞘瘤 3 个月后的 MRI

　　该病例使用的手术技术值得讨论。局部麻醉下，需要切除一部分横突以处理下方的占位。理想情况下，神经鞘瘤应彻底从受累神经根（本例为L₃神经根）上剥离，且症状通常在术后立即缓解。该病例的特殊性在于肿瘤的位置，因为神经鞘瘤更常见于头颈部。尽管神经鞘瘤是良性肿瘤，但其占位效应也可压迫神经和其他组织。鉴于神经鞘瘤极少恶变为神经纤维肉瘤[15]，故可通过切除手术解除压迫改善症状。内镜操作下避免神经损伤非常重要[16]，这是对术者技术的考验。术后病理报告为良性的神经鞘瘤[23]，这意味着切除活检组织可以作为治疗终点。在治疗过程中必须遵循肿瘤分期，避免肿瘤细胞播散和对周围区域的污染。如果术后病理结果为恶性，则需要行胸腹盆增强CT，为根治手术和辅助化疗提供准确的诊断和分期。

5. 结论

　　如本例所示，脊柱内镜不仅可用于治疗脊柱退行性疾病，也可用于诊断和治疗脊柱及相关结构的肿瘤病变。这个病例证明了编者对这项技术的掌握，以及在一般适应证之外对脊柱内镜应用的探索。

发表声明

不适用。

利益声明

编者声明无任何利益、资金及其他方面的冲突。

致谢

无。

---•**参考文献**•---

[1]　Sebai MA, Kerezoudis P, Alvi MA, Yoon JW, Spinner RJ, Bydon M. Need for arthrodesis following facetectomy for spinal peripheral nerve sheath tumors: an institutional experience and review of the current literature. J Neurosurg Spine 2019; 31(1): 112-22.
[http://dx.doi.org/10.3171/2019.1.SPINE181057] [PMID: 30952137]

[2]　Yoshimoto M, Miyakawa T, Takebayashi T, *et al.* Microendoscopy-assisted muscle-preserving interlaminar decompression for lumbar spinal stenosis: clinical results of consecutive 105 cases with more than 3-year follow-up. Spine 2014; 39(5): E318-25.
[http://dx.doi.org/10.1097/BRS.0000000000000160] [PMID: 24365896]

[3]　Yang Y, Liu B, Rong LM, *et al.* Microendoscopy-assisted minimally invasive transforaminal lumbar interbody fusion for lumbar degenerative disease: short-term and medium-term outcomes. Int J Clin Exp Med 2015; 8(11): 21319-26.
[PMID: 26885072]

[4]　Ishimoto Y, Yamada H, Curtis E, *et al.* Spinal Endoscopy for Delayed-Onset Lumbar Radiculopathy Resulting from Foraminal Stenosis after Osteoporotic Vertebral Fracture: A Case Report of a New Surgical Strategy. Case Rep Orthop 2018; 2018: 1593021.
[http://dx.doi.org/10.1155/2018/1593021]

[5]　Kim HS, Adsul N, Kapoor A, *et al.* A Mobile Outside-in Technique of Transforaminal Lumbar Endoscopy for Lumbar Disc Herniations. J Vis Exp 2018; 2018(138)
[http://dx.doi.org/10.3791/57999] [PMID: 30148483]

[6]　Kim JE, Choi DJ. Unilateral biportal endoscopic decompression by 30° endoscopy in lumbar spinal stenosis: Technical note and preliminary report. J Orthop 2018; 15(2): 366-71.
[http://dx.doi.org/10.1016/j.jor.2018.01.039] [PMID: 29881155]

[7]　Gao K, Yang H, Yang LQ, Hu MQ. [Application of intervertebral foramen endoscopy BEIS technique in the lumbar spine surgery failure syndrome over 60 years old]. Zhongguo Gu Shang 2019; 32(7): 647-52. [Application of intervertebral foramen endoscopy BEIS technique in the lumbar spine surgery failure syndrome over 60 years old].
[http://dx.doi.org/10.3969/j.issn.1003-0034.2019.07.012] [PMID: 31382724]

[8]　Heo DH, Lee DC, Park CK. Comparative analysis of three types of minimally invasive decompressive surgery for lumbar central stenosis: biportal endoscopy, uniportal endoscopy, and microsurgery. Neurosurg Focus 2019; 46: E9.
[http://dx.doi.org/10.3171/2019.2.FOCUS197]

[9]　Komatsu J, Iwabuchi M, Endo T, *et al.* Clinical outcomes of lumbar diseases specific test in patients who undergo endoscopy-assisted tubular surgery with lumbar herniated nucleus pulposus: an analysis using the Japanese Orthopaedic Association Back Pain Evaluation Questionnaire (JOABPEQ). Eur J Orthop Surg Traumatol 2019; 2019.
[http://dx.doi.org/10.1007/s00590-019-02574-5] [PMID: 31595359]

[10]　Lewandrowski K-U. The strategies behind "inside-out" and "outside-in" endoscopy of the lumbar spine: treating the pain generator. J Spine Surg 2020; 6(S1) (Suppl. 1): S35-9.
[http://dx.doi.org/10.21037/jss.2019.06.06] [PMID: 32195412]

[11]　Xin Z, Huang P, Zheng G, *et al.* Using a percutaneous spinal endoscopy unilateral posterior interlaminar approach to perform bilateral decompression for patients with lumbar lateral recess stenosis. Asian J Surg 2019; 2019
[http://dx.doi.org/10.1016/j.asjsur.2019.08.010] [PMID: 31594687]

[12]　Lewandrowski KU. The strategies behind "inside-out" and "outside-in" endoscopy of the lumbar spine: treating the pain generator. J Spine Surg 2020; 6(6) (Suppl. 1): S35-9.
[http://dx.doi.org/10.21037/jss.2019.06.06] [PMID: 32195412]

[13]　Lewandrowski KU, Dowling A, Calderaro AL, *et al.* Dysethesia due to irritation of the dorsal root ganglion following lumbar transforaminal endoscopy: Analysis of frequency and contributing factors. Clin Neurol Neurosurg 2020; 197: 106073.
[http://dx.doi.org/10.1016/j.clineuro.2020.106073]

[14]　Suratwala SJ, Kondra K, Cronin M, Leone V. Malignant peripheral nerve sheath tumor of the sciatic nerve presenting with leg pain in the setting of lumbar scoliosis and spinal stenosis. Spine Deform 2020; 8(2): 333-8.
[http://dx.doi.org/10.1007/s43390-019-00013-3] [PMID: 31925758]

[15]　Lee MT, Panbehchi S, Sinha P, Rao J, Chiverton N, Ivanov M. Giant spinal nerve sheath tumours - Surgical challenges: case series and literature review. Br J Neurosurg 2019; 33(5): 541-9.
[http://dx.doi.org/10.1080/02688697.2019.1567678] [PMID: 30836023]

[16]　Safaee MM, Lyon R, Barbaro NM, *et al.* Neurological outcomes and surgical complications in 221 spinal nerve sheath tumors. J Neurosurg Spine 2017; 26(1): 103-11.
[http://dx.doi.org/10.3171/2016.5.SPINE15974] [PMID: 27472744]

[17]　Zou F, Guan Y, Jiang J, *et al.* Factors Affecting Postoperative Neurological Deficits After Nerve Root Resection for the Treatment of Spinal Intradural Schwannomas. Spine 2016; 41(5): 384-9.
[http://dx.doi.org/10.1097/BRS.0000000000001248] [PMID: 26919412]

[18]　Miura T, Nakamura K, Tanaka H, Kawaguchi H, Takeshita K, Kurokawa T. Resection of cervical spinal neurinoma including affected nerve root: recovery of neurological deficit in 15 cases. Acta Orthop Scand 1998; 69(3): 280-2.
[http://dx.doi.org/10.3109/17453679809000930] [PMID: 9703403]

[19]　Schultheiss R, Gullotta G. Resection of relevant nerve roots in surgery of spinal neurinomas without persisting neurological deficit. Acta Neurochir (Wien) 1993; 122(1-2): 91-6.
[http://dx.doi.org/10.1007/BF01446992] [PMID: 8333314]

[20]　Macke JJ, Engel AJ, Sawin PD, *et al.* Tuberculosis of the cervical spine. Orthopedics 2015; 38: 280: 332-285.
[http://dx.doi.org/10.3928/01477447-20150504-01]

[21]　Ben Hamida MK, Benmohamed O, Bekkay MA, *et al.* Tuberculosis of the cervical spine. Tunis Med 2019; 97(3): 512-5.
[PMID: 31729729]

[22]　Yuan B, Zhao Y, Zhou S, *et al.* Treatment for tuberculosis of the subaxial cervical spine: a systematic review. Arch Orthop Trauma Surg 2020; 2020
[http://dx.doi.org/10.1007/s00402-020-03572-7] [PMID: 32776174]

[23]　Sharma GK, Eschbacher JM, Uschold TD, Theodore N. Neuroblastoma-like schwannoma of lumbar spinal nerve root. J Neurosurg Spine 2010; 13(1): 82-6.
[http://dx.doi.org/10.3171/2010.3.SPINE09251] [PMID: 20594022]

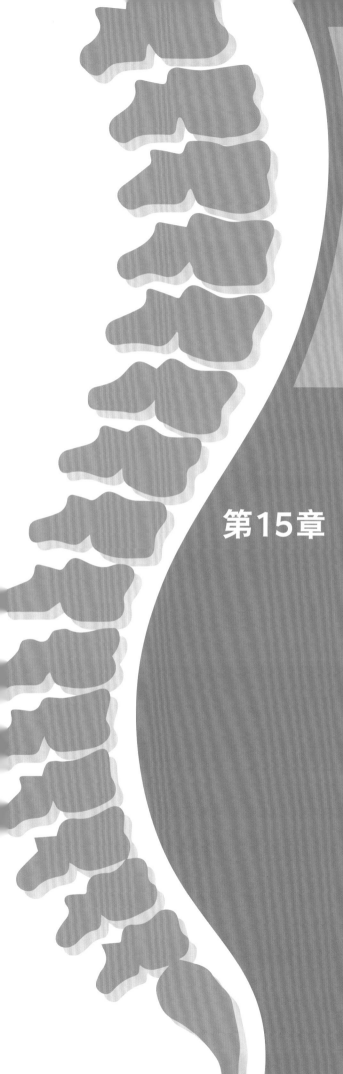

Álvaro Dowling[1-2]，James Gerald Hernández Bárcenas[3] 和 Kai-Uwe Lewandrowski[4-6]

[1]Endoscopic Spine Clinic, Santiago, Chile
[2]Department of Orthopaedic Surgery, USP, Ribeirão Preto, Brazil
[3]Orthopedic Surgeon/Spine Surgeon. Regional Hospital of High Specialty of Bajío, León, Guanajuato, México Endoscopic Spine Clinic, Santiago, Chile
[4]Center for Advanced Spine Care of Southern Arizona and Surgical Institute of Tucson, Tucson AZ, USA
[5]Associate Professor of Orthopaedic Surgery, Universidad Colsanitas, Bogota, Colombia, USA
[6]Visiting Professor, Department Orthpoaedic Surgery, UNIRIO, Rio de Janeiro, Brazil

译者：孟繁琪、邓俊豪

第15章 内镜下经椎间孔联合同种异体移植行非固定融合手术治疗伴有终末真空现象的退行性椎间盘疾病

1. 引言
2. 定位、麻醉和手术实施
3. 外科手术的精髓
4. 临床病例
5. 融合评估
6. 讨论
7. 结论

15

摘要：

对于退行性椎间盘疾病伴有疼痛的终末期患者来说，大多数患者并不希望或者不适合进行脊柱融合手术，无论是开放性融合，还是小切口或微创性融合手术。本章编者发现，对于出现真空椎间盘且伴有疼痛的老年患者，行内镜减压术后椎体间可发生融合，并且能长期有效地缓解疼痛。因此，本章研究了经椎间孔内镜下减压联合同种异体骨行非固定腰椎融合手术的可行性。共有29例患者应用了改良的由外向内或由内向外的经椎间孔技术，直接地观察了出现真空现象的椎间盘。术中通过内镜可直接观察到中空塌陷且僵硬的椎间盘间隙，并采用了同种异体骨进行填充。术后除了两年以上的影像学随访和评估，还用VAS评分、ODI对患者进行了评估，并且采用了改良的Macnab评分标准对患者椎体的融合情况进行了评估。末次随访发现，平均VAS评分和ODI分别从术前的7.34 ± 1.63和50.03 ± 10.64下降到了术后的1.62 ± 1.741和6.69 ± 4.294（$P < 0.0001$）。根据Macnab评分标准，34.5%的患者临床疗效为优，62.1%的患者为良，只有1例患者术后改善程度较小，仅从术前的差改善到术后的一般；CT结果显示91.4%的患者椎体间融合良好。基于以上研究结果，本章编者认为，对于伴有疼痛、椎间盘塌陷和活动度降低的患者，采用同种异体骨移植填充中空间隙的非固定融合手术可以作为内镜下椎间孔侧隐窝减压术的辅助手段。

关键词：

同种异体移植；内镜下腰椎减压术；椎间融合。

1. 引言

在伴有疼痛的终末期腰椎间盘退行性疾病患者的X线片检查可常见椎间盘的真空现象[1-20]。这些年学者认为这一影像学发现与腰椎内镜下常见的病理改变有关[10]，此类患者的主诉常为机械性背痛和神经性跛行[11, 13, 17-18]。这种情况通常发生于身体条件不佳的高龄患者，并且通常合并有严重的并发症，从而无法行脊柱减压融合手术。但是此类患者饱受椎管狭窄导致的功能障碍和生活质量下降之苦，所以他们希望能有微创且有效的方式去治疗腰椎椎管狭窄导致的行走困难等问题[21-24]，但通常并没有什么好的方式去治疗，因此，对于80～90岁的患者的治疗仍然存在争论[25]。

老年人腰椎椎间隙通常塌陷、变形，影像学表现为腰椎失稳[11, 26-28]。机械性背痛常常与跛行症状联合出现，使患者行走越来越困难，以致这些患者越来越依赖辅助设备，甚至依赖他人的辅助才能行走。大多数患者塌陷疼痛的运动节段与椎体垂直方向和前外侧不稳定性有关，当然，关节突关节退变也参与了此过程[26]。这一病变过程导致运动节段的完全破坏和功能丧失。Pfirrmann等早在2001年就进行了椎间盘退变MRI的相关研究[27]，通常在X线平片上或者CT图像上能够观察到椎间盘的真空现象，显示了椎间盘进行性退变[14, 28]。真空现象表明椎间盘髓核组织已完全碎裂，但其根本原因仍不清楚[18]。患者的症状往往可归因于严重椎间盘退变导致的中央管和侧隐窝狭窄、脊柱不稳定和畸形[12]，进行性椎间隙塌陷伴随的自发性融合能够稳定脊柱，但也可导致机械性下腰痛加重[29-33]。

对于老年患者，鉴于其并发症较多，开放固定融合手术受到较多限制。虽然各种内镜减压技术能够轻松解决患者椎管狭窄相关的症状，但对于伴有真空现象的椎间盘往往无法通过内镜进行治疗。因此，椎间盘源性疼痛的患者无法得到有效治疗，该类患者可能会继续遭受背痛的困扰。内镜下椎间孔或侧隐窝减压术的这一缺陷，为联合应用同种异体骨植骨融合实现更持久、可靠的腰痛缓解，以治疗伴有真空现象的椎间盘病的可行性研究提供了理论依据。编者旨在在内镜直视下去除终板，并将骨移植物置入真空椎间盘的间隙，进而缓解患者的腰痛症状。

由内向外椎间孔镜减压术是许多脊柱外科先驱医师最早提出的开创性技术之一，其中的两位都是本章的共同编者。尽管许多外科医师提倡其他的内镜技术，但时间证明由内向外技术能使常规经椎间孔内镜手术中常碰到的真空椎间盘的内部空间可视化。这种对终末期退行性椎间盘的可视内镜检查和直接观察疼痛产生来源的方法为编者研究在这类疼痛性伴有真空现象的椎间盘内放置骨移植物的临床疗效提供了理论基础，可以通过术前或术中对清醒的患者进行诊断性刺激注射和镇痛注射来验证[34-45]，并且将骨移植物置于真空椎间盘间隙并不会增加内镜减压手术的复杂性。在本章中，编者报道了经椎间孔内镜减压术的临床疗效，还报道了通过内镜工作套管将同种异体骨嵌塞到腰椎间隙的非固定融合术的可行性，对于那些不适合或不愿意接受复杂开放固定融合手术的患者来说，此类术式是一个较好的选择。

2. 定位、麻醉和手术实施

与常规腰椎内镜检查一样，患者在局部麻醉和镇静后均俯卧于手术床上。经椎间孔入路的路径在许多文献和书本中也有被详细描述[39-45]。对于那些不常规行Yeung等推广的由内向外内镜技术的外科医师来说[46-48]，非固定融合术的关键是在有侧方狭窄或无的患者中使用椎间孔成形术，以便将内镜工作套管放置于伴有真空现象的椎间盘内进行操作。

3. 外科手术的精髓

如果外科医师针对患者拟行内镜下减压时发现存在椎间盘真空征，则在术前访视时通常要告知备镜下椎间融合术。本章中，编者主张经椎间孔入路，并在需要时采用由内向外技术或两者结合，近期的一篇文章总结了这种混合内镜技术的手术步骤，该技术是研究者专门为疼痛且伴有真空现象的椎间盘患者开展的新型内镜技术[10-11、49]。除外经椎间孔内镜技术的常规操作，本章还重点阐述了一些手术步骤的细节。编者采用了由内向外技术[50-51]。在完成椎间孔减压（通常也包括椎间孔成形术）后，编者仔细检查了椎间盘后环，以寻找纤维环撕裂、终板剥离，或任何其他不稳定的椎间盘碎片。在初次椎间盘切除术后，由于可直视突出的椎间盘撞击引起的神经症状部位，编者倾向于探索手术椎间盘间隙的内部，观察是否能在术中发现真空椎间盘。这种常规椎间盘内探查的目的是清除终板上脱落的失活组织，同时检查后环。这些组织通常与硬膜囊直接接触，椎间盘突出或纤维环撕裂导致的炎症均可能会引起疼痛。

椎间孔成形术需要建立一个足够大的手术通道，以容纳工作套管。植骨可能需要将上、下关节突部分切除或全切除。编者更倾向于使用磨钻和凿子来完成这类骨切除术，尤其适用于小关节肥大患者。在内镜下进行椎间孔成形术的另一个原因是，避免出口神经根受压，进而导致神经受损[52-54]。一旦工作套管安全地置入椎间盘间隙，就可以检查受损运动节段相邻两个椎体之间的手术间隔，为融合做进一步的准备。脊柱内镜及其工作套管可以在椎间盘间隙内移动，并且能对术中发现的任何导致疼痛的病理变化进行治疗。编者建议放置15～30 mL

的同种异体骨，放置之前要对椎间盘进行反复冲洗。首先，植骨片应放置在椎间盘开口远端部位，通过植骨漏斗进行植骨并用小锤夯实，以避免发生植骨移位或重吸收。同种异体骨移植也可以用骨髓浓缩物和活化血小板源性生长因子进行富集，建议富集过程从髂嵴提取约30 mL的自体骨髓，其中通常含有平均20万/µL的细胞，可释放血小板源性生长因子、转化生长因子-β、血管内皮生长因子等（图15-1）[55-56]。

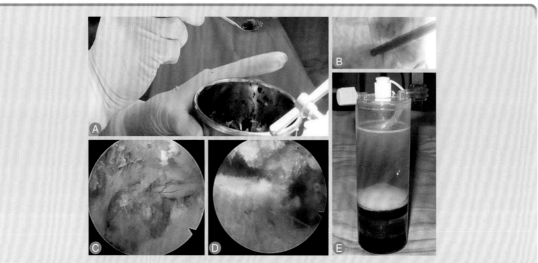

通过内镜工作套管放置植骨片并压实至椎间盘间隙（图A），从前方开始（图B）。完成植骨手术后，应在电视内镜下检查走行的神经根（图C），以确保植骨片没有损害神经根。终板床制备完成后（图D），15～30 mL的同种异体松质骨片用骨髓浓缩物和激活血小板源性生长因子进行富集（图E）。

图15-1 手术植骨过程

4. 临床病例

本研究包括29例患者，其中16例为男性，13例为女性。

所有患者MRI表现为腰椎间盘突出症或退行性腰椎间盘疾病导致椎管狭窄，出现严重下腰痛伴随坐骨神经痛或间歇性跛行。其他纳入标准包括感觉障碍、肌力下降和非手术治疗失败（包括物理治疗和经椎间孔治疗）。排除条件：Ⅰ度以上的腰椎滑脱，屈伸位表现为脊柱不稳，横断面上<100 mm²的严重中央管狭窄[57-58]。有外伤史、近期感染或有转移性疾病的患者均不纳入本研究，既往有脊柱手术史不是本研究的禁忌。

本研究所有患者均行单侧单节段手术。L$_{4/5}$（13/29）和L$_5$/S$_1$（13/29）是主要手术节段。大多数患者的手术指征为腰椎间盘突出（23/29），其中3例患者因腰椎间盘突出复发行手术治疗，其余患者均因机械性腰痛行手术治疗。术后随访期间定期行X线检查以评估患者融合情况。所有患者在术后两年随访期间均行X线检查。采用VAS评分对腿痛进行评估[59]，发现VAS评分从术前的7.34±1.63改善到术后的1.62±1.741（$P<0.01$）；ODI也有明显改善[60]，从术前的50.03±10.64改善到术后的6.69±4.294（$P<0.01$）；Macnab疗效评价显示[61]，69%的患者术前将自己的情况评价为"可"，31%的患者术前评价为"差"。而术后评分则有34.5%的患者报告"优"，62.1%的患者报告"良"的临床结果（表15-1）。

表15-1 术前术后临床评分

成对实验	差异					t 值	自由度	P 值
	平均值	标准差	平均标准误	差异的 95% 置信区间				
	—	—	—	低	高	—	—	—
术前 VAS 评分 术后 VAS 评分	5.724	2.520	0.468	4.766	6.683	12.233	28	0.000
术前 ODI 术后 ODI	43.345	9.689	1.799	39.695	47.030	24.091	28	0.000

成组样本数据	—	—	—	—	Macnab	—	—	—
	平均值	数量	标准差	标准误	术前	可	20	69.0%
术前 VAS 评分	7.34	29	1.632	0.303	—	差	9	31.0%
术后 VAS 评分	1.62	29	1.741	0.323	术后	极好	10	34.5%
	—	—	—	—		好	18	62.1%
术前 ODI	50.03	29	10.635	1.975		可	1	3.4%
术后 ODI	6.69	29	4.294	0.797	—	—	29	—

5. 融合评估

对于内镜下非固定融合术是否融合的评价应尽量简化。为此，编者使用了常规的术后X线平片来评价，而不是动力位的X线或CT。他们采用Fraser改良的Brantigan-Steffee分级，即BSF分级来评估骨移植–宿主界面[62-64]，这种分类将新骨形成、骨吸收和骨重塑都考虑在内。术后X线检查显示椎间隙高度下降、前外侧滑脱、植骨片吸收或植骨片周围有透光带存在提示有假关节形成，则分类为BSF-1级；BSF-2级则显示为每个椎体终板的间隔内均有骨桥生长，但中央可见透光带；BSF-3级显示为桥接骨桥超过一半的融合区域，被认为融合成功。BSF-3级的患者（23/29）占据大多数，其余6例患者被判定为BSF-2级，Macnab结果为优或良。本研究中没有BSF-1级的患者，只有1例41岁的患者由于部分骨移植物挤压导致S_1神经根受压，临床结果评为"可"，这些症状最终通过支持治疗和介入治疗得到解决，包括多次经椎间孔硬膜外类固醇注射，最终该患者的术后CT分级为BSF-3（图15-2）。

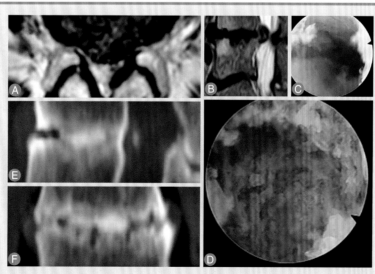

轴位（图A）和矢状位（图B）的术前$L_{4/5}$节段T_2WI腰椎MRI图像。在内镜下观察到终板脱落（图C）。生长因子丰富的骨移植物嵌入间隙（图D）。术后12个月，在矢状位（图E）和冠状位（图F）的CT图像上显示BSF-3分级的成功融合。

图 15-2 术前 $L_{4/5}$ 节段 T_2WI 腰椎 MRI 图像和术后 12 个月 CT 图像

6. 讨论

本章证实了内镜下椎体融合术治疗终末期退行性伴有真空现象的椎间盘疾病的可行性。对伴有严重下腰痛和间歇性跛行的患者，经椎间孔减压内镜下间隙同种异体骨移植手术符合日间手术的要求。总体来说，同种异体骨移植到中空的腰椎间隙取得了满意的临床疗效。在本研究的29例患者中，除了1例，其余患者均有良好的Macnab结果。这种简易化的椎体融合术可以考虑用来替代更复杂的脊柱手术来治疗椎间隙塌陷的退行性腰椎疾病患者，并且这种手术对于合并症多发的老年患者尤为重要[65]。

松质骨填充椎间盘能够取得良好的临床疗效，尽管术后影像学检查显示不完全融合，但患者的疼痛评分会显著降低，恢复期短且无严重并发症。编者认为该术式简单易行，并且应用了生物移植材料，是内镜减压手术良好的辅助。值得注意的是，该手术无须任何其他植入物，手术过程安全，并且可以在门诊日间手术室完成，不需要占用太多的人力成本和基础设施。编者计划将来进行正式的成本效益分析，以更好地阐释这类内镜融合手术的适应证和临床疗效。

7. 结论

内镜下经椎间孔减压联合同种异体松质骨片椎间融合术治疗老年患者单节段终末期伴有真空现象的椎间盘退行性疾病效果良好，能够取得与开放手术类似的临床疗效。此类手术可以有效缓解严重腰椎间盘退变引起的下腰痛和间歇性跛行。本研究的临床结果表明，这种简化的椎间融合术能够取得较好的临床疗效，并且手术过程安全可靠。其潜在价值需要进一步研究。

发表声明

不适用。

利益声明

编者声明无任何利益、资金及其他方面的冲突。

致谢

无。

————————————● 参考文献 ●————————————

[1] An KC, Kong GM, Park DH, Baik JM, Youn JH, Lee WS. Response to: Comparison of Posterior Lumbar Interbody Fusion and Posterolateral Lumbar Fusion in Monosegmental Vacuum Phenomenon within an Intervertebral Disc. Asian Spine J 2016; 10(5): 984.
[http://dx.doi.org/10.4184/asj.2016.10.5.984] [PMID: 27790332]

[2] An KC, Kong GM, Park DH, Baik JM, Youn JH, Lee WS. Comparison of Posterior Lumbar Interbody Fusion and Posterolateral Lumbar Fusion in Monosegmental Vacuum Phenomenon within an Intervertebral Disc. Asian Spine J 2016; 10(1): 93-8.
[http://dx.doi.org/10.4184/asj.2016.10.1.93] [PMID: 26949464]

[3] Anda S, Dale LG, Vassal J. Intradural disc herniation with vacuum phenomenon: CT diagnosis. Neuroradiology 1987; 29(4): 407.
[http://dx.doi.org/10.1007/BF00348927] [PMID: 3627428]

[4] Anda S, Støvring J, Rø M. CT of extraforaminal disc herniation with associated vacuum phenomenon. Neuroradiology 1988; 30(1): 76-7.
[http://dx.doi.org/10.1007/BF00341949] [PMID: 3357572]

[5] Chevrot A, Pillon B, Revel M, Moutounet J, Pallardy G. [The radiological phenomenon of lumbar vacuum-disc (author's transl)]. J Radiol Electrol Med Nucl 1978; 59(4): 267-70. [The radiological phenomenon of lumbar vacuum-disc (author's transl)].

[PMID: 660575]

[6]　Dowling Á, Bárcenas JGH, Lewandrowski KU. Transforaminal endoscopic decompression and uninstrumented allograft lumbar interbody fusion: A feasibility study in patients with end-stage vacuum degenerative disc disease. Clin Neurol Neurosurg 2020; 196106002
[http://dx.doi.org/10.1016/j.clineuro.2020.106002] [PMID: 32562950]

[7]　Ford LT, Gilula LA, Murphy WA, Gado M. Analysis of gas in vacuum lumbar disc. AJR Am J Roentgenol 1977; 128(6): 1056-7.
[http://dx.doi.org/10.2214/ajr.128.6.1056] [PMID: 414544]

[8]　Latif AB. [Vacuum phenomenon in the intervertebral disc]. Magy Traumatol Orthop Helyreallito Seb 1991; 34(4): 297-300. [Vacuum phenomenon in the intervertebral disc].
[PMID: 1685543]

[9]　Lee CH, Cho JH, Hyun SJ, Yoon SH, Kim KJ, Kim HJ. Symptomatic gas-containing herniated disc with the vacuum phenomenon: mechanism and treatment. Case report. Neurol Med Chir (Tokyo) 2012; 52(2): 106-8.
[http://dx.doi.org/10.2176/nmc.52.106] [PMID: 22362295]

[10]　Lewandrowski KU, León JFR, Yeung A. Use of "Inside-Out" Technique for Direct Visualization of a Vacuum Vertically Unstable Intervertebral Disc During Routine Lumbar Endoscopic Transforaminal Decompression-A Correlative Study of Clinical Outcomes and the Prognostic Value of Lumbar Radiographs. Int J Spine Surg 2019; 13(5): 399-414.
[http://dx.doi.org/10.14444/6055] [PMID: 31741829]

[11]　Lewandrowski KU, Zhang X, Ramírez León JF, de Carvalho PST, Hellinger S, Yeung A. Lumbar vacuum disc, vertical instability, standalone endoscopic interbody fusion, and other treatments: an opinion based survey among minimally invasive spinal surgeons. J Spine Surg 2020; 6(S1) (Suppl. 1): S165-78.
[http://dx.doi.org/10.21037/jss.2019.11.02] [PMID: 32195425]

[12]　Liao JC, Lu ML, Niu CC, Chen WJ, Chen LH. Surgical outcomes of degenerative lumbar spondylolisthesis with anterior vacuum disc: can the intervertebral cage overcome intradiscal vacuum phenomenon and enhance posterolateral fusion? J Orthop Sci 2014; 19(6): 851-9.
[http://dx.doi.org/10.1007/s00776-014-0618-z] [PMID: 25104604]

[13]　Lin TY, Liao JC, Tsai TT, et al. The effects of anterior vacuum disc on surgical outcomes of degenerative versus spondylolytic spondylolisthesis: at a minimum two-year follow-up. BMC Musculoskelet Disord 2014; 15(1): 329.
[http://dx.doi.org/10.1186/1471-2474-15-329] [PMID: 25277044]

[14]　Murata K, Akeda K, Takegami N, Cheng K, Masuda K, Sudo A. Morphology of intervertebral disc ruptures evaluated by vacuum phenomenon using multi-detector computed tomography: association with lumbar disc degeneration and canal stenosis. BMC Musculoskelet Disord 2018; 19(1): 164.
[http://dx.doi.org/10.1186/s12891-018-2086-7] [PMID: 29793459]

[15]　Murata Y, Kanaya K, Wada H, et al. L5 Radiculopathy due to Foraminal Stenosis Accompanied With Vacuum Phenomena of the L5/S Disc on Radiography Images in Extension Position. Spine 2015; 40(23): 1831-5.
[http://dx.doi.org/10.1097/BRS.0000000000001067] [PMID: 26208231]

[16]　Pak KI, Hoffman DC, Herzog RJ, Lutz GE. Percutaneous intradiscal aspiration of a lumbar vacuum disc herniation: a case report. HSS J 2011; 7(1): 89-93.
[http://dx.doi.org/10.1007/s11420-010-9168-x] [PMID: 22294964]

[17]　Raines JR. Intervertebral disc fissures (vacuum intervertebral disc). Am J Roentgenol Radium Ther Nucl Med 1953; 70(6): 964-6.
[PMID: 13104729]

[18]　Schweitzer ME, el-Noueam KI. Vacuum disc: frequency of high signal intensity on T2-weighted MR images. Skeletal Radiol 1998; 27(2): 83-6.
[http://dx.doi.org/10.1007/s002560050342] [PMID: 9526773]

[19]　Soffler C, Karpenstein H, Kramer M. Tierarztl Prax Ausg K Klientiere Heimtiere 2014; 42(2): 88-93. [The intervertebral vacuum phenomenon as a computed-tomographic finding in the dog and its significance as an indicator for surgical treatment of vertebral disc herniations].
[http://dx.doi.org/10.1055/s-0038-1623746]

[20]　Viswanathan VK, Subramanian S. Letter: Comparison of Posterior Lumbar Interbody Fusion and Posterolateral Lumbar Fusion in Monosegmental Vacuum Phenomenon within an Intervertebral Disc. Asian Spine J 2016; 10(5): 982-3.
[http://dx.doi.org/10.4184/asj.2016.10.5.982] [PMID: 27790331]

[21]　Benoist M, Parent H, Nizard M, Lassale B, Deburge A. Lumbar discal herniation in the elderly: long-term results of chymopapain chemonucleolysis. Eur Spine J 1993; 2(3): 149-52.
[http://dx.doi.org/10.1007/BF00301413] [PMID: 20058468]

[22]   Chung J, Kong C, Sun W, Kim D, Kim H, Jeong H. Percutaneous Endoscopic Lumbar Foraminoplasty for Lumbar Foraminal Stenosis of Elderly Patients with Unilateral Radiculopathy: Radiographic Changes in Magnetic Resonance Images. J Neurol Surg A Cent Eur Neurosurg 2019; 80(4): 302-11.
[http://dx.doi.org/10.1055/s-0038-1677052] [PMID: 30887488]

[23]   Imajo Y, Taguchi T, Neo M, et al. Complications of spinal surgery for elderly patients with lumbar spinal stenosis in a super-aging country: An analysis of 8033 patients. J Orthop Sci 2017; 22(1): 10-5.
[http://dx.doi.org/10.1016/j.jos.2016.08.014] [PMID: 27646205]

[24]   Rosen DS, O'Toole JE, Eichholz KM, et al. Minimally invasive lumbar spinal decompression in the elderly: outcomes of 50 patients aged 75 years and older. Neurosurgery 2007; 60(3): 503-9.
[http://dx.doi.org/10.1227/01.NEU.0000255332.87909.58] [PMID: 17327795]

[25]   Jasper GP, Francisco GM, Telfeian AE. A retrospective evaluation of the clinical success of transforaminal endoscopic discectomy with foraminotomy in geriatric patients. Pain Physician 2013; 16(3): 225-9.
[PMID: 23703409]

[26]   Luk KD, Chow DH, Holmes A. Vertical instability in spondylolisthesis: a traction radiographic assessment technique and the principle of management. Spine 2003; 28(8): 819-27.
[http://dx.doi.org/10.1097/01.BRS.0000058941.55208.14] [PMID: 12698127]

[27]   Pfirrmann CW, Metzdorf A, Zanetti M, Hodler J, Boos N. Magnetic resonance classification of lumbar intervertebral disc degeneration. Spine 2001; 26(17): 1873-8.
[http://dx.doi.org/10.1097/00007632-200109010-00011] [PMID: 11568697]

[28]   Lee JH, Han IH, Kim DH, et al. Spine Computed Tomography to Magnetic Resonance Image Synthesis Using Generative Adversarial Networks : A Preliminary Study. J Korean Neurosurg Soc 2020; 63(3): 386-96.
[http://dx.doi.org/10.3340/jkns.2019.0084] [PMID: 31931556]

[29]   Adogwa O, Parker SL, Bydon A, Cheng J, McGirt MJ. Comparative effectiveness of minimally invasive versus open transforaminal lumbar interbody fusion: 2-year assessment of narcotic use, return to work, disability, and quality of life. J Spinal Disord Tech 2011; 24(8): 479-84.
[http://dx.doi.org/10.1097/BSD.0b013e3182055cac] [PMID: 21336176]

[30]   Crawford CH III, Smail J, Carreon LY, Glassman SD. Health-related quality of life after posterolateral lumbar arthrodesis in patients seventy-five years of age and older. Spine 2011; 36(13): 1065-8.
[http://dx.doi.org/10.1097/BRS.0b013e3181e8afa0] [PMID: 21217437]

[31]   Hsu KY, Zucherman JF, Hartjen CA, et al. Quality of life of lumbar stenosis-treated patients in whom the X STOP interspinous device was implanted. J Neurosurg Spine 2006; 5(6): 500-7.
[http://dx.doi.org/10.3171/spi.2006.5.6.500] [PMID: 17176013]

[32]   Nunley PD, Patel VV, Orndorff DG, Lavelle WF, Block JE, Geisler FH. Interspinous Process Decompression Improves Quality of Life in Patients with Lumbar Spinal Stenosis. Minim Invasive Surg 2018; 20181035954
[http://dx.doi.org/10.1155/2018/1035954] [PMID: 30057811]

[33]   Sobottke R, Röllinghoff M, Siewe J, et al. Clinical outcomes and quality of life 1 year after open microsurgical decompression or implantation of an interspinous stand-alone spacer. Minim Invasive Neurosurg 2010; 53(4): 179-83.
[http://dx.doi.org/10.1055/s-0030-1263108] [PMID: 21132610]

[34]   el-Khoury GY, Renfrew DL. Percutaneous procedures for the diagnosis and treatment of lower back pain: diskography, facet-joint injection, and epidural injection. AJR Am J Roentgenol 1991; 157(4): 685-91.
[http://dx.doi.org/10.2214/ajr.157.4.1832511] [PMID: 1832511]

[35]   Geurts JW, Kallewaard JW, Richardson J, Groen GJ. Targeted methylprednisolone acetate/hyaluronidase/clonidine injection after diagnostic epiduroscopy for chronic sciatica: a prospective, 1-year follow-up study. Reg Anesth Pain Med 2002; 27(4): 343-52.
[PMID: 12132057]

[36]   Lewandrowski KU. Successful outcome after outpatient transforaminal decompression for lumbar foraminal and lateral recess stenosis: The positive predictive value of diagnostic epidural steroid injection. Clin Neurol Neurosurg 2018; 173: 38-45.
[http://dx.doi.org/10.1016/j.clineuro.2018.07.015] [PMID: 30075346]

[37]   MacVicar J, King W, Landers MH, Bogduk N. The effectiveness of lumbar transforaminal injection of steroids: a comprehensive review with systematic analysis of the published data. Pain Med 2013; 14(1): 14-28.
[http://dx.doi.org/10.1111/j.1526-4637.2012.01508.x] [PMID: 23110347]

[38]   Valat JP. Epidural corticosteroid injections for sciatica: placebo effect, injection effect or anti-inflammatory effect? Nat Clin Pract Rheumatol 2006; 2(10): 518-9.
[http://dx.doi.org/10.1038/ncprheum0286] [PMID: 17016473]

[39]　Gold MI, Watkins WD, Sung YF, *et al.* Remifentanil *versus* remifentanil/midazolam for ambulatory surgery during monitored anesthesia care. Anesthesiology 1997; 87(1): 51-7.
[http://dx.doi.org/10.1097/00000542-199707000-00007] [PMID: 9232133]

[40]　Hertzog JH, Campbell JK, Dalton HJ, Hauser GJ. Propofol anesthesia for invasive procedures in ambulatory and hospitalized children: experience in the pediatric intensive care unit. Pediatrics 1999; 103(3)E30
[http://dx.doi.org/10.1542/peds.103.3.e30] [PMID: 10049986]

[41]　Hua W, Zhang Y, Wu X, *et al.* Full-Endoscopic Visualized Foraminoplasty and Discectomy Under General Anesthesia in the Treatment of L4-L5 and L5-S1 Disc Herniation. Spine 2019; 44(16): E984-91.
[http://dx.doi.org/10.1097/BRS.0000000000003014] [PMID: 31374002]

[42]　Li Z, Long H, Huang F, Zhang Y, Xu J, Wang X. Impact of Epidural *Versus* General Anesthesia on Major Lumbar Surgery in Elderly Patients. Clin Spine Surg 2019; 32(1): E7-E12.
[http://dx.doi.org/10.1097/BSD.0000000000000708] [PMID: 30222620]

[43]　O'Shea JP, Sarwat MA, Sutcliffe CJ. Asleep-Awake-Asleep general anesthesia for open cervical rhizotomy: case report and description of the technique. J Neurosurg Anesthesiol 2000; 12(4): 356-8.
[http://dx.doi.org/10.1097/00008506-200010000-00008] [PMID: 11147384]

[44]　Singhal NR, Jones J, Semenova J, *et al.* Multimodal anesthesia with the addition of methadone is superior to epidural analgesia: A retrospective comparison of intraoperative anesthetic techniques and pain management for 124 pediatric patients undergoing the Nuss procedure. J Pediatr Surg 2016; 51(4): 612-6.
[http://dx.doi.org/10.1016/j.jpedsurg.2015.10.084] [PMID: 26700690]

[45]　Taylor E, Ghouri AF, White PF. Midazolam in combination with propofol for sedation during local anesthesia. J Clin Anesth 1992; 4(3): 213-6.
[http://dx.doi.org/10.1016/0952-8180(92)90068-C] [PMID: 1610577]

[46]　Yeung AT. Minimally Invasive Disc Surgery with the Yeung Endoscopic Spine System (YESS). Surg Technol Int 1999; 8: 267-77.
[PMID: 12451541]

[47]　Yeung AT. The evolution of percutaneous spinal endoscopy and discectomy: state of the art. Mt Sinai J Med 2000; 67(4): 327-32.
[PMID: 11021785]

[48]　Tsou PM, Yeung AT. Transforaminal endoscopic decompression for radiculopathy secondary to intracanal noncontained lumbar disc herniations: outcome and technique. Spine J 2002; 2(1): 41-8.
[http://dx.doi.org/10.1016/S1529-9430(01)00153-X] [PMID: 14588287]

[49]　Lewandrowski KU, Yeung A. Lumbar Endoscopic Bony and Soft Tissue Decompression With the Hybridized Inside-Out Approach: A Review And Technical Note. Neurospine 2020; 17 (Suppl. 1): S34-43.
[http://dx.doi.org/10.14245/ns.2040160.080] [PMID: 32746516]

[50]　Lewandrowski KU. "Outside-in" technique, clinical results, and indications with transforaminal lumbar endoscopic surgery: a retrospective study on 220 patients on applied radiographic classification of foraminal spinal stenosis. Int J Spine Surg 2014; 8: 8.
[http://dx.doi.org/10.14444/1026] [PMID: 25694915]

[51]　Lewandrowski KU. The strategies behind "inside-out" and "outside-in" endoscopy of the lumbar spine: treating the pain generator. J Spine Surg 2020; 6(S1) (Suppl. 1): S35-9.
[http://dx.doi.org/10.21037/jss.2019.06.06] [PMID: 32195412]

[52]　Lewandrowski KU, Ransom NA. Five-year clinical outcomes with endoscopic transforaminal outside-in foraminoplasty techniques for symptomatic degenerative conditions of the lumbar spine. J Spine Surg 2020; 6(S1) (Suppl. 1): S54-65.
[http://dx.doi.org/10.21037/jss.2019.07.03] [PMID: 32195416]

[53]　Lin YP, Wang SL, Hu WX, *et al.* Percutaneous Full-Endoscopic Lumbar Foraminoplasty and Decompression by Using a Visualization Reamer for Lumbar Lateral Recess and Foraminal Stenosis in Elderly Patients. World Neurosurg 2020; 136: e83-9.
[http://dx.doi.org/10.1016/j.wneu.2019.10.123] [PMID: 31866456]

[54]　Yeung A, Lewandrowski KU. Five-year clinical outcomes with endoscopic transforaminal foraminoplasty for symptomatic degenerative conditions of the lumbar spine: a comparative study of *inside-out* versus *outside-in* techniques. J Spine Surg 2020; 6(S1) (Suppl. 1): S66-83.
[http://dx.doi.org/10.21037/jss.2019.06.08] [PMID: 32195417]

[55]　Vavken J, Vavken P, Mameghani A, Camathias C, Schaeren S. Platelet concentrates in spine fusion: meta-analysis of union rates and complications in controlled trials. Eur Spine J 2016; 25(5): 1474-83.
[http://dx.doi.org/10.1007/s00586-015-4193-6] [PMID: 26298478]

[56]　Feiz-Erfan I, Harrigan M, Sonntag VK, Harrington TR. Effect of autologous platelet gel on early and

late graft fusion in anterior cervical spine surgery. J Neurosurg Spine 2007; 7(5): 496-502.
[http://dx.doi.org/10.3171/SPI-07/11/496] [PMID: 17977190]

[57] Sengupta DK, Herkowitz HN. Lumbar spinal stenosis. Treatment strategies and indications for surgery. Orthop Clin North Am 2003; 34(2): 281-95.
[http://dx.doi.org/10.1016/S0030-5898(02)00069-X] [PMID: 12914268]

[58] Yuan S, Zou Y, Li Y, Chen M, Yue Y. A clinically relevant MRI grading system for lumbar central canal stenosis. Clin Imaging 2016; 40(6): 1140-5.
[http://dx.doi.org/10.1016/j.clinimag.2016.07.005] [PMID: 27519125]

[59] Reed CC, Wolf WA, Cotton CC, Dellon ES. A visual analogue scale and a Likert scale are simple and responsive tools for assessing dysphagia in eosinophilic oesophagitis. Aliment Pharmacol Ther 2017; 45(11): 1443-8.
[http://dx.doi.org/10.1111/apt.14061] [PMID: 28370355]

[60] Fairbank JC, Pynsent PB. The Oswestry Disability Index. Spine 2000; 25(22): 2940-52.
[http://dx.doi.org/10.1097/00007632-200011150-00017] [PMID: 11074683]

[61] Macnab I. The surgery of lumbar disc degeneration. Surg Annu 1976; 8: 447-80.
[PMID: 936011]

[62] Brantigan JW, Steffee AD. A carbon fiber implant to aid interbody lumbar fusion. Two-year clinical results in the first 26 patients. Spine 1993; 18(14) (Suppl.): 2106-7.
[http://dx.doi.org/10.1097/00007632-199310001-00030] [PMID: 8272967]

[63] Brantigan JW, Steffee AD, Geiger JM. A carbon fiber implant to aid interbody lumbar fusion. Mechanical testing. Spine 1991; 16(6) (Suppl.): S277-82.
[http://dx.doi.org/10.1097/00007632-199106001-00020] [PMID: 1862425]

[64] Brantigan JW, Steffee AD, Lewis ML, Quinn LM, Persenaire JM. Lumbar interbody fusion using the Brantigan I/F cage for posterior lumbar interbody fusion and the variable pedicle screw placement system: two-year results from a Food and Drug Administration investigational device exemption clinical trial. Spine 2000; 25(11): 1437-46.
[http://dx.doi.org/10.1097/00007632-200006010-00017] [PMID: 10828927]

[65] Stopa BM, Robertson FC, Karhade AV, et al. Predicting nonroutine discharge after elective spine surgery: external validation of machine learning algorithms. J Neurosurg Spine 2019; 31(5): 1-6.
[http://dx.doi.org/10.3171/2019.5.SPINE1987] [PMID: 31349223]

Ji-Yeon Kim[1], Hyeun Sung Kim[1], Jang Il-Tae[1]

[1] Department of Neurosurgery, Nanoori Hospital, Gangnam, Seoul, South Korea

译者：邓见键、贾惊宇

第16章　经椎间孔入路腰椎椎间融合术运用全脊柱内镜终板剥离及椎体松动治疗退行性腰椎滑脱

16

摘要：

内镜下腰椎椎间融合术有两种：一种是单通道经椎间孔入路内镜手术[6-8]，另一种是类似扩张通道系统辅助微创经椎间孔腰椎融合术（MIS TLIF）后外侧入路的单通道或双通道内镜手术。经Kambin三角入路内镜下腰椎椎间融合术与单通道经椎间孔入路腰椎间盘切除术有类似之处，二者不仅都通过Kambin三角进行椎间盘切除，且都可以进行终板准备与融合器植入。内镜下后外侧入路经椎间孔椎体间融合术（TLIF）技术类似于使用管状撑开系统的MIS TLIF技术，主要由有双通道内镜基础的医师操作。由于目前缺乏关于单通道脊柱内镜下经椎间孔入路腰椎融合术（endoscopic transforaminal lumbar interbody fusion，Endo-TLIF）的文献报道，将在本章中描述内镜下经椎间孔腰椎椎间融合术治疗退行性腰椎滑脱和退行性脊柱侧凸的终板剥离技术和粘连松解技术。

关键词：

内镜；终板准备；融合；经椎间孔椎间融合。

1. 引言

随着人口老龄化加重，有症状的退行性脊柱疾病的发生率也随之增加，如退行性椎管狭窄、腰椎滑脱和退行性椎间盘疾病[1]。微创脊柱手术具有恢复快和正常结构得以保存的优点。脊柱内镜手术技术的进步为腰椎手术提供了更多的微创性选择[2]。近年，已有学者尝试了内镜下腰椎椎间融合术[3-5]。在此介绍两种内镜下腰椎椎间融合术，根据手术入路不同，手术可分为单通道下经椎间孔腰椎椎间融合术[6-8]和类似MIS TLIF后外侧入路的单通道或双通道内镜下腰椎椎间融合术[3, 9-10]（图16-1A和图16-1B）。经Kambin入路类似于通过Kambin三角经椎间孔单通道内镜下腰椎间盘切除术。终板准备和融合器植入均通过Kambin三角进行[6]。后外侧内镜下TLIF技术类似于MIS TLIF，使用管状牵开系统，主要由有双通道内镜基础的外科医师操作。目前缺乏关于Endo-TLIF的文献报道（图16-1C）。Kim和Wu等报道了采用单通道内镜后外侧经椎间孔腰椎椎间融合技术治疗有症状的椎间孔狭窄的临床与CT研究[3]。随着Endo-TLIF技术的发展，手术适应指征已扩展到大多数腰椎退行性疾病，包括椎体滑脱和脊柱侧弯。

在本章中，详细介绍了内镜下经椎间孔入路腰椎椎间融合术治疗退行性腰椎体滑脱运用的全脊柱内镜下终板剥离术和粘连松解，通过剥离技术减少终板准备过程中的终板损伤，通过松解椎间盘间隙的粘连增加节段的活动性。

2. 基础理论

2.1 Endo-TLIF 中的解剖学注意事项

单通道内镜经椎间孔入路融合术是在一个安全但狭小的通道——Kambin三角内部进行操作的[11]。该手术必须使用超窄的融合器来保证通过狭窄的安全通道，以免损伤出口神经根。在全脊柱内镜下单通道后外侧入路经椎间孔椎间融合术中，为使合适尺寸的融合器有足够的放置空间，需完全切除同侧小关节突关节[1]（图16-1A和16-1B）。

2.2 Endo-TLIF 直接双侧和对侧减压中央椎管和神经根

Endo-TLIF具有微创融合术和内镜手术两者的优点。该技术是基于传统的MIS-TLIF之上[12]，因此Endo-TLIF可以直接对神经结构进行减压[1-3]。单侧椎板切开进行双侧减压是单通道全脊柱内镜的优点之一[13]。对侧神经根可以通过由内向外（inside-out）、由外向内（outside-in）两种技术完全减压[4-5, 14-15]。由外向内技术包括椎板、椎板间、下关节突、上关节突减压（outside），最后用钝器整块咬除黄韧带达到完全松解韧带的程度暴露椎管（in）。这种技术通常被认为是一种夸张的减压术[1, 4, 16]；由内向外技术包括椎板、下关节突、上关节突与早期分裂进入椎管黄韧带减压（inside），然后从椎管内松解黄韧带，同时进行骨减压（out）。此外，对侧椎间孔的间接减压也可以通过减轻椎体滑脱程度和植入一个大型的融合器以恢复塌陷的椎间盘间隙来实现[7]。在间接减压不足的情况下，Endo-TLIF行对侧直接椎间孔切开术[16]。

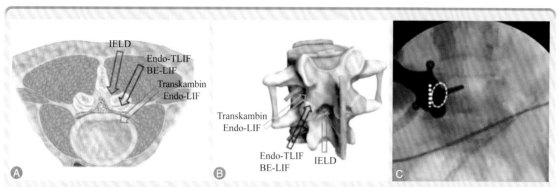

图16-1　A.3种内镜下入路示意；B.三维模型示意；C.L$_5$～S$_1$左侧对应位置Endo-TLIF，在左侧L$_5$椎弓根（绿色虚线圆圈）上做切口（白色虚线），工作通道置于右侧L$_5$～S$_1$的关节突处。IELD：椎板间内镜下腰椎间盘切除术；Endo-TLIF：单通道下全脊柱内镜后外侧入路经椎间孔腰椎椎间融合术；BE-LIF：双通道内镜下腰椎椎间融合术；Transkambin Endo-LIF：单通道内镜下经椎间孔入路腰椎椎间融合术。

2.3 全脊柱内镜下运用镜下磨钻松解粘连组织的概念

在严重塌陷的椎间盘中，巨大的增生骨赘或钙化的椎间盘可阻塞椎间盘的可进入空间，这是极外侧椎间盘粘连所致。在这种情况下，内镜手术器械具有局限性。相较于显微镜下MIS TLIF或双通道内镜下TLIF，采用Endo-TLIF打开纤维环空间是十分艰难的。射频消融器、钳子、等离子凝血器、钝性探针和磨钻通常被联合用于打开环空。3.5～4.5 mm内镜下金刚石磨钻可用于严重椎间盘粘连情况下的骨赘切除（参见"3.4外科手术步骤"图16-4C）。采用内镜下磨钻松解粘连椎间盘，可提高指标层级的分段流动性。即使在严重的椎间盘间隙塌陷时，增加的分段流动性也能显著地恢复椎间盘高度。

2.4 全脊柱内镜下终板剥离技术的概念

打开纤维环后，使用镜下磨钻、钳子、钝性弯曲探针和等离子凝血器等进行内镜视野下椎间融合前的终板准备。最佳的融合准备方法是剥离终板软骨，使软骨下骨呈点状出血，但不破坏终板皮质，以防止终板损伤（参见"3.4外科手术步骤"图16-4D）。当内镜远端尖端向椎间盘间隙推进时，在直接放大的内镜视野下，可以从前纵韧带附近的前方纤维环处剥去椎间盘和软骨[1, 3]（参见"3.4外科手术步骤"图16-4E）。此外，在终板准备过程中不使用刮刀，以防止终板破坏。为了避免沉降，良好的终板准备工作是十分关键的。Kim和Wu等报道了系列Endo-TLIF病例[3, 16]，平均随访时间为12个月，相较于传统的TLIF手术6%的融合器沉降率，Endo-TLIF病例未发现融合器沉降。

2.5 关于植入大尺寸哈里森椎间融合器的概念

Endo-TLIF中使用更大的椎间融合器有以下优点。

• 通过在外侧楔入部位插入大尺寸融合器可适当地矫正Cobb角（参见"5.讨论"图16-5A ~ 图16-5H）。

• 与通过Kambin三角经椎间孔内镜入路中使用的融合器类型有限相比，Endo-TLIF所使用的融合器在商业上有更好的通用功能性。

• 更多的骨移植材料可以填充在椎间盘间隙和融合器内，以增强椎间融合率[1, 7]。通过内镜手术安全地植入大尺寸融合器在技术上是困难的，因此在大融合器植入时需要满足多个重要因素[1, 3, 7]。

• 同侧关节突关节需完全切除（图16-3）。

• 哈里森融合器植入系统可以很好地保护出口神经根与行走神经根，为融合器提供足够的空间（图16-2）。

• 通过椎间盘粘连松解术增加节段活动性，即使在严重的椎间盘间隙塌陷时，也可以进行更大尺寸的椎间融合器植入。哈里森融合器植入系统是由Harrison（Hyeun-Sung）Kim特别设计的仪器[1]。定制的尖端可以位于椎间隙的后1/3，并向两侧分开以平滑活动。（图16-2G）当融合器通过哈里森融合器植入系统时，双侧定制尖端平滑地转向远离出口神经根和行走神经根，安全保护神经结构（图16-2C）。

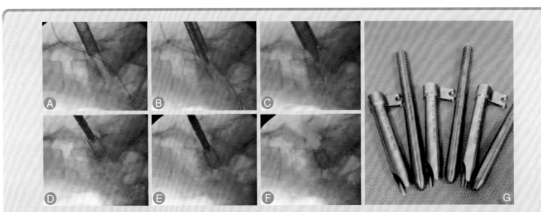

A.工作套管逐级推进并停靠在纤维环上，开放的斜面远离出口神经根和行走神经根；B.通过工作套管，使用镜下磨钻进行纤维环松解释放和终板准备；C.工作套管被哈里森融合器植入系统取代，通过透视为选择植入尺寸大小合适的融合器提供指导；D~F.在透视引导下，通过哈里森融合器植入系统将合适大小的三维打印钛融合器植入椎间盘中；将半个融合器植入椎间盘间隙后，可安全取出融合器，并调整前进方向；G.哈里森融合器植入系统。

图16-2　术中C臂透视图像

2.6 Endo-TLIF 减轻脊柱滑脱程度及矫正局部脊柱侧凸

随着单通道脊柱内镜手术技术的进步，可以通过Endo-TLIF减少椎体滑脱并矫正局部脊柱侧弯（参见"5.讨论"图16-5）。必要的椎间盘松解术可以增加节段活动性并植入尽可能大的椎间融合器。Kim和Wu等在病例报道中介绍了他们运用Endo-TLIF切除了同侧小关节突关节，并植入了一个相当大的椎间融合器，从而达到减轻2级腰椎椎体滑脱患者的平移畸形[16]。他们描述了Endo-TLIF在轻度至中度退行性脊柱侧弯中的应用，并报道了良好的早期临床结果和冠状面Cobb角的改善[2, 16]。

3. 手术步骤

3.1 术前准备

记录患者的病史、临床检查，以及腰椎过伸过屈位、侧位、屈伸视图的影像学报告和MRI狭窄分析。术前进行CT，用于评估椎弓根的大小，并排除任何先天性畸形、椎间盘钙化和椎间盘真空。三维重建CT有助于外科医师判断所需要的骨量大小。根据患者的症状定位选择在左侧或右侧进行手术。

3.2 麻醉和皮肤切开

手术可以采用硬膜外麻醉联合镇静或全身麻醉。患者俯卧在手术台上，脊柱轻微屈曲。内镜系统使用冲洗泵，并将输液压力设置为25～40 mmHg。一名外科医师站在有症状的一侧，使用经皮椎弓根螺钉皮肤切口进行单通道内镜置入，并对每个相应水平的后外侧入路体间融合进行对接（图16-1C）。取纵向约1.6 cm皮肤切口以方便工作管道放置。切至筋膜层时延长切口至3 cm，使工作通道可以移动，并在椎间植入融合器后放进行钉棒固定。

3.3 内镜置入

通过经椎间孔入路置入一个直径为13.7 mm、带有斜面尖的工作通道（图16-1C）。术中进行了正位和侧位透视，以确定正确减压节段。然后置入内镜，内镜拥有15°视角、外径10 mm，工作通道直径6 mm、长度125 mm。

3.4 外科手术步骤

用射频消融对椎板和小关节进行止血，以获得清晰的内镜视野（图16-3A），用镜下磨钻沿图16-3中曲线方向磨下关节突，从椎板交界处开始一直到下关节突的上外侧区域（图16-3B，图16-3C）。对下关节突关节面进行完整切除，咬除骨质可作为自体移植物（图16-3D）。用镜下磨钻修整关节间部将会为椎间融合提供更多的操作空间（图16-3E）。切除下关节突关节面后，暴露下位椎体的上关节突（图16-3F）。从内侧到外侧再到基部切除上关节突。局部切除骨质可作为自体骨移植进行融合（图16-3G、图16-3H）。

在内镜下用咬骨钳切除覆盖在椎间盘和神经上的黄韧带（图16-4A），此过程中可能会发生硬膜外出血。通常这种出血可以通过射频进行控制，止血对于后期显露纤维环并切开等操作很有价值。顺时针旋转工作通道，小心地向前推进，斜角开口端指向出口神经根和行走神经根。工作通道可以定位并显露椎间盘（图16-4B）。使用咬骨钳、射频电刀、钝性探针和磨钻进一步打开纤维环（图16-4C），然后，将工作通道推进到椎间盘空间的开口中，以保持椎间盘空间。在内镜直视下，联合使用磨钻、咬骨钳、钝性探针和射频电刀进行椎间融合的终板准备（图16-4D）。最佳的融合床准备工作将是终板软骨去除，软骨下骨呈点状出血（图16-4E）。

一旦终板准备工作完成，工作通道就可进一步进入椎间盘间隙。编者建议将工作通道放置在椎间盘间隙的背侧1/3处，以保持椎间盘间隙的撑开状态，同时将自体骨放置在椎间盘间隙的前部。使用逐级扩张器逐渐扩大椎间盘空间，以与最佳大小融合器试模植入匹配。当试模移除后，在透视引导下，通过内镜下工作通道将自体骨和同种异体骨的混合物放置在腹侧和对侧椎间盘间隙中。最后，再将试模植入椎间盘中以使自体骨和同种异体骨紧密贴合，并通过透视引导选择植入适当大小的融合器。在透视引导下，将自体骨移植装入测量合适的三维打印钛融合器中，并通过哈里森融合器植入系统植入椎间盘中（图16-2C～图16-2F）。在透视引导下，通过轻轻推开神经根，可以方便地植入融合器（图16-4F）。然后，在内镜直视视野下，将融合器调整到最佳位置。编者常规术中放置一根引流管，并在术后第一天取出。

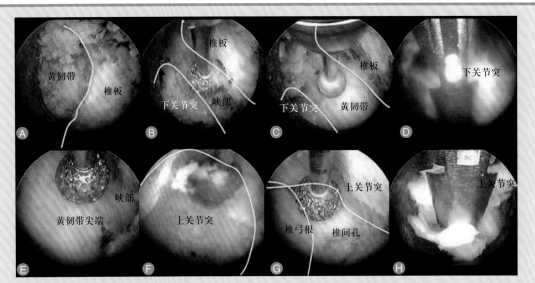

A.显露椎板与椎板间隙黄韧带；B.显露于下关节突后，用镜下磨钻在头侧椎板和下关节突的交界处开始钻孔；C.内镜下显露黄韧带深层和最后一层薄的下关节突皮质层；D.下关节突被切除并作为自体骨移植物；E.用镜下磨钻修整峡部，以提供更多的操作空间，并显露了黄韧带的尖端；F.去除下关节突后，显露上关节突；G.用镜下磨钻沿上关节突与尾侧椎板基底部打磨；H.上关节突被切除并作为自体骨移植物。

图 16-3　显露椎板与椎板间隙黄韧带，右侧 L$_5$ ~ S$_1$ 行 TLIF 关节突切除

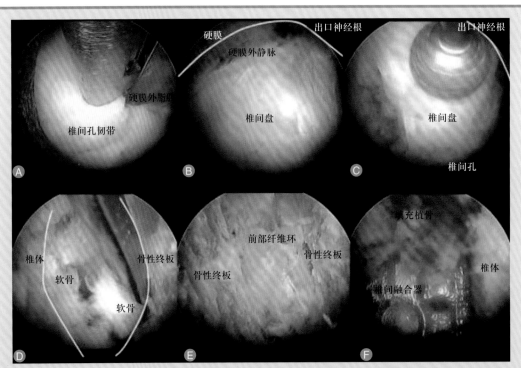

A.在内镜下用咬骨钳切除覆盖椎间盘和神经之上的黄韧带；B.工作通道向前并旋转，以保护出口神经根和行走神经根；C.内镜下进行椎间盘钻孔，切除骨赘、椎间盘粘连，打开椎间盘间隙；D.用磨钻、内镜探针和钳子联合剥离终板软骨，去除椎间盘；E.在内镜直接放大的视图下，对前纵韧带附近的前方纤维环做完整的终板准备；F.植入椎间融合器，内镜下检查是否处于最佳位置。

图 16-4　L$_5$ ~ S$_1$ 中的 Endo-TLIF 椎间盘和终板准备

3.5 经皮椎弓根螺钉和杆的植入可适当地压缩和分散应力

对于骨质疏松患者，在透视引导下以标准方式置入经皮椎弓根螺钉，某种情况下可增加骨水泥。在植入自攻椎弓根螺钉前，可通过经皮套管针注射骨水泥。准备两个长度合适和前凸的弯曲棒，并使用经皮杆支架植入。在骨水泥充分硬化后，对椎弓根螺钉进行压缩，并最终将固定螺钉拧紧。位置良好的融合器通常可以有效恢复椎间盘高度。逐层缝合切口。

3.6 术后护理

所有Endo-TLIF患者按此方法护理：术后第1天，动员患者下地活动，并按照医院方案进行CT和X线检查；引流管通常在术后第1天或第2天被拔除；术后1周、3个月、6个月、1年进行随访。

3.7 潜在风险

在单通道和双通道内镜手术中，有一些并发症被报道：硬膜撕裂（3.3%）[1]、短暂性感觉异常（1%～3%）、硬膜外血肿，且翻修率为1.9%，以及头痛（1%～2%）[2-4]。

4. 临床系列

在严重塌陷的椎间盘间隙中，巨大的增生骨赘或钙化的椎间盘阻塞了椎间盘间隙的可进入空间，并在椎间盘内间隙的纤维环部分有严重的椎间盘粘连。3.5～4.5 mm内镜下磨钻可有效切除增生骨赘并使融合的椎间盘间隙活动性增加。通过椎间盘粘连松解术提高节段活动性，使大型椎间融合器植入即使在严重塌陷时也能完成，并能更显著地恢复椎间盘间隙高度。保护终板的剥离技术是防止融合器沉降的关键。在我们的系列研究中，我们发现在平均12个月的随访中，27例Endo-TLIF术后患者的30个节段融合器未出现下沉。术后1周、术后3个月和最终随访的平均VAS评分降低率分别为2.5±1.1、3.2±0.9和4.3±1.0，$P<0.05$。CT结果显示前、中、后椎间盘高度为（6.99±2.30）mm、（6.28±1.44）mm、（5.12±1.79）mm，$P<0.05$。CT提示冠状位椎间盘高度增加（7.13±1.90）mm，$P<0.05$。CT冠状面提示楔形角改善为2.35±4.73，矢状面角改善为1.98±4.69，$P<0.05$[1]。

5. 讨论

单通道内镜下经椎间孔经Kambin入路和双通道内镜下辅助融合手术均提供了良好的临床疗效[2-3]。Kim和Wu等报道了单通道内镜下后外侧入路经椎间孔腰椎椎间融合具有良好的临床和放射学结果[11]。双通道内镜下融合与开放融合手术的比较研究显示，失血量明显减少和术后早期疼痛控制更佳，并发症发生率有降低的趋势，但融合率无差异。然而，目前缺乏文献对比Endo-TLIF和双通道内镜下融合术长期融合率的随访结果，尚未关于Endo-TLIF技术与开放常规融合之间比较的研究。因此，将集中讨论Endo-TLIF的早期临床及放射学有利结果，这涉及技术的进步，而非与MIS-TLIF的比较。

经椎间孔内镜椎间融合术在保留肌肉附着和小关节突关节的完整性方面优势突出。此外，手术可以在局部麻醉联合镇静下进行。对于有严重并发症的患者来说，尤其重要的是单通道内镜下经椎间孔椎间融合术需在一个狭小、安全的Kambin三角中进行，需要一个长且窄的融合器以通过有限的空间进入椎间盘间隙[17]。在单通道内镜下经椎间孔椎间融合术中，狭长的融合器使得其在终板上会有更高的应力集中，这可能会导致更高的沉降发生率，尤其是在终板被破坏的情况下[6-7]。与经Kambin入路相比，在Endo-TLIF过程中，终板准备是在内镜直视下进行的。Kim和Wu等报道了使用内镜下椎间盘钻孔和终板剥离技术的Endo-TLIF病例系列，随访期平均为12个月[3,16]。与经Kambin入路经椎间孔椎间融合引起的6%的沉降率相比[8]，Endo-TLIF组没有发生融合器沉降。出口神经根有一定损伤的风险，最常见的是神经失用症。在单通道内镜下经椎间孔椎间融合术中，报道的感觉异常发生率为0~22%[5-6]。由于融合器是通过Kambin三角植入的，在植入过程中有很高的损伤出口神经根的可能性。经Kambin入路也可能限制了对中央椎管和神经根的直接减压。

大型椎间融合器可以更好地重建腰椎前柱，促进椎体间融合，并尽量降低植入物后退的风险。双通道内镜椎体间融合的主要优点是能够使用大型椎间融合器，使用内镜可更直观地直视术野。此外，在Endo-TLIF中，同侧小关节突关节的完全切除创造出足够的空间用于镜管状经椎间融合或双通道内镜下椎间融合。Kim和Wu等在一例Ⅱ度腰椎滑脱患者中证实了单通道内镜下经椎间孔融合应用效果。他们使用了一个相当大的椎间融合器来减少椎体旋转畸形，具有良好的临床结果[16]。有专家最近使用这种技术对严重椎间盘间隙塌陷的患者进行椎间融合，并报道了良好的临床结果和放射学结果[4]。在塌陷的腰椎间盘椎间隙中，Endo-TLIF可能具有一定挑战性。其难度来源于非平行的软骨终板、椎间孔的畸形和狭窄（图16-5A~图16-5H）[18-20]。并发症是值得关注的，同时外科医师应该对这些解剖变异有高度的认识。为了使Endo-TLIF取得的良好效果，外科医师应该行单侧椎板切开和双侧减压。

Kim和Wu等还报道了Endo-TLIF应用于成年人退行性脊柱侧弯的早期临床结果[4]。评估显示，Endo-TLIF病例的CT冠状侧凸和矢状后凸角度显著改善，减少了重度腰椎间盘塌陷节段导致的冠状侧弯和矢状位后凸。然而，他们没有证据来支持或提倡用Endo-TLIF治疗超过20°的严重脊柱侧凸畸形，更多的软组织和骨切除对于多节段融合是必要的，传统的融合手术可能更适合这些类型的患者。

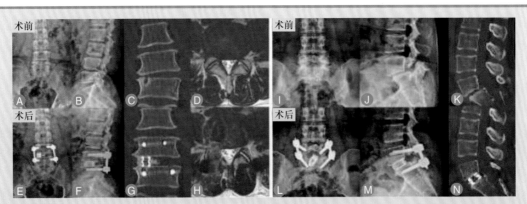

病例1（图A~图H）：42岁男性，背部疼痛，右下肢放射性痛，在L₄₋₅水平出现外侧楔形角和椎间盘间隙塌陷；采用Endo-TLIF术选择L₄₋₅右侧椎旁入路。病例2（图J~图N）：48岁女性，背痛伴有神经源性跛行，在L₅~S₁水平出现腰椎滑脱伴椎间隙塌陷；采用Endo-TLIF术选择L₅~S₁左侧椎旁入路。A、C.术前L₄₋₅右侧凹侧楔形角形成和终板骨侵蚀；B.术前腰椎前凸角丢失；D.术前右侧椎间孔和侧隐窝狭窄；E、G.椎间融合器植入使得楔形角形成部位上椎体终板抬高，椎间盘高度增加，冠状面凹形畸形减少；F.术后，腰椎前凸症状得到改善；H.术后椎间孔和外侧隐窝狭窄得到缓解；J、K.术前L₅~S₁水平椎间盘真空征伴峡部滑脱；L.术后椎间融合器和植入物位置良好；M、N.侧位X线图像和矢状面CT显示椎体滑脱减少，融合器和骨移植放置良好。

图16-5　两例患者影像学表现

6. 结论

由于老年人口的增加，微创脊柱手术，特别是脊柱内镜手术的需求日益迫切。经过长期的研究，发现脊柱内镜手术相比传统手术有许多优势。

此外，内镜下腰椎椎间融合不仅具有手术创伤小的优点，相较于现有的常规手术方式还有其他的优势。最近的一项研究证实，通过终板剥离来保存终板可以降低融合沉降率，提高融合速率，通过粘连松解技术可以充分恢复椎间盘的高度。

发表声明

不适用。

利益声明

编者声明无任何利益、资金及其他方面的冲突。

致谢

无。

参考文献

[1]　Vos T, Flaxman AD, Naghavi M, *et al.* Years lived with disability (YLDs) for 1160 sequelae of 289 diseases and injuries 1990-2010: a systematic analysis for the Global Burden of Disease Study 2010. Lancet 2012; 380(9859): 2163-96.
[http://dx.doi.org/10.1016/S0140-6736(12)61729-2] [PMID: 23245607]

[2]　Kim M, Kim HS, Oh SW, *et al.* Evolution of Spinal Endoscopic Surgery. Neurospine 2019; 16(1): 6-14.
[http://dx.doi.org/10.14245/ns.1836322.161] [PMID: 31618807]

[3]　Wu PH, Kim HS, Lee YJ, *et al.* Uniportal Full Endoscopic Posterolateral Transforaminal Lumbar Interbody Fusion with Endoscopic Disc Drilling Preparation Technique for Symptomatic Foraminal Stenosis Secondary to Severe Collapsed Disc Space: A Clinical and Computer Tomographic Study with Technical Note. Brain Sci 2020; 10(6): E373.
[http://dx.doi.org/10.3390/brainsci10060373] [PMID: 32549320]

[4]　Heo DH, Park CK. Clinical results of percutaneous biportal endoscopic lumbar interbody fusion with application of enhanced recovery after surgery. Neurosurg Focus 2019; 46(4): E18.
[http://dx.doi.org/10.3171/2019.1.FOCUS18695] [PMID: 30933919]

[5]　Ahn Y, Youn MS, Heo DH. Endoscopic transforaminal lumbar interbody fusion: a comprehensive review. Expert Rev Med Devices 2019; 16(5): 373-80.
[http://dx.doi.org/10.1080/17434440.2019.1610388] [PMID: 31044627]

[6]　Wagner R, Haefner M. Uniportal Endoscopic Lumbar Interbody Fusion. Neurospine 2020; 17 (Suppl. 1): S120-8.
[http://dx.doi.org/10.14245/ns.2040130.065] [PMID: 32746525]

[7]　Ao S, Zheng W, Wu J, *et al.* Comparison of Preliminary clinical outcomes between percutaneous endoscopic and minimally invasive transforaminal lumbar interbody fusion for lumbar degenerative diseases in a tertiary hospital: Is percutaneous endoscopic procedure superior to MIS-TLIF? A prospective cohort study. Int J Surg 2020; 76: 136-43.
[http://dx.doi.org/10.1016/j.ijsu.2020.02.043] [PMID: 32165279]

[8]　Morgenstern C, Yue JJ, Morgenstern R. Full Percutaneous Transforaminal Lumbar Interbody Fusion Using the Facet-sparing, Trans-Kambin Approach. Clin Spine Surg 2020; 33(1): 40-5.
[http://dx.doi.org/10.1097/BSD.0000000000000827] [PMID: 31162179]

[9]　Heo DH, Son SK, Eum JH, Park CK. Fully endoscopic lumbar interbody fusion using a percutaneous unilateral biportal endoscopic technique: technical note and preliminary clinical results. Neurosurg Focus 2017; 43(2): E8.
[http://dx.doi.org/10.3171/2017.5.FOCUS17146] [PMID: 28760038]

[10]　Park MK, Park SA, Son SK, Park WW, Choi SH. Clinical and radiological outcomes of unilateral biportal endoscopic lumbar interbody fusion (ULIF) compared with conventional posterior lumbar interbody fusion (PLIF): 1-year follow-up. Neurosurg Rev 2019; 42(3): 753-61.
[http://dx.doi.org/10.1007/s10143-019-01114-3] [PMID: 31144195]

[11] Kim HS, Wu PH, Lee YJ, Kim DH, Jang IT. Technical Considerations of Uniportal Endoscopic Posterolateral Lumbar Interbody Fusion: A Review of Its Early Clinical Results in Application in Adult Degenerative Scoliosis. World Neurosurg 2020.
[PMID: 32531438]

[12] Holly LT, Schwender JD, Rouben DP, Foley KT. Minimally invasive transforaminal lumbar interbody fusion: indications, technique, and complications. Neurosurg Focus 2006; 20(3): E6.
[http://dx.doi.org/10.3171/foc.2006.20.3.7] [PMID: 16599422]

[13] Kim HS, Wu PH, Jang IT. Lumbar Endoscopic Unilateral Laminotomy for Bilateral Decompression Outside-In Approach: A Proctorship Guideline With 12 Steps of Effectiveness and Safety. Neurospine 2020; 17 (Suppl. 1): S99-S109.
[http://dx.doi.org/10.14245/ns.2040078.039] [PMID: 32746523]

[14] Lim KT, Meceda EJA, Park CK. Inside-Out Approach of Lumbar Endoscopic Unilateral Laminotomy for Bilateral Decompression: A Detailed Technical Description, Rationale and Outcomes. Neurospine 2020; 17 (Suppl. 1): S88-98.
[http://dx.doi.org/10.14245/ns.2040196.098] [PMID: 32746522]

[15] Lim KT, Nam HGW, Kim SB, Kim HS, Park JS, Park CK. Therapeutic Feasibility of Full Endoscopic Decompression in One- to Three-Level Lumbar Canal Stenosis *via* a Single Skin Port Using a New Endoscopic System, Percutaneous Stenoscopic Lumbar Decompression. Asian Spine J 2019; 13(2): 272-82.
[http://dx.doi.org/10.31616/asj.2018.0228] [PMID: 30472819]

[16] Kim HS, Wu PH, Jang I-T. Technical note on Uniportal full endoscopic posterolateral approach transforaminal lumbar interbody fusion with reduction for grade 2 spondylolisthesis. Interdiscip Neurosurg 2020; 21: 21.
[http://dx.doi.org/10.1016/j.inat.2020.100712]

[17] Morgenstern R, Morgenstern C, Jané R, Lee SH. Usefulness of an expandable interbody spacer for the treatment of foraminal stenosis in extremely collapsed disks: preliminary clinical experience with endoscopic posterolateral transforaminal approach. J Spinal Disord Tech 2011; 24(8): 485-91.
[http://dx.doi.org/10.1097/BSD.0b013e3182064614] [PMID: 21336171]

[18] Lee CW, Yoon KJ, Kim SW. Percutaneous Endoscopic Decompression in Lumbar Canal and Lateral Recess Stenosis - The Surgical Learning Curve. Neurospine 2019; 16(1): 63-71.
[http://dx.doi.org/10.14245/ns.1938048.024] [PMID: 30943708]

[19] Kim JH, Kim HS, Kapoor A, *et al.* Feasibility of Full Endoscopic Spine Surgery in Patients Over the Age of 70 Years With Degenerative Lumbar Spine Disease. Neurospine 2018; 15(2): 131-7.
[http://dx.doi.org/10.14245/ns.1836046.023] [PMID: 29991242]

[20] Hwa Eum J, Hwa Heo D, Son SK, Park CK. Percutaneous biportal endoscopic decompression for lumbar spinal stenosis: a technical note and preliminary clinical results. J Neurosurg Spine 2016; 24(4): 602-7.
[http://dx.doi.org/10.3171/2015.7.SPINE15304] [PMID: 26722954]

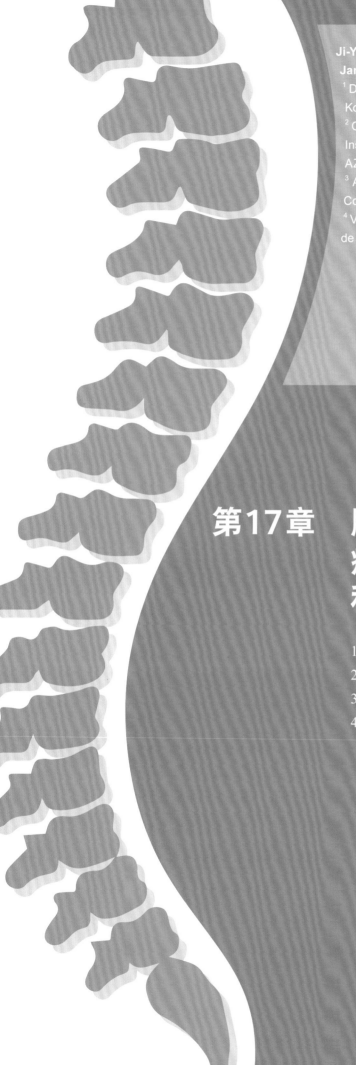

Ji-Yeon Kim[1], Hyeun sung Kim[1], Kai-Uwe Lewandrowski[2-4] 和 Tae Jang[1]

[1] Department of Neurosurgery, Nanoori Hospital, Seoul City, South Korea

[2] Center for Advanced Spine Care of Southern Arizona and Surgical Institute of Tucson, Tucson AZ, USA

[3] Associate Professor of Orthopaedic Surgery, Universidad Colsanitas, Bogota, Colombia, USA

[4] Visiting Professor, Department Orthopaedic Surgery, UNIRIO, Rio de Janeiro, Brazil

译者：缪新新，贾惊宇；南昌大学第二附属医院骨科

第17章　腰椎内镜技术对于不同病例的技术要点、争议和并发症

17

摘要：

脊柱内镜技术的缺点在于，只有少数人掌握陡峭的学习曲线并在临床实践中推进脊柱内镜技术的发展。实质上，内镜技术可明确地治疗椎间盘突出和腰椎神经根压迫，已经有相当一部分病例的内镜治疗取代了传统的开放式脊柱手术方案。进行内镜手术治疗时，脊柱内镜外科医师必须确定，退行性脊柱疾病的常见疼痛问题可通过脊柱内镜手术技术处理，并且，与传统开放手术相比，其至少具有一定程度可比较性的临床结果及并发症发生率。本章说明了几个复杂的临床病例，并提出了相应要点的治疗方式，以及翻修和并发症病例的要点。

关键词：

并发症；争议；内镜技术；椎间盘突出。

1. 引言

PELD的日益普及也揭示了其优势和临床结果[1-5]。与任何新技术一样，其使用率激增，随后不太有利的结果和并发症的增加凸显了该术式的局限性。PELD无论是经椎间孔入路[1, 6-15]还是经椎板间入路[1, 16-21]，都存在特异的手术缺点，以及由潜在的椎间盘退行性疾病所导致的额外手并发症，这是值得讨论的。在本章节，编者列出了临床预后不佳病例常见问题的责任缘由、并发症、争议点、技术技巧以及如何处理的技术要点。

1.1 早期复发

为了达到PELD后良好的长期预后结果，避免并发症是基础。尽管PELD早期复发可能发生在术后，但这也是其中的问题之一（图17-1）。虽然可能存在与患者相关的因素，但手术细节包括不完全减压可能也是导致早期复发的原因。

为患者提供明确的术后指导，包括短期卧床休息、举重限制、精心设计的步行计划，对于避免术后早期恢复过程中患者依从性差引起的问题至关重要。如果有的话，应该在手术后6~12周慎重开始物理治疗，因为许多患者在没有积极锻炼计划的情况下也会康复。PELD最具争议的方面是决定何时结束手术，换句话说，当切除足够量的椎间盘组织时即完成手术。这个看似微不足道的问题的答案却并不明显。编者建议从椎间盘间隙中切除所有不稳定、分层、裂开以及失活的组织。正是在这部分，椎间盘内由内向外技术最有利。虽然这个主题很复杂，且对于脊柱内镜外科医师在手术过程中是否可以辨别出任何预测因素来帮助确定椎间盘切除范围这一问题没有直接的答案，但假设潜在的疾病和手术后剩余的病变椎间盘组织能够承受日常活动的重复性压缩负荷，并防止垂直塌陷，这与早期复发同样重要。然而后一个问题显然无法由外科医师决定。因此，应该在早期康复过程中密切监测每位患者椎间盘突出复发产生的体征和症状。

1.2 血管损伤

PELD中的严重并发症之一是对脊柱前后血管结构的损伤，尤其是节段动脉和主要血管的损伤值得关注。节段动脉损伤主要发生在经椎间孔入路的操作期间，尤其是在使用出口神经根入路时，因为节段动脉通过出口神经根下方（图17-2）。这种节段动脉损伤可能在PELD后引起严重的腹膜后血肿。编者建议在内镜下，脊柱外科医师可尝试通过射频凝固处理节段动脉的出血。根据编者的经验，没有必要转为开腹手术。如果形成有症状的腹膜后血肿，可以通过开放性或介入性放射学血肿清除术进行治疗。观察和支持性护理措施通常足以处理此类腹膜后血肿[22-24]。编者不确定是否有出版物详细说明了应用栓塞术式来处理这个令人困惑的发症。

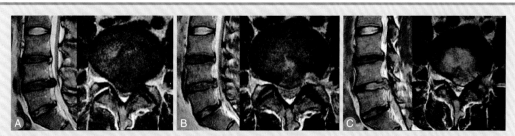

PELD后复发可能与PELD后早期节段负荷过大有关。A.术前MRI；B.术后即刻MRI；C.PELD后3个月复发。

图17-1 PELD后复发

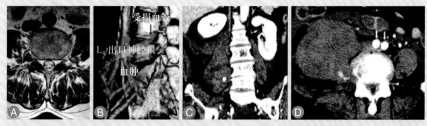

PELD治疗极外侧椎间盘突出症（图A），因节段动脉损伤（图B）导致腹膜后血肿形成（图C，图D）[22]。

图17-2 PELD治疗

1.3 神经损伤

PELD后导致神经损伤虽然不常见，但在脊柱内镜外科医师的职业生涯中，时有发生。神经损伤以肢体无力和感觉丧失为特征。这些损伤通常与收缩相关的神经失用有关。在常规腰椎内镜手术中，真正的行走或出口神经根的横断非常罕见，编者未发现有任何此类报道。因此，与神经失用相关的问题可能会通过支持性护理措施自发解决，并且应该让患者消除疑虑。神经失用应与感觉迟钝区分开，后者经常发生在PELD后[3, 18]。尽管神经支配区域的烧灼感伴随浅感觉和本体感觉减退会对患者造成困扰，但通常在几周内经椎间孔入路注射激素药物，以及使用加巴喷丁式普瑞巴林药物治疗后即可缓解。在极少数情况下，神经损伤中出口神经根损伤可导致永久性神经功能缺损、马尾综合征、肢体无力和交感神经损伤，因此，在正规继续教育过程中，对渴望从事脊柱内镜外科的医师进行充分和全面的培训十分重要，强调仔细观察神经根回缩和合理地使用热射频消融术以避免热损伤至关重要[22]。避免这些灾难性并发症只是维持高质量脊柱内镜手术过程的核心，还应该为管理它们做好准备，并且应在术前彻底告知患者脊柱内镜手术的利弊。

1.4 感染

另一个严重的并发症是椎间盘区域感染。一线治疗应使用至少6周疗程的静脉抗生素。只有在获得培养活检后才能开始使用抗生素，以根据患者的细菌培养结果调整治疗方案。感染初始阶段，使用第一代或第二代头孢菌素的经验性抗生素方案的患者，可能会产生抗生素耐药性和对抗生素治疗无效的慢性或惰性感染。在某些情况下，需要正规的手术清创来控制感染。对感染的椎间盘内部进行内镜下灌洗是合理的，可以尝试。然而，开放式冲洗和清创可能是首选，尤其是在患者的临床感染症状没有改善的情况下。由于感染通常会在所涉及的手术节段上导致退行性过程加速，或者可能会导致无法避免的广泛清创，所以最终可能会需要进行脊柱融合。因此，应该进行充分的医患沟通，以让患者了解这种灾难性并发症。

2. 病例展示

在下文中，编者将简要介绍常见的病例内容，这些内容可能对试图治疗腰椎常见和复杂椎间盘突出问题的脊柱内镜外科医师来说是困难的。虽然可能有很多方法可以处理这些复杂的情况，但编者提出了他们处理这些情况的首选方法，并未形成规范化临床标准指南。因此，本章介绍将对病例进行简要描述，重点是视频说明而不是治疗。因此，编者建议读者观看所提供的影像资料，以了解更多关于编者在下面列出的临床案例中的首选处理方式。

2.1 旁中央型腰椎间盘突出症

针对旁中央型椎间盘突出症的患者，建议行靶向椎间盘突出髓核切除术（图17-3）。

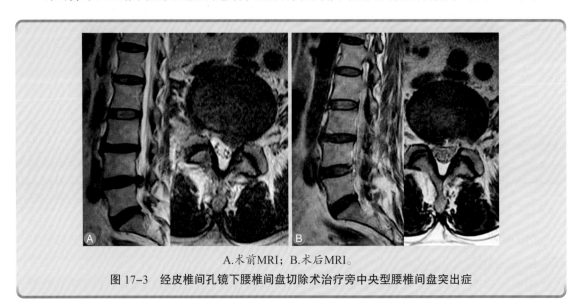

A.术前MRI；B.术后MRI。

图 17-3　经皮椎间孔镜下腰椎间盘切除术治疗旁中央型腰椎间盘突出症

内镜翻修手术的视频详细介绍了靶向碎片切除术的相关步骤见视频17-1。

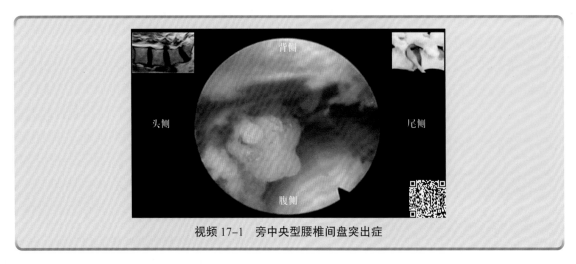

视频 17-1　旁中央型腰椎间盘突出症

2.2 向上脱垂游离型腰椎间盘突出症

针对向上脱垂游离型腰椎间盘突出症的患者，建议手术步骤如下（图17-3）：①出口神经根入路；②圆弧形工作通道用于保护出口神经根；③入路靠近神经根腋下区域并且辨认残余髓核组织十分重要（图17-4）。

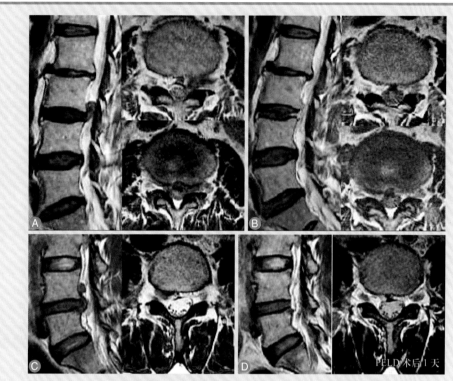

病例1：L_{3~4}，A.术前MRI；B.术后MRI。病例2：L_{4~5}，C.术前MRI；D.术后MRI。

图 17-4　PELD 治疗向上脱垂游离型腰椎间盘突出

　　PELD治疗向上脱垂游离型腰椎间盘突出症的相关要点和技巧见视频17-2，展示了内镜手术的细节。

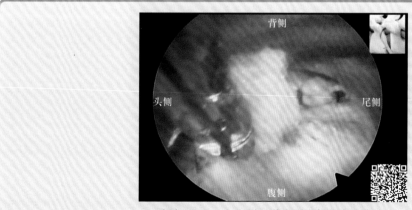

视频 17-2　向上脱垂游离型腰椎间盘突出症

2.3 椎间孔型腰椎间盘突出症

　　针对椎间孔型腰椎间盘突出症的患者，建议手术步骤如下[25-26]：①出口神经根入路；②圆弧形工作通道用于保护出口神经根；③辨认残余髓核组织十分重要（图17-5）。

　　一例PELD治疗椎间孔型腰椎间盘突出症的病例见视频17-3。

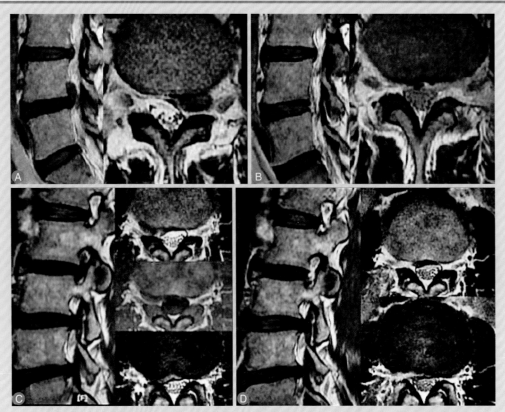

病例1：L₄₋₅。A.术前MRI；B.术后MRI。病例2：L₂₋₃，C.术前MRI；D.术后MRI。

图 17-5   PELD 治疗椎间孔型腰椎间盘突出症

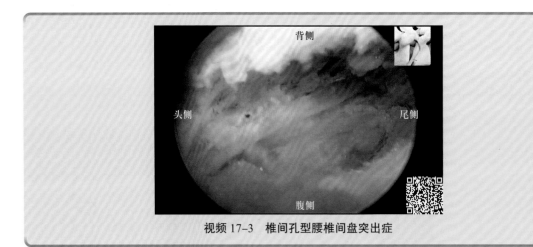

视频 17-3   椎间孔型腰椎间盘突出症

2.4 极外侧型椎间盘突出症

针对极外侧型椎间盘突出症的患者，建议手术步骤[25-27]：①出口神经根入路；②圆弧形工作通道用于保护出口神经根；③当L₅～S₁椎间盘突出伴有高位髂峰时，使用刚性内镜不太容易进入突出部位（图17-6）。

一例PELD治疗极外侧型椎间盘突出症的病例见视频17-4。

2.5 严重椎管中央型椎间盘突出症

针对严重椎管中央型椎间盘突出症的患者，建议手术步骤[27]：①从由外向内入路行硬脊膜外暴露；②硬脊膜暴露；③辨认任何残留的椎间盘，因为椎管中心狭窄经常伴随多块椎间盘碎片（图17-7）。

一例PELD治疗严重椎管中央型椎间盘突出症的病例见视频17-5。

2.6 严重椎管中央伴硬脊膜外脱垂游离型腰椎间盘突出症

针对严重椎管中央伴硬脊膜外脱垂游离型腰椎间盘突出症的患者，建议手术步骤[28]：①从由外向内入路行硬脊膜外暴露；②有时，一块大的突出物可能位于后纵韧带后方，因此，后纵韧带后方、硬膜腹侧区域必须检查有无另外的椎间盘组织；③在手术结束前，必须确认硬膜外区域充分减压（图17-8）。

一例PELD治疗严重椎管中央伴硬脊膜外脱垂游离型腰椎间盘突出症的病例见视频17-6。

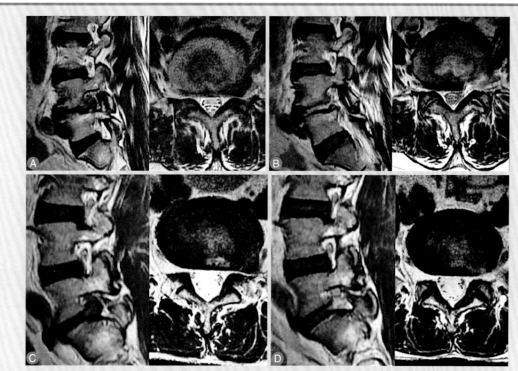

病例1：L$_{4\sim5}$，A.术前MRI；B.术后MRI。病例2：L$_5\sim$S$_1$，C.术前MRI；D.术后MRI。

图 17-6　PELD 治疗极外侧型椎间盘突出症

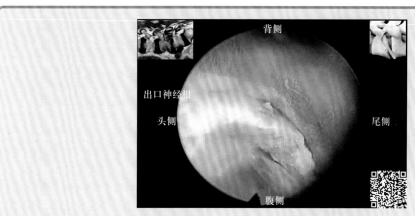

视频 17-4　极外侧型腰椎间盘突出症

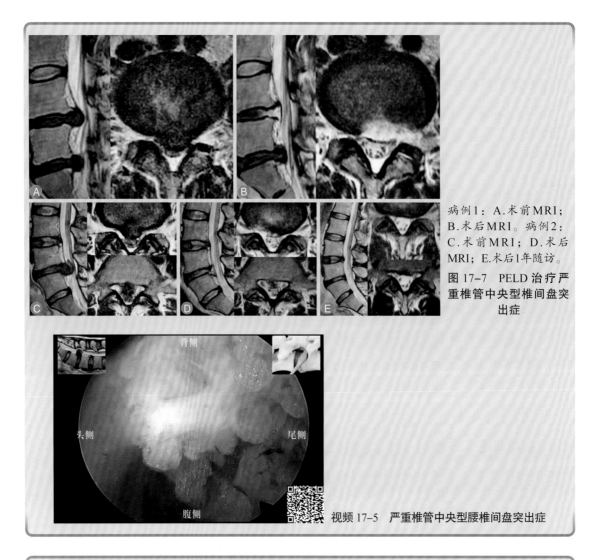

病例1：A.术前MRI；B.术后MRI。病例2：C.术前MRI；D.术后MRI；E.术后1年随访。

图17-7 PELD治疗严重椎管中央型椎间盘突出症

视频17-5 严重椎管中央型腰椎间盘突出症

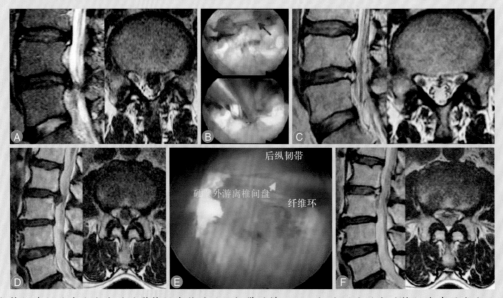

在与椎间盘间隙完全分离的破裂椎间盘越过后纵韧带的情况下，切除脱垂游离的椎间盘有时会失败。因此，应检查硬膜外区域。病例1：A.术前MRI；B.术中图像；C.术后MRI。病例2：D.术前MRI；E.术中影像；F.术后MRI。

图17-8 严重椎管中央伴硬脊膜外脱垂游离型腰椎间盘突出症

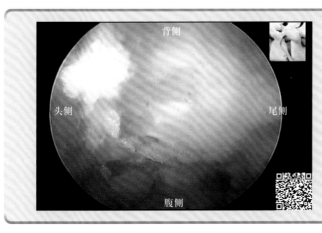

视频 17-6　严重椎管中央伴硬脊膜外脱垂游离型腰椎间盘突出症

2.7 向下脱垂游离型腰椎间盘突出症

针对向下脱垂游离伴严重椎管占位的腰椎间盘突出症患者，建议手术步骤（图17-3）：①对中度至高度下方脱垂游离的腰椎间盘突出应进行靶向的突出切除术；②硬膜外暴露；③椎间孔成形术/椎弓根上入路；④应确定完全松解的行走神经根；⑤如果怀疑突出椎间盘组织切除不完整，建议立即进行术后MRI（图17-9）。

一例PELD治疗向下脱垂游离型腰椎间盘突出症的病例见视频17-7。

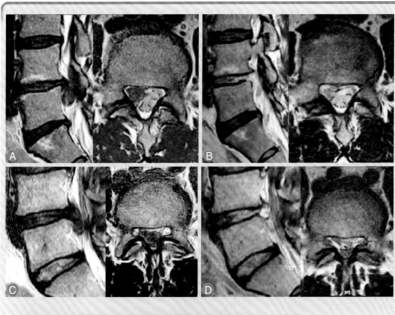

病例1：A.术前MRI；B.术后MRI。病例2：C.术前MRI；D.术后MRI。

图 17-9　对于位于下位椎弓根下部的腰椎间盘突出的病例，切除突出的椎间盘组织并不容易

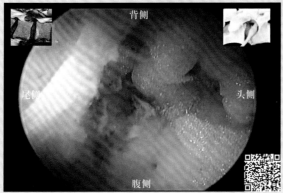

视频 17-7　向下脱垂游离型腰椎间盘突出症

2.8 开放式椎间盘切除术后出现复发性腰椎间盘突出症

对于开放式腰椎间盘切除术后出现复发性腰椎间盘突出症的患者，建议手术步骤[3, 29]：①仔细剥离硬膜外粘连；②不惜一切代价进行硬脊膜切开术并避免神经根损伤（图17-10）。

视频17-8展示了一个开放式腰椎间盘切除术后腰椎间盘突出症复发的示例。

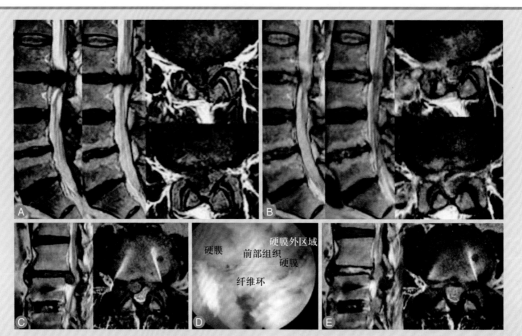

图17-10 开放式腰椎间盘切除术后复发的椎间盘突出往往与紧密粘连有关，因此必须细致地进行椎间盘切除，并从硬脊膜充分分离椎间盘突出以进行神经根减压。病例1：A.术前MRI；B.术后MRI。病例2：C.术前MRI；D.术中；E.术后MRI。

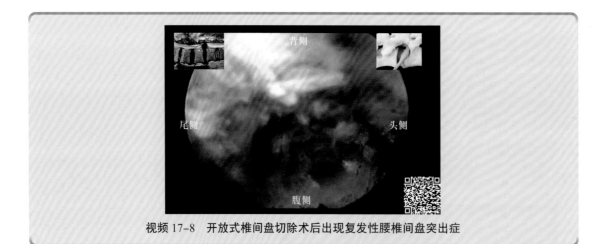

视频17-8 开放式椎间盘切除术后出现复发性腰椎间盘突出症

2.9 经椎间孔入路 PELD 后出现复发性腰椎间盘突出症

对于经椎间孔入路PELD后出现复发性腰椎间盘突出症的患者，建议手术步骤[3, 29]：①大胆剥离粘连；②在经椎间孔入路PELD后出现复发性腰椎间盘突出症的翻修过程中，经常会看到出口神经根和行走神经根的粘连；③为修复硬脊膜撕裂做好准备；④保持警惕并小心牵开神经根以避免损伤（图17-11）。

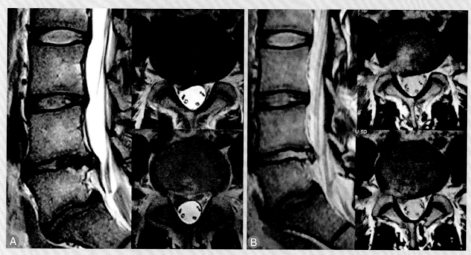

图17-11　经椎间孔入路PELD后也可能发生粘连，必须小心翼翼地切除椎间盘，从硬脊膜外充分分离突出的椎间盘，这是神经根减压所必需的。A.术前MRI；B.术后MRI。

视频17-9展示了一个先前经椎间孔入路PELD后出现复发性腰椎间盘突出症的示例。

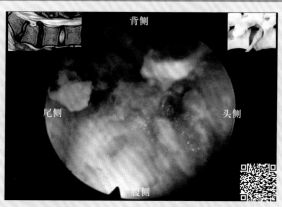

视频 17-9　经椎间孔入路 PELD 后出现复发性腰椎间盘突出症

2.10 椎间盘内治疗术后出现复发性腰椎间盘突出症

对于椎间盘内治疗后出现复发性腰椎间盘突出症的患者，建议手术步骤[3, 29]：①仔细剥离粘连；②粘连通常可以在先前椎间盘内治疗穿过纤维环的入口点处看到；③硬脊膜撕裂和神经根损伤的风险更高，并做好处理准备（图17-12）。

视频17-10展示了一个椎间盘内治疗术后出现复发性腰椎间盘突出症的示例。

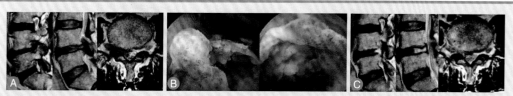

图17-12　微创手术后也可能发生粘连，必须仔细进行椎间盘切除，并且必须从硬脊膜外充分分离突出的椎间盘组织以进行神经根减压。A.术前MRI；B.术中；C.术后MRI。

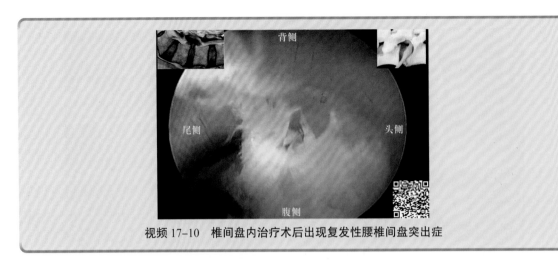

视频 17-10　椎间盘内治疗术后出现复发性腰椎间盘突出症

2.11 局灶钙化性腰椎间盘突出症

对于局灶钙化性腰椎间盘突出症的患者，建议手术步骤：①对于局灶钙化性混合椎间盘突出，可以使用打孔器和咬骨钳切除钙化和椎间盘突出物；②但在椎间盘突出发生巨大钙化或严重钙化的情况下，则需要使用磨钻刨刀去除钙化（图17-13）。

视频17-11展示了一个局灶钙化性腰椎间盘突出症的示例。

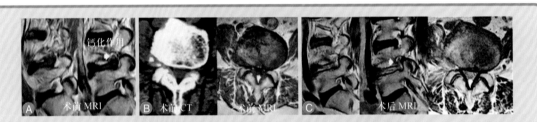

如果钙化点不是很大，可以将其分解并使用打孔器或咬骨钳有效去除钙化的椎间盘。A、B.术前CT/MRI；C.术后MRI。

图 17-13　如果局灶性钙化与软性椎间盘突出混合，则会引起症状性神经根痛

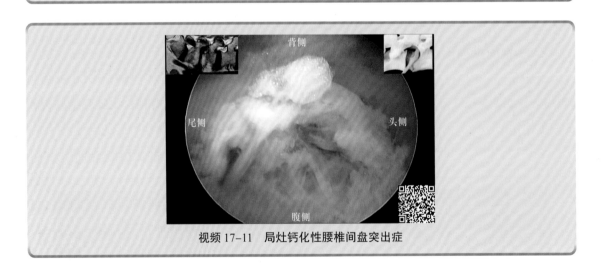

视频 17-11　局灶钙化性腰椎间盘突出症

2.12 伴有椎间孔狭窄的腰椎间盘突出症

对于合并椎间孔狭窄和腰椎间盘突出的患者，建议手术步骤[30-32]：①去除坚硬的骨结构；②存在神经根损伤的可能性（图17-14）。

视频17-12展示了一个伴有椎间孔狭窄的腰椎间盘突出症的示例。

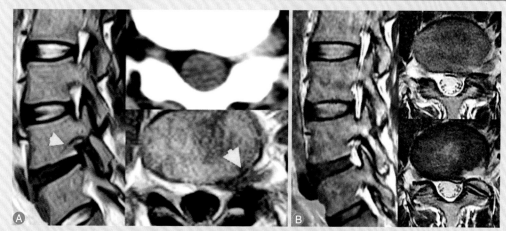

图17-14 在椎间孔狭窄的情况下，椎间孔狭窄通常伴随骨赘增生。为达到充分的椎间孔减压，需要去除过度增生的骨结构。A.术前CT/MRI；B.术后MRI。

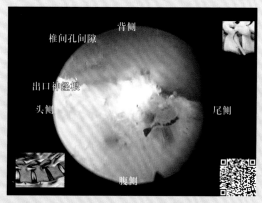

视频 17-12 伴有椎间孔狭窄的腰椎间盘突出症

2.13 椎间盘囊肿

对于有椎间盘囊肿的患者，建议手术步骤[33]：①当囊肿破裂时，有时可能会有液体涌出；②识别囊肿的蒂部十分重要；③清除囊壁并识别游离硬脊膜和神经根十分重要（图17-15）。

视频17-13展示了一个椎间盘囊肿的示例。

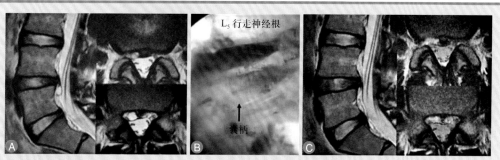

重要的是识别囊肿的蒂部和游离的行走神经根。A.术前MRI；B.术中；C.术后MRI。

图 17-15 经皮内镜下椎间盘囊肿切除术

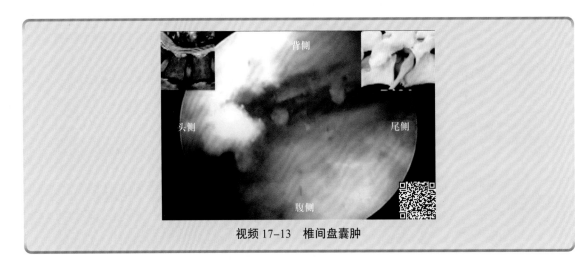

视频 17-13　椎间盘囊肿

2.14 两节段腰椎间盘突出症

对于具有两节段腰椎间盘突出症的患者，建议手术步骤：①两个需要行PELD的相邻腰椎间盘突出可以通过单个皮肤切口进入；②其余部分参照每个节段的手术标准（图17-16）。

视频17-14展示了一个两节段腰椎间盘突出症的示例。

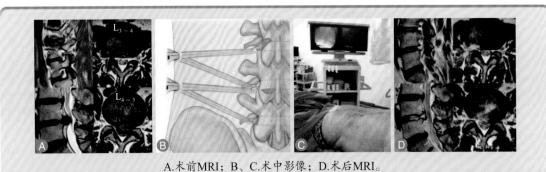

A.术前MRI；B、C.术中影像；D.术后MRI。

图 17-16　使用经皮刚性内镜，可以通过一个皮肤切口对相邻的两节有症状的椎间盘进行手术

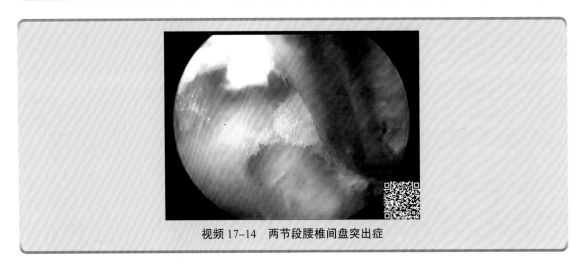

视频 17-14　两节段腰椎间盘突出症

3. 讨论

同行评审的已发表文献证实，腰椎内镜术式的并发症很少见。本章的目的并不是要重新论证这一点，而是为Contemporary Endoscopic Spinal Surgery的读者提供几个困难案例的说明性病例，以及处理脊柱内镜外科医师可能会遇到的问题的一些技术要点和技巧。在尝试处

理更复杂的情况或治疗接受过手术的患者时，无论是开放手术还是内镜手术，脊柱内镜外科医师都应该意识到硬脊膜切开术、神经根损伤以及并发症的高风险。手术导致的硬膜外纤维化、肉芽组织形成应该是可以预见的，且其可能会影响行走神经根和出口神经根，因此，神经根损伤的风险更高。应充分告知患者术后感觉迟钝的风险较高，虽然通常是自限性的，但这种由其他专业执行的内镜下脊柱手术造成的不可避免的后遗症可能会让患者非常不满。因此，术前教育对于避免不必要的术后急诊室就诊、再入院或影像学检查至关重要，这些检查最终不会改变治疗，但会增加护理成本。幸运的是，真正的神经根损伤并不常见，与神经失用相关的肢体无力、浅感觉和本体感觉丧失的患者应该消除顾虑，除了支持性护理措施外，通常不需要额外的治疗。如果出现其他疼痛源，应再次对患者进行诊疗，因为无法治愈或术后恢复不良并不一定与之前的内镜手术有关，同一患者可能存在其他问题。

编者希望本章中的说明性视频案例能够帮助渴望从事脊柱内镜外科的医师在当地医疗机构尝试建立自己的脊柱内镜手术计划时，更好地定位自己。个人技能水平和设备基础设施可能因不同的外科医师或临床环境而异。脊柱外科医师应该寻找提供正式继续教育培训课程的外科专家，以学习处理本章介绍的复杂问题所需的更高级技能。学习曲线陡峭，优秀的手术教学与指导有利于术者更好地掌握该手术技术。

4. 结论

脊柱内镜手术需要一套与传统继续教育脊柱手术课程截然不同的技能。接受过内镜治疗其他身体部位和器官系统培训的外科医师，可能更容易过渡到学习脊柱内镜手术。正如本章所示，更复杂的临床病例可以通过越来越多的手术类型来治疗，而无须进行开放式脊柱手术。虽然还有其他经椎板微创脊柱手术技术，但内镜介入和治疗方法为治疗退行性腰椎疾病的常见疼痛病症提供了迄今为止最直接和破坏性最小的疗法。

发表声明

不适用。

利益声明

编者声明无任何利益、资金及其他方面的冲突。

致谢

无。

● 参考文献 ●

[1]　Kim DH, Choi G, Lee SH. Endoscopic Spine Procedures. Thieme Medical Publishers 2011; p. 11.

[2]　Abdullah AF, Wolber PG, Warfield JR, Gunadi IK. Surgical management of extreme lateral lumbar disc herniations: review of 138 cases. Neurosurgery 1988; 22(4): 648-53.
[http://dx.doi.org/10.1227/00006123-198804000-00005] [PMID: 3374776]

[3]　Ahn Y, Lee SH, Park WM, Lee HY, Shin SW, Kang HY. Percutaneous endoscopic lumbar discectomy for recurrent disc herniation: surgical technique, outcome, and prognostic factors of 43 consecutive cases. Spine 2004; 29(16): E326-32.
[http://dx.doi.org/10.1097/01.BRS.0000134591.32462.98] [PMID: 15303041]

[4]　McCulloch JA. Principles of Microsurgery for Lumbar Disc Diseases. New York: Raven Press 1989.

[5]　Mekhail N, Kapural L. Intradiscal thermal annuloplasty for discogenic pain: an outcome study. Pain Pract 2004; 4(2): 84-90.
[http://dx.doi.org/10.1111/j.1533-2500.2004.04203.x] [PMID: 17166191]

[6]　Ditsworth DA. Endoscopic transforaminal lumbar discectomy and reconfiguration: a postero-lateral

approach into the spinal canal. Surg Neurol 1998; 49(6): 588-97.
[http://dx.doi.org/10.1016/S0090-3019(98)00004-4] [PMID: 9637618]

[7]　Tsou PM, Yeung AT. Transforaminal endoscopic decompression for radiculopathy secondary to intracanal noncontained lumbar disc herniations: outcome and technique. Spine J 2002; 2(1): 41-8.
[http://dx.doi.org/10.1016/S1529-9430(01)00153-X] [PMID: 14588287]

[8]　Tsou PM, Alan Yeung C, Yeung AT. Posterolateral transforaminal selective endoscopic discectomy and thermal annuloplasty for chronic lumbar discogenic pain: a minimal access visualized intradiscal surgical procedure. Spine J 2004; 4(5): 564-73.
[http://dx.doi.org/10.1016/j.spinee.2004.01.014] [PMID: 15363430]

[9]　Ruetten S, Komp M, Godolias G. An extreme lateral access for the surgery of lumbar disc herniations inside the spinal canal using the full-endoscopic uniportal transforaminal approach-technique and prospective results of 463 patients. Spine 2005; 30(22): 2570-8.
[http://dx.doi.org/10.1097/01.brs.0000186327.21435.cc] [PMID: 16284597]

[10]　Jasper GP, Francisco GM, Telfeian AE. Endoscopic transforaminal discectomy for an extruded lumbar disc herniation. Pain Physician 2013; 16(1): E31-5.
[PMID: 23340542]

[11]　Eustacchio S, Flaschka G, Trummer M, Fuchs I, Unger F. Endoscopic percutaneous transforaminal treatment for herniated lumbar discs. Acta Neurochir (Wien) 2002; 144(10): 997-1004.
[http://dx.doi.org/10.1007/s00701-002-1003-9] [PMID: 12382128]

[12]　Gibson JN, Cowie JG, Iprenburg M. Transforaminal endoscopic spinal surgery: the future 'gold standard' for discectomy? - A review. Surgeon 2012; 10(5): 290-6.
[http://dx.doi.org/10.1016/j.surge.2012.05.001] [PMID: 22705355]

[13]　Yeung AT, Tsou PM. Posterolateral endoscopic excision for lumbar disc herniation: Surgical technique, outcome, and complications in 307 consecutive cases. Spine 2002; 27(7): 722-31.
[http://dx.doi.org/10.1097/00007632-200204010-00009] [PMID: 11923665]

[14]　Yeung AT, Yeung CA. Advances in endoscopic disc and spine surgery: foraminal approach. Surg Technol Int 2003; 11: 255-63.
[PMID: 12931309]

[15]　Yeung AT. The evolution of percutaneous spinal endoscopy and discectomy: state of the art. Mt Sinai J Med 2000; 67(4): 327-32.
[PMID: 11021785]

[16]　Maroon JC. Current concepts in minimally invasive discectomy. Neurosurgery 2002; 51(5) (Suppl.): S137-45.
[PMID: 12234441]

[17]　Kim HS, Park JY. Comparative assessment of different percutaneous endoscopic interlaminar lumbar discectomy (PEID) techniques. Pain Physician 2013; 16(4): 359-67.
[PMID: 23877452]

[18]　Choi G, Lee SH, Raiturker PP, Lee S, Chae YS. Percutaneous endoscopic interlaminar discectomy for intracanalicular disc herniations at L5-S1 using a rigid working channel endoscope. Neurosurgery 2006; 58(1) (Suppl.): ONS59-68.
[http://dx.doi.org/10.1227/01.NEU.0000362000.35742.3D] [PMID: 16479630]

[19]　Ruetten S, Komp M, Godolias G. A New full-endoscopic technique for the interlaminar operation of lumbar disc herniations using 6-mm endoscopes: prospective 2-year results of 331 patients. Minim Invasive Neurosurg 2006; 49(2): 80-7.
[http://dx.doi.org/10.1055/s-2006-932172] [PMID: 16708336]

[20]　Ruetten S, Komp M, Merk H, Godolias G. Use of newly developed instruments and endoscopes: full-endoscopic resection of lumbar disc herniations via the interlaminar and lateral transforaminal approach. J Neurosurg Spine 2007; 6(6): 521-30.
[http://dx.doi.org/10.3171/spi.2007.6.6.2] [PMID: 17561740]

[21]　Ruetten S, Komp M, Merk H, Godolias G. Full-endoscopic interlaminar and transforaminal lumbar discectomy versus conventional microsurgical technique: a prospective, randomized, controlled study. Spine 2008; 33(9): 931-9.
[http://dx.doi.org/10.1097/BRS.0b013e31816c8af7] [PMID: 18427312]

[22]　Kim HS, Ju CI, Kim SW, Kim JG. Huge Psoas Muscle Hematoma due to Lumbar Segmental Vessel Injury Following Percutaneous Endoscopic Lumbar Discectomy. J Korean Neurosurg Soc 2009; 45(3): 192-5.
[http://dx.doi.org/10.3340/jkns.2009.45.3.192] [PMID: 19352485]

[23]　Ahn Y, Kim JU, Lee BH, Lee SH, Park JD, Hong DH. Massive Retroperitoneal Hematoma after Transforaminal Percutaneous Endoscopic Lumbar Discectomy: Reoprt of Two Cases. Rachis 2008; (4): 10-1.

[24] Ahn Y, Kim JU, Lee BH, *et al.* Postoperative retroperitoneal hematoma following transforaminal percutaneous endoscopic lumbar discectomy. J Neurosurg Spine 2009; 10(6): 595-602.
[http://dx.doi.org/10.3171/2009.2.SPINE08227] [PMID: 19558294]

[25] Choi G, Lee SH, Bhanot A, Raiturker PP, Chae YS. Percutaneous endoscopic discectomy for extraforaminal lumbar disc herniations: extraforaminal targeted fragmentectomy technique using working channel endoscope. Spine 2007; 32(2): E93-9.
[http://dx.doi.org/10.1097/01.brs.0000252093.31632.54] [PMID: 17224806]

[26] Lübbers T, Abuamona R, Elsharkawy AE. Percutaneous endoscopic treatment of foraminal and extraforaminal disc herniation at the L5-S1 level. Acta Neurochir (Wien) 2012; 154(10): 1789-95.
[http://dx.doi.org/10.1007/s00701-012-1432-z] [PMID: 22782651]

[27] Sasani M, Ozer AF, Oktenoglu T, Canbulat N, Sarioglu AC. Percutaneous endoscopic discectomy for far lateral lumbar disc herniations: prospective study and outcome of 66 patients. Minim Invasive Neurosurg 2007; 50(2): 91-7.
[http://dx.doi.org/10.1055/s-2007-984383] [PMID: 17674295]

[28] Lee SH, Kang BU, Ahn Y, *et al.* Operative failure of percutaneous endoscopic lumbar discectomy: a radiologic analysis of 55 cases. Spine 2006; 31(10): E285-90.
[http://dx.doi.org/10.1097/01. brs.0000216446.13205.7a] [PMID: 16648734]

[29] Lee DY, Shim CS, Ahn Y, Choi YG, Kim HJ, Lee SH. Comparison of percutaneous endoscopic lumbar discectomy and open lumbar microdiscectomy for recurrent disc herniation. J Korean Neurosurg Soc 2009; 46(6): 515-21.
[http://dx.doi.org/10.3340/jkns.2009.46.6.515] [PMID: 20062565]

[30] Knight MT, Vajda A, Jakab GV, Awan S. Endoscopic laser foraminoplasty on the lumbar spine--early experience. Minim Invasive Neurosurg 1998; 41(1): 5-9.
[http://dx.doi.org/10.1055/s-2008-1052006] [PMID: 9565957]

[31] Knight MT, Goswami A, Patko JT, Buxton N. Endoscopic foraminoplasty: a prospective study on 250 consecutive patients with independent evaluation. J Clin Laser Med Surg 2001; 19(2): 73-81.
[http://dx.doi.org/10.1089/104454701750285395] [PMID: 11443793]

[32] Nellensteijn J, Ostelo R, Bartels R, Peul W, van Royen B, van Tulder M. Transforaminal endoscopic surgery for lumbar stenosis: a systematic review. Eur Spine J 2010; 19(6): 879-86.
[http://dx.doi.org/10.1007/s00586-009-1272-6] [PMID: 20087610]

[33] Ha SW, Ju CI, Kim SW, Lee S, Kim YH, Kim HS. Clinical outcomes of percutaneous endoscopic surgery for lumbar discal cyst. J Korean Neurosurg Soc 2012; 51(4): 208-14.
[http://dx.doi.org/10.3340/jkns.2012.51.4.208] [PMID: 22737300]

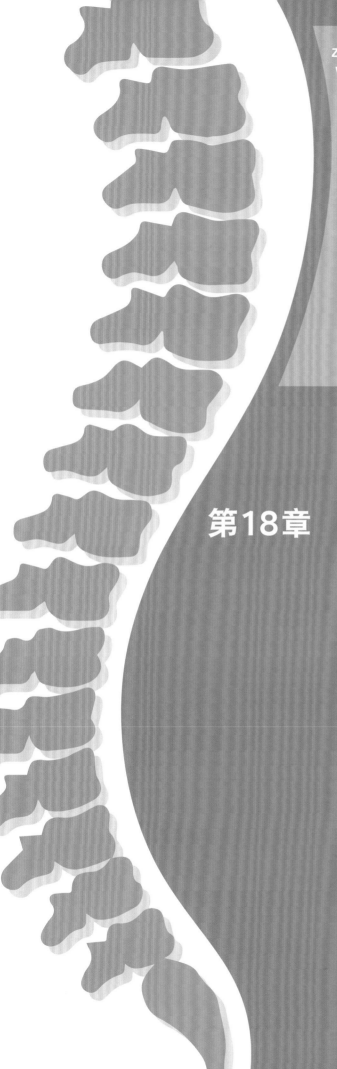

Zhang Xifeng[1-2, *], **Yan Yuqiu**[2], **Yuan Huafeng**[3], **Cong Qiang**[3] **and Wu Shang**[4]

[1] Department of Orthopedics, First Medical Center, PLA General Hospital, Beijing, 100853, China

[2] Department of Orthopedics, Beijing Yuho Rehabilitation Hospital, Beijing 100853, China

[3] Department of Orthopedics, Shenyang 242 Hospital, Shenyang, Liao Ning 110031, China

[4] Department of Orthopedics, Affiliated Hospital of Yangzhou University, Yangzhou, 225001, China

译者：袁境宏，贾惊宇；南昌大学第二附属医院骨科

第18章　内镜下腰椎椎管减压治疗退行性腰椎滑脱

18

摘要：

　　退行性腰椎滑脱是常见的老年病，腰椎脊髓中央管和椎间孔狭窄常引起下腰痛、坐骨神经痛和间歇性跛行等症状。如果功能锻炼、物理治疗、止痛药和椎管内封闭等保守治疗均无法有效缓解症状，患者最终将需要通过手术治疗椎管狭窄。对于老年人，多节段脊柱手术更容易导致手术时间增加、失血量增多、术后疼痛难以缓解，以及出现并发症。实际上，有小部分腰椎滑脱患者只需要单纯减压即可，尤其是腰椎退行性疾病终末期，椎间盘垂直塌陷和椎体自体融合而导致脊柱运动节段僵硬的患者。但是，这类患者的狭窄程度通常很严重，需要较广泛的减压，且将导致医源性腰椎失稳。因此，编者在本章介绍了内镜技术在此类晚期腰椎滑脱和椎间孔狭窄患者中的应用，并提出了该技术的技术要点、注意事项及手术禁忌。

关键词：

　　退行性脊柱滑脱；内镜下减压术；椎管狭窄。

1. 引言

　　腰椎滑脱可能导致椎管狭窄、双侧的侧隐窝及神经根管严重狭窄[1-2]。可以尝试减压后不进行内固定，但如果术后出现失稳，将可能导致手术失败[3]。脊柱患者预后研究试验和其他研究均对该问题进行了广泛的临床调查研究[4-9]。此外，已有研究者尝试使用椎板切除术或椎板间隙切开进行部分减压治疗腰椎滑脱[10]。随着目前包括内镜减压技术在内的脊柱微创手术的兴起，因其对脊柱周围组织损伤非常小，非固定减压这一颇具争议的主题重新回到大家的视野。内镜下减压技术可能可用于已自发性融合的终末期退行性椎间盘疾病和椎间隙完全垂直塌陷的患者。通常，上述患者椎体前柱自发融合可能是前方的骨赘、骨桥形成或椎间盘自发骨化所致。无论是否融合或术后椎板是否修复，失血量都会更少，术后疼痛程度也更小，对于治疗此类出现间歇性跛行的椎管狭窄患者，内镜下减压可能是传统开放减压的替代方式。在本章中，编者介绍了两个病例，并回顾了通过内镜减压治疗成功的手术步骤。

2. 案例陈述

病例 1

　　第一个病例为 1 名 77 岁的女性患者，其主诉是行走和站立困难，是典型的腰椎椎管狭窄症。在过去的两个月中症状逐渐加重，仅可步行 20 m。体格检查：肌力正常，腰部压痛，下肢腱反射减退，双侧直腿抬高试验均为阴性，血运可。提示患者症状为神经源性间歇性跛行。辅助检查：CT 和 MRI 提示 L_4 椎体 I 度前滑伴 $L_{4/5}$ 层面重度椎管、侧隐窝和椎间孔狭窄（图 18-1）。

　　鉴于患者存在严重的间歇性跛行，影像学资料提示 L_4 椎体 I 度前滑伴有 $L_{4/5}$ 椎管狭窄诊断明确，且保守治疗失败，应进行椎管减压术。手术方案采用脊柱内镜下椎管减压术，患者取俯卧位，1% 利多卡因局部麻醉，在透视引导下，使用 18 G 的穿刺针进入有症状的右侧椎间孔，并通过穿刺针置入一根导丝。随后进行逐级扩张，并将工作套管置于增生的小关节上。编者将镜下电动磨钻作为首选减压工具，因为其可正好穿过工作套管。从上关节突减压至椎弓根底部，并扩大侧隐窝，以通过工作套管使用镜下咬骨钳切除黄韧带。当镜下可见硬膜外脂肪松散搏动时，可认为减压完成，使用射频电刀止血并移除工作套管。

患者术后出现与手术刺激脊根神经节相关的感觉迟钝症状。术后患者病情恢复良好，症状较术前功能状态明显缓解。术后两天复查三维CT显示右上关节突和引起椎管中央狭窄的增生小关节大部分被充分切除。术后两个月的腰椎MRI与术前MRI相比显示腰椎椎管扩大明显（图18-2）。

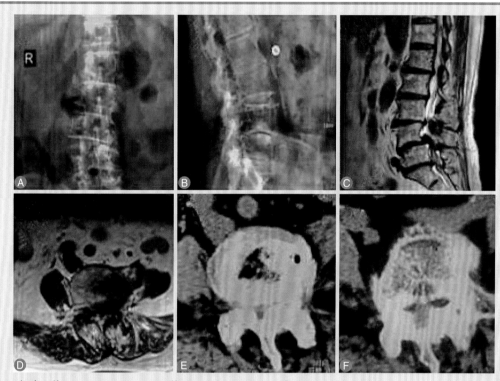

A、B.术前腰椎正侧位DR；C、D.腰椎MRI的矢状位和L$_{4/5}$横断位片；E、F.腰椎CT的L$_{4/5}$水平图片。显示该患者L$_{4/5}$水平严重的椎管、侧隐窝和椎间孔狭窄，以自发融合的L$_4$椎体Ⅰ度前滑。此外，过伸过屈位DR并未发现腰椎失稳。

图 18-1 一名有间歇性跛行的 77 岁女性患者的辅助检查

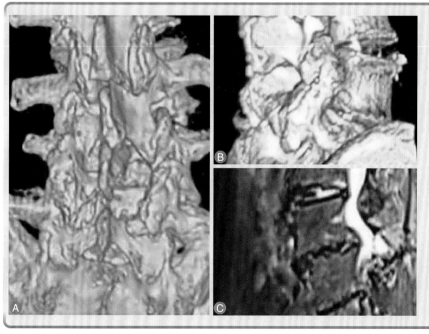

A、B.术后两天冠状位和右侧斜位的三维CT图像，结果显示上关节突几乎完全切除；C.术后两个月的腰椎矢状位MRI证实右侧经椎间孔入路的中央椎管减压效果良好。

图 18-2 图 18-1 患者的术后影像学资料

病例 2

患者66岁，女性，因"右侧腰腿痛1年，加重1个月"于外科就诊。其症状与体位及活动相关，是神经源性间歇性跛行的典型症状，平卧休息可缓解，长时间站立或久坐后加重，最远步行距离为200 m。体格检查：腰骶叩击痛、压痛；双下肢痛温觉无明显异常；股四头肌和蹈背伸肌肌力4级；双侧股神经牵拉试验和直腿抬高试验均为阴性。辅助检查：腰椎正侧位DR提示L_4椎体Ⅰ度前滑，术前腰椎CT和MRI进一步证实L_4椎体Ⅰ度前滑伴$L_{4/5}$水平腰椎管狭窄（图18-3）。

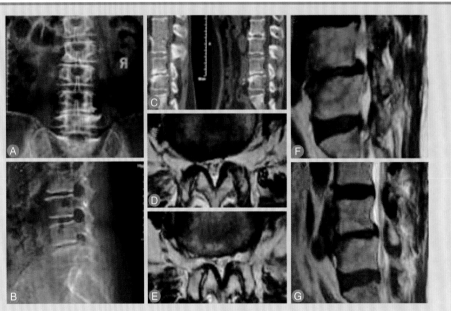

A、B.术前腰椎正侧位DR；C.腰椎CT的矢状位；D、E.横断位片；F、G.腰椎MRI的矢状位图。结果证实$L_{4/5}$水平右侧椎间孔和侧隐窝狭窄，黄韧带稍增厚，L_4椎体Ⅰ度前滑。此外，过伸过屈位DR并未发现腰椎失稳。

图18-3　病例2患者的辅助检查

该患者保守治疗失败后于外科就诊。尽管$L_{4/5}$水平出现退行性腰椎滑脱，但外科医师团队仍认为可行右侧椎板间内镜减压。患者为僵硬性腰椎滑脱，因此不需要进行融合手术。在与患者进行术前谈话中已告知术后远期可能出现腰椎失稳的可能，患者已知并同意若发生腰椎失稳，可能需再次进行腰椎融合术和后路椎弓根螺钉内固定术。

患者取俯卧位。常规消毒铺单，在C臂透视引导下，使用1%利多卡因逐层浸润麻醉，使用18G穿刺针自$L_{4/5}$椎板间隙进入椎管。安放导丝，逐级扩张，类似病例1的手术步骤安放内镜工作套管至小关节复合体的侧面。与病例1相似，使用镜下电动磨钻完成L_5上关节突次全切。随后再进行关节突内侧和上方减压，直到硬膜囊外侧压迫完全解除。患者日本骨科协会腰椎功能评分（JOA）分数从10分提升至28分。最终，该患者椎板间内镜减压术效果非常好，且无须进一步手术。术后影像学资料见图18-4。

3. 讨论

脊柱退行性滑脱是腰椎常见疾病之一，通常引起腰椎管狭窄相关症状，往往需要手术治疗[11-13]。Newman等将退行性腰椎滑脱定义为伴或不伴有下肢神经症状的腰椎椎体向前移位[14-21]。该类疾病的腰痛症状主要由腰椎管狭窄和腰椎失稳引起。许多发达国家的人口日趋老龄化，复杂手术需简单化。微创手术具有非常重要的意义，并且现在已经有很多围绕微创手术进行的临床研究与调查。

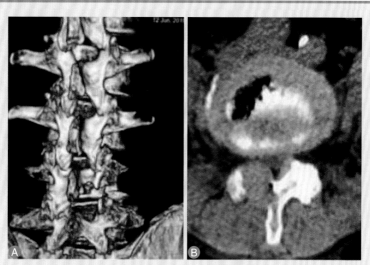

A.术后三维CT冠状位后面观图像；B.CT横断位片（B）。影像学提示椎板间内镜下减压在$L_{4/5}$右侧腰椎椎管及侧隐窝减压充分。

图 18-4　病例 2 患者的术后影像学资料

退行性腰椎滑脱所致腰椎管狭窄的手术治疗主要为椎管减压术，大多数患者进行开放减压后，外科医师往往建议进行融合综述，因为减压常切除部分或整个腰椎小关节，导致手术节段活动性不稳，但上述话题仍然存在争议。临床研究证据表明，腰椎椎管减压后，进行椎间融合和后路固定对患者的临床结局无明显改善。而且，因为内固定的存在，人们一致认为融合术会提高并发症的发生率和再手术率。

Weinstein等发表的随机对照脊柱患者预后研究试验表明，相较于保守治疗，通过手术治疗腰椎管狭窄症可有效改善患者的功能和临床结果[4-9]。Sun等的研究表明，在椎板切除减压后进行融合术并不能提高患者术后的生活质量和满意度，反而会增加手术的风险和术后并发症的发生率[22]。然而，Liang等研究认为，减压融合内固定术可提供更可靠的临床结果和更高的患者满意度，因为其可提供更充分的减压，能更好地缓解患者腿部疼痛[23]。一项中国回顾性研究比较了脊柱减压和脊柱减压内固定融合治疗退行性腰椎滑脱症的短期疗效[24]，该研究表明椎管减压术和椎管减压融合内固定术都是治疗退行性腰椎滑脱症安全有效的手术方法。然而，单独的椎管减压术具有较少的手术创伤、较少的出血和较少的术后并发症，且手术花费较低。

本章展示的两名退行性腰椎 I 度滑脱伴椎管狭窄的患者均为老年女性。因其退行性腰椎滑脱主要为腰椎管狭窄的典型症状伴有间歇性跛行，但肌力无明显改变，所以我们均选择了单纯椎管减压术。两例患者的症状在术后均迅速获得改善，术后长期随访结果良好，VAS评分和JOA评分显著改善。毫无疑问，内镜下腰椎减压术（椎间孔入路和椎板间入路）都可以减少手术创伤、失血和术后疼痛情况的发生，同时获得与减压融合内固定术相似甚至更好的疗效。然而，在未来仍需要更多的临床研究对该结论进行进一步证实。

4. 结论

对于有自发融合的退行性腰椎滑脱症伴有椎管狭窄的老年患者，若仅有单侧症状且动立位DR明确无腰椎失稳，应采取内镜下椎管减压术。非融合的内镜椎管减压可能是传统开放式腰椎椎板切除减压的可行性替代方案，同时可降低患者围手术期的医疗划分并减少社会负担。

发表声明

不适用。

利益声明

编者声明无任何利益、资金及其他方面的冲突。

致谢

无。

---•参考文献•---

[1]   Guigui P, Ferrero E. Surgical treatment of degenerative spondylolisthesis. Orthop Traumatol Surg Res 2017; 103(1S): S11-20.
[http://dx.doi.org/10.1016/j.otsr.2016.06.022] [PMID: 28043848]

[2]   Matz PG, Meagher RJ, Lamer T, et al. Guideline summary review: An evidence-based clinical guideline for the diagnosis and treatment of degenerative lumbar spondylolisthesis. Spine J 2016; 16(3): 439-48.
[http://dx.doi.org/10.1016/j.spinee.2015.11.055] [PMID: 26681351]

[3]   Bydon M, Alvi MA, Goyal A. Degenerative Lumbar Spondylolisthesis: Definition, Natural History, Conservative Management, and Surgical Treatment. Neurosurg Clin N Am 2019; 30(3): 299-304.
[http://dx.doi.org/10.1016/j.nec.2019.02.003] [PMID: 31078230]

[4]   Abdu WA, Sacks OA, Tosteson ANA, et al. Long-Term Results of Surgery Compared With Nonoperative Treatment for Lumbar Degenerative Spondylolisthesis in the Spine Patient Outcomes Research Trial (SPORT). Spine 2018; 43(23): 1619-30.
[http://dx.doi.org/10.1097/BRS.0000000000002682] [PMID: 29652786]

[5]   Pearson AM, Lurie JD, Tosteson TD, Zhao W, Abdu WA, Weinstein JN. Who should undergo surgery for degenerative spondylolisthesis? Treatment effect predictors in SPORT. Spine 2013; 38(21): 1799-811.
[http://dx.doi.org/10.1097/BRS.0b013e3182a314d0] [PMID: 23846502]

[6]   Rihn JA, Hilibrand AS, Zhao W, et al. Effectiveness of surgery for lumbar stenosis and degenerative spondylolisthesis in the octogenarian population: analysis of the Spine Patient Outcomes Research Trial (SPORT) data. J Bone Joint Surg Am 2015; 97(3): 177-85.
[http://dx.doi.org/10.2106/JBJS.N.00313] [PMID: 25653317]

[7]   Tosteson AN, Lurie JD, Tosteson TD, et al. Surgical treatment of spinal stenosis with and without degenerative spondylolisthesis: cost-effectiveness after 2 years. Ann Intern Med 2008; 149(12): 845-53.
[http://dx.doi.org/10.7326/0003-4819-149-12-200812160-00003] [PMID: 19075203]

[8]   Weinstein JN, Lurie JD, Tosteson TD, et al. Surgical versus nonsurgical treatment for lumbar degenerative spondylolisthesis. N Engl J Med 2007; 356(22): 2257-70.
[http://dx.doi.org/10.1056/NEJMoa070302] [PMID: 17538085]

[9]   Weinstein JN, Lurie JD, Tosteson TD, et al. Surgical compared with nonoperative treatment for lumbar degenerative spondylolisthesis. four-year results in the Spine Patient Outcomes Research Trial (SPORT) randomized and observational cohorts. J Bone Joint Surg Am 2009; 91(6): 1295-304.
[http://dx.doi.org/10.2106/JBJS.H.00913] [PMID: 19487505]

[10] Koreckij TD, Fischgrund JS. Degenerative Spondylolisthesis. J Spinal Disord Tech 2015; 28(7): 236-41.
[http://dx.doi.org/10.1097/BSD.0000000000000298] [PMID: 26172828]

[11] Chan AK, Sharma V, Robinson LC, Mummaneni PV. Summary of Guidelines for the Treatment of Lumbar Spondylolisthesis. Neurosurg Clin N Am 2019; 30(3): 353-64.
[http://dx.doi.org/10.1016/j.nec.2019.02.009] [PMID: 31078236]

[12]　Schroeder GD, Kepler CK, Kurd MF, *et al.* Rationale for the Surgical Treatment of Lumbar Degenerative Spondylolisthesis. Spine 2015; 40(21): E1161-6.
[http://dx.doi.org/10.1097/BRS.0000000000001116] [PMID: 26274525]

[13]　Shao K, Ji LX. [Progress on surgical treatment of isthmic spondylolisthesis]. Zhongguo Gu Shang 2019; 32(3): 283-7. [Progress on surgical treatment of isthmic spondylolisthesis].
[http://dx.doi.org/10.3969/j.issn.1003-0034.2019.03.017] [PMID: 30922014]

[14]　Fitzgerald JA, Newman PH. Degenerative spondylolisthesis. J Bone Joint Surg Br 1976; 58(2): 184-92.
[http://dx.doi.org/10.1302/0301-620X.58B2.932080] [PMID: 932080]

[15]　Newman PH. Spondylolisthesis, its cause and effect. Ann R Coll Surg Engl 1955; 16(5): 305-23.
[PMID: 14377314]

[16]　Newman PH. Spondylolisthesis. Physiotherapy 1974; 60(1): 14-6.
[PMID: 4445291]

[17]　Newman PH. Degenerative spondylolisthesis. Orthop Clin North Am 1975; 6(1): 197-8.
[http://dx.doi.org/10.1016/S0030-5898(20)31211-6] [PMID: 1089933]

[18]　Newman PH. Stenosis of the lumbar spine in spondylolisthesis. Clin Orthop Relat Res 1976; &NA;(115): 116-21.
[http://dx.doi.org/10.1097/00003086-197603000-00020] [PMID: 1253474]

[19]　Newman PH. Surgical treatment for spondylolisthesis in the adult. Clin Orthop Relat Res 1976; &NA;(117): 106-11.
[http://dx.doi.org/10.1097/00003086-197606000-00014] [PMID: 1277660]

[20]　Newman PH. Spondylolisthesis. Acta Orthop Belg 1981; 47(4-5): 437-40.
[PMID: 7336897]

[21]　Wiltse LL, Newman PH, Macnab I. Classification of spondylolisis and spondylolisthesis. Clin Orthop Relat Res 1976; (117): 23-9.
[PMID: 1277669]

[22]　Sun W, Xue C, Tang XY, *et al.* Selective versus multi-segmental decompression and fusion for multi-segment lumbar spinal stenosis with single-segment degenerative spondylolisthesis. J Orthop Surg Res 2019.
[http://dx.doi.org/10.1186/s13018-019-1092-2]

[23]　Liang HF, Liu SH, Chen ZX, Fei QM. Decompression plus fusion *versus* decompression alone for degenerative lumbar spondylolisthesis: a systematic review and meta-analysis. Eur Spine J 2017; 26(12): 3084-95.
[http://dx.doi.org/10.1007/s00586-017-5200-x] [PMID: 28647763]

[24]　Yukun Z. Analysis of the efficacy of 62 cases of pure spinal canal decompression in the treatment of first-degree degenerative spondylolisthesis in the elderly. Chongqing Medicine 2014; 43: 276-80.